国家社科基金后期资助项目 (22FJLA003)

中国卫生资源下沉改革：
源起、机理与效应

孙泽生　等著

中国财经出版传媒集团
中国财政经济出版社
·北京·

国家社科基金后期资助项目
出版说明

　　后期资助项目是国家社科基金设立的一类重要项目,旨在鼓励广大社科研究者潜心治学,支持基础研究多出优秀成果。它是经过严格评审,从接近完成的科研成果中遴选立项的。为扩大后期资助项目的影响,更好地推动学术发展,促进成果转化,全国哲学社会科学工作办公室按照"统一设计、统一标识、统一版式、形成系列"的总体要求,组织出版国家社科基金后期资助项目成果。

全国哲学社会科学工作办公室

课题组成员

孙泽生　王淑红　赵红军　沈雨晴
孙嘉良　南德红　丁训超　石炯萍
杨陈怡　张露丹　刘　蕾　周　旭
张　抒　邓　薇

前　言

一

"健康所系，性命相托"。"医"是人维持生存的必需品，就近获得优质的医疗卫生服务是人民群众保障自身健康的迫切需求，回应并满足这一需求是负责任政府的职能所在，也是降低患者诊疗成本、优化配置医疗卫生资源的现实选择。从更宏观的区域发展层面看，当地能否提供优质的医疗卫生等公共服务不仅影响居民的满意度和幸福感，也将影响当地公共产品供给质量和劳动者的居住便利（宜）性评价，进而影响劳动者的工作地选择和企业投资地选择，最终影响到当地的经济增长和社会发展，成为区域发展差异形成的核心影响因素之一。因此，如何实现区域间医疗卫生资源均衡布局和利用，是中央和各层级政府关注的重要现实问题和政策目标。

但过去数十年中，中国医疗卫生市场累积形成了异常严峻的资源配置失衡问题。在供给侧，20世纪80年代开始的市场化改革激励了优质医疗资源向城市和高等级医院集中，县/乡低等级医院的资源配置劣势日益凸显。到21世纪初，基层医院的衰败已成为全国性公共卫生和医疗保障网络的突出短板。随后开展的增加基层医院投入的改革偏重物质资本而忽视人力资本，已有的医疗卫生资源配置失衡问题未得到充分缓解。在需求侧，因优质医疗资源集中在城市和高等级医院，患者形成了偏向高等级医院的扭曲的诊疗选择行为模式，造成了高等级医院拥堵和低等级医院资源闲置并存、以"看病难"为表征的结构性拥堵问题。"看病难"显著降低了医疗服务质量，使"看病贵"问题进一步恶化。"看病难""看病贵"问题相叠加催生了大量的医患冲突和医疗暴力事件，成为中国面临的严峻社会发展挑战。

为有效解决"看病难""看病贵"问题，2009年新医改推动实现了医保覆盖面的扩大、医疗服务和药物价格的脱钩（零价格加成政策），它缓解了患者支付能力约束下的"看病贵"问题，但也激发了患者寻求优质医疗服务的动机和选择行为。2009年后，"看病难"及对应的结构性拥堵、医疗暴力等问题反而有恶化之势。鉴于单纯依靠市场力出清医疗卫生市场供需的思路已被证明难以解决前述挑战和问题，2010年后，浙江、江苏、上海等省市开始探索以优质医疗资源下沉为手段、医联体为载体、分级诊疗为目标的卫生资源下沉改革路径。这一改革的突出特点是，在上级政府的动员、组织和激励下，不同下级政府及所影响公立医院进行精准配对，从高等级医院短时期抽离要素嵌入低等级医院，通过"下沉"要素及其溢出效应，在供给侧重构所在区域的医疗卫生公共产品生产函数，在需求侧力图改变患者已有的扭曲诊疗选择行为模式，实现不同等级医院和区域间医疗卫生资源的均衡利用。在习近平总书记江苏调研指出要"推动医疗卫生工作重心下移，医疗卫生资源下沉"后①，这一改革迅速在全国拓展，成为当前具代表性、普遍性的旨在促进区域间医疗卫生资源均衡布局和利用的区域政策实践。

一项新改革、新政策的诞生和推行绝不会是没有渊源的。中国新探索的卫生资源下沉改革继承了过往时期中央政府发动、旨在解决省域间发展不平衡问题的"对口支援"政策。这一政策可追溯到20世纪70年代末启动的针对边疆和少数民族地区的"对口支援"实践。但如果将视线进一步前移，我们还可从远至汉代的以守疆固边为目标的官府组织移民，及至新中国成立后的石油大会战、大小"三线"建设和医疗援外相关政策和实践中求得明确线索。因此，从丰厚的历史土壤中挖掘改革的演进脉络，归纳提炼改革的深刻内涵，是理解当前改革路径的重要基础。同时，这一呈现于医疗卫生领域的改革探索提供了解决区域发展失衡问题的新尝试，既不同于各国已有的纵、横向财政转移支付实践，也显著不同于传统区域经济理论强调的聚焦中央政府差异化宏观政策或者单纯市场化作用的矫正路径，需要进行新的理论探索。

新时期提出的卫生资源下沉改革是在省域及更小的空间尺度内开展，它涉及"省—地—县"不同层级政府及所影响的公立医院，还涉及医生、患者等不同的关联主体，其全面推行涉及的微观主体数量远超之前的"对口支援"实践。在中国特色社会主义市场经济体制下，不同层级政府均存在明显的注意力资源约束和差异化的资源（要素）配置能力，如何在约束下实现不同层级政府和多微观主体的激励相容，改革是否实现了微观层面

---

① 王宇鹏，赵敬菡，万世成．习近平的健康观：以人民为中心，以健康为根本［EB/OL］．人民网，http://cpc.people.com.cn/xuexi/big5/n1/2016/0819/c385474-28650588.html，2021-9-29。

的患者诊疗选择行为重构,是否促进了宏观层面的区域间医疗卫生资源空间布局优化,是评估这一新型区域政策效果的当然要求,也是提升改革政策效果的重要依据。本书立意研究卫生资源下沉改革的政策源起、作用机理和政策效应,旨在通过扎实的历史、理论和实证研究,为我们理解这一改革提供新的知识、证据和思路。

二

为方便读者整体上把握本书内容,这里简要介绍本书的章节结构和研究脉络。全书共 10 章,除第 1 章导论提出问题、界定概念并报告本书结构,第 2 章全面系统地梳理从对口支援到卫生资源下沉改革的文献脉络外,其余章节遵循"政策源起→作用机理→政策效应→提升策略"的主线展开研究。其中,第 3~4 章分别阐述卫生资源下沉改革的源起及其作用机理,第 5~9 章分别从宏观和微观两个层面评估卫生资源下沉改革的政策效应。第 10 章归纳提炼卫生资源下沉改革经验并给出主要结论以及提升改革效果的思路和政策建议。

本书的第 3 章系统地梳理了卫生资源下沉改革的起源与演化脉络。本部分研究通过长历史视角的史实梳理,重点探讨了对口支援政策萌芽、形成和趋于定型并作用于医疗卫生领域的新型区域政策特征,还分析了由对口支援、医疗援外到卫生资源下沉改革的演化脉络。这一部分研究指出,卫生资源下沉改革具有深厚的历史渊源,它扎根于新中国成立后历经石油大会战、大小"三线"建设、医疗援外和政府、企业及民间发挥创造力的多方实践合力促成的对口支援政策,突出表现为在渐趋成型的省域间医疗对口支援基础上形成的省域内和次区域间的新型对口支援实践。我们还从史料中挖掘出了 20 世纪 80 年代后广泛存在的大量医联体建构与当前改革的关系及其经验借鉴。这一部分研究可从长历史视野上丰富我们对卫生资源下沉改革的理解,具有边际创新性。

本书的第 4 章给出了卫生资源下沉改革之形成和作用机理的理论分析。我们以区域发展失衡之形成为理论分析的源头,基于已有的区域科学和城市经济学理论,探索性地从区域公共产品之生产函数裂解和重构新视角来分析区域发展失衡及区域政策之影响问题。通过包括医疗卫生在内的区域公共产品和市场化产品互动作用于区域(城市)经济增长的理论探讨,我们给出了包括卫生资源下沉改革在内的"对口支援"政策的作用机理，还从一个一般化的对口支援谱系分析中明确了卫生资源下沉改革的理论定位。同时，在微观层面，我们借助一个简单的博弈分析，从理论上讨论患者对不同等级医院的诊疗选择行为如何导致医疗服务市场失衡、区域间差异并产生卫生资源下沉改革的驱动力。此外，以作为企业家的政府之注意力配置和制度变迁及微观激励结构分析为视角，本部分研究为卫生资源下沉改革如何实现自激励运行提供了一个尝试性的理论解释。

本书的第5~6章侧重从宏观层面探讨卫生资源下沉改革的政策效应。其中，第5章的研究将样本省市的改革视为准自然实验后以双重差分模型评估改革的边际政策效应。我们首次区分供给、需求和配置效率三方面，并考虑到医疗卫生市场的多投入多产出特征，综合采用基于熵权法的比率法和数据包络分析（DEA）法分别构建卫生资源配置效率指标，给出了紧密型医联体情境下的浙江改革可推动需求侧患者诊疗选择行为变化的证据，但也发现松散型医联体情境下的卫生资源下沉改革效果较弱的实证结果，这种改革效果异质性提醒改革推动者予以谨慎关注。本书的第6章使用基尼系数、核密度估计和莫兰指数等方法，测算了"省—地—县"多重空间尺度上的卫生资源布局、均衡性和空间关联，使我们可了解改革情境下医疗卫生资源配置的空间布局和演化特征。同时，我们还首次以空间收敛模型分别探讨"省—地—县"不同空间尺度上的医疗卫生资源配置收敛性问题。我们总体上发现了较明显的空间关联和医疗卫生资源配置的空间收敛性特征，但卫生资源下沉改革之效果却在不同空间尺度上呈现出差异性。

第7~9章报告了微观层面的卫生资源下沉改革政策效应评估结果。这些结果主要基于我们在浙江、上海开展的针对患者、医生、医院管理者和（作为未来医生的）医学生的大样本调研和访谈。针对多关联主体的改革认知和反应调研为我们描绘了改革情境下微观主体激励相容状况的整体图像。我们的研究总体上给出了支持卫生资源下沉改革的微观证据。在患者层面，受访者认知的基层医院诊疗能力、就医环境和便利性等均有明显改善，对基层医院满意度和诊疗意愿也有提升。同时还发现，紧密型医联体和松散型医联体情境下的患者认知和反应差异较大。但总体上，第7章报告的患者调研结果显示，卫生资源下沉改革有利于低等级医院吸引患者，这与改革目标完全吻合。第8章给出的受访医院管理者调研结果总体上肯定了这一改革的效果和可持续性，医生群体调研也给出了较正面的改革效果评价，同样为卫生资源下沉改革提供了支持。第9章的医学生群体研究发现，改革情境下医学生从医意愿有明显提升，但较低改革认知度和从医满意度共存，基层医院从医意愿变化较小，说明改革信息的充分传递以及对医学生的切实影响还需要更多努力。

本书的第 10 章旨在对卫生资源下沉改革进行理论提炼、总结并给出改革效果提升的思路和政策建议。我们认为，卫生资源下沉改革提供了单纯市场力和指令计划配置医疗卫生资源之外的新的矫正区域发展失衡的改革路径，它对拥有较大公立医院体系的国家和地区解决医疗卫生资源区域失衡问题提供了经验借鉴和有益启示。我们还结合理论、实证和调研结果，提出应在供给侧深度发挥制度优势，"上挂""下沉"相结合，提升基层医院诊疗能力；还要充分发挥市场作用，以有力的需求侧政策激励患者优先选择基层医院就诊，以需求侧牵引衔接供给侧诊疗能力提升；此外，还应以投入侧的医学生从医意愿提升为支撑，共同助力实现优质医疗资源均衡配置和高效利用的政策目标。

三

本书研究开端于 2013 年。在当年我因心脏不适住院手术期间，所亲眼目睹的"看病难""看病贵"问题激发了我对中国医疗市场结构性拥堵问题的思考。作为社会科学工作者和"病人"，自感有沉甸甸的责任驱动我回答并助力解决这一严峻的社会问题。住院旬余的感悟整理沉淀后，我与合作者于 2014 年和 2016 年先后在《中国卫生经济》和牛津大学出版社旗下的"*Health Policy and Planning*"发表论文，成为本书研究的最早内容。论文的有关观点和结论得到了不少国内外同行的关注，所撰写的成果要报也得到了浙江省政府领导的重视和批示，为我们开展后续研究提供了动力。驱动本书研究的另一方面脉络来源于我们 2004 年后开展的针对公共产品和公共政策的一系列研究，这些研究中我关注到地方政府在公共产品供给中的角色以及其对于公共产品生产函数的影响，它启发我们将"对口支援"和卫生资源下沉改革纳入区域公共产品供给和经济增长的互动关系中进行考察。这一思路体现在我与赵红军教授合作完成、发表于《新疆社会科学》的研究"对口支援"作用机理的论文中，成为本书理论研究的早期铺垫。

2015 年后，我们关注的问题分为两个方面。其一是着力解释中国的结构性拥堵问题如何导致了频繁发生的医疗暴力现象并给出这一现象的治理路径，这一方面的系列研究成果先后发表在中华医学会旗下的《中华医院管理杂志》和 Sage 出版社旗下的"*Inquiry*"等期刊上，为我们认识中国医改问题提供了丰富的理论基础和背景认识。另一方面，我们开展了聚焦卫生资源下沉改革的微观主体调研。由于浙江系全国最早开展卫生资源下沉改革的省域，利用合作者所在三级甲等医院的便利条件，我们在 2017～2019 年自主设计问卷并开展了针对多微观主体的大样本调研和访谈，收集了患者、医生、医院管理者和医学生的调研数据，这些数据支撑我们开展了微观主体改革认知和反应行为的实证研究。研究成果发表在"*Archives of Public Health*""*Inquiry*"《中华医学教育杂志》"*BMC Medical Education*"等国内外有影响期刊上。

在我 2019 年调动到上海师范大学工作后，在学校应用文科研究项目资助下，我们开展了针对上海改革案例的多微观主体调研。因疫情影响，这一调研从 2019 年冬季持续到 2021 年春季方完成。我们从浙江、上海两省市调研中既观察到了具一般性的卫生资源下沉改革特征，也发现了不同改革路径下的改革效果及其影响的差异性。基于上海调研的部分实证结果发表在《管理工程学报》《科学发展》《福建医科大学学报（社会科学版）》等期刊上，相关调研发现和建议被编入成果要报得到上海市政府领导的批示。同时，两地调研还启发我组织开展改革情境下的宏观层面政策效果研究，我们多方面搜集数据开展了基于双重差分法的边际政策效应估计，以及"省—地—县"三重空间尺度的医疗卫生资源布局和空间收敛性实证研究工作，相关成果发表在"*Archives of Public Health*"《苏州大学学报（社会科学版）》等期刊上。以上工作构成本书实证研究的主要内容，这些研究得到了国家社科基金后期资助重点项目（22FJLA003）的支持，国家社科基金匿名评审人充分肯定了本研究的"历史厚度、理论深度、实践广度"，所提出的若干完善意见在后期研究中得以吸纳，我们表示衷心的感谢。

本书的研究是集体努力的结晶，需要一一说明和感谢。上海交通大学医学院附属松江医院的王淑红博士协助我完成了浙江案例的问卷设计、发放、回收和数据处理工作，她是相关实证研究章节的主要完成人。我和赵红军教授合作完成了"对口支援"和卫生资源下沉改革定位相关的理论分析章节。本书的第 5 章内容是在王淑云副教授和杨陈怡、江艳芳等同学的参与下完成的，沈雨晴、孙嘉良两位同学承担了医疗卫生资源空间布局和收敛性估计的实证工作。浙江省立同德医院的任滑挺、李秀芬、戴宜君、沈况敏、孔颖逸、李森强等医生，浙江中医药大学的陈京京、李舒雅和刘腾达等同学参与了浙江案例调研和数据整理工作；丁训超、石炯萍、张抒、邓薇、张露丹和刘蕾等同学参与了上海案例调研以及数据整理和实证工作，上海健康医学院南德红老师为上海案例调研提供了良好的条件并全程参与，浙江工商大学的周旭同学提供了建模的帮助。在浙江和上海调研过程中，还有很多卫生主管部门、不同等级医院、社区卫生服务中心和高校的师长、同学和朋友提供了巨大的帮助，很多省区市的统计部门应询提供了医疗卫生相关的统计数据，我要向对本书研究有贡献的所有人致以最诚挚的感谢。

我还要感谢支持我开展本项研究的家人，没有他们十年如一日的包容、鼓励和支持，很难想象我会从两次住院手术的最艰难时期一路走来。我要将此书献给研究期间因病辞世的父亲，每每想起疫情期间他所经受病痛的折磨，总无限心伤！父爱如山，而远离家乡的我却终难报答于万一。我还要感谢上海师范大学商学院的同事们所给予的鼓励和高效的后勤支持，使得本书研究得以顺利完成。本书研究的部分前期工作完成于我在浙江科技大学执教期间，难以忘记刘洪民、许海平、孟琪和王楠等老师的极大帮助。此外，中国财政经济出版社的段钢主任和高文欣编辑鼎力支持本书的出版，我在此一并表示感谢。

最后要说明的是，虽然我们尽了最大的努力开展本项研究，但由于中国医改问题的复杂性和动态演进特征，加之我们自身的学识和视野局限，书中仍难免存在不足甚或谬误之处，敬请同行和读者不吝批评指正。

孙泽生

2024 年 12 月于上海

目 录

第1章 导 论 …………………………………………………（ 1 ）
  1.1 研究背景与意义 ……………………………………（ 1 ）
  1.2 核心概念界定 ………………………………………（ 8 ）
  1.3 研究思路与方法 ……………………………………（ 13 ）
  1.4 创新点与研究局限性 ………………………………（ 17 ）

第2章 文献综述 ………………………………………………（ 20 ）
  2.1 从对口支援到医疗对口支援 ………………………（ 20 ）
  2.2 从医疗卫生改革到卫生资源下沉改革 ……………（ 27 ）
  2.3 卫生资源下沉改革的作用机制与政策效果 ………（ 33 ）
  2.4 小结 …………………………………………………（ 39 ）

第3章 卫生资源下沉改革的起源与演化 ……………………（ 40 ）
  3.1 对口支援政策的形成与实践 ………………………（ 40 ）
  3.2 医疗援外与医疗对口支援实践 ……………………（ 48 ）
  3.3 卫生资源下沉改革的提出与发展 …………………（ 55 ）
  3.4 小结 …………………………………………………（ 66 ）

第4章 卫生资源下沉改革的形成和作用机理 ………………（ 68 ）
  4.1 区域公共产品供给与对口支援的形成机理 ………（ 68 ）
  4.2 卫生资源下沉改革的定位和形成机理 ……………（ 78 ）
  4.3 卫生资源下沉改革的运行机理 ……………………（ 90 ）
  4.4 小结 …………………………………………………（ 99 ）

第5章 卫生资源下沉改革的边际政策效应 ……………………（101）

- 5.1 案例选择、方法与数据 …………………………（101）
- 5.2 浙江案例实证结果Ⅰ：地级市层面 ……………（108）
- 5.3 浙江案例实证结果Ⅱ：县域层面 ………………（119）
- 5.4 北京案例实证结果 ………………………………（129）
- 5.5 小结 ………………………………………………（139）

第6章 医疗卫生资源空间布局与收敛性估计 ……………（140）

- 6.1 方法、变量与数据 ………………………………（140）
- 6.2 省域层面医疗卫生资源空间布局和收敛性估计 …（145）
- 6.3 地（市）层面医疗卫生资源配置空间布局和收敛性估计 ……………………………………（156）
- 6.4 县域层面医疗卫生资源空间布局和收敛性估计 …（163）
- 6.5 小结 ………………………………………………（175）

第7章 患者对卫生资源下沉改革的认知和反应 …………（177）

- 7.1 案例选择、方法与数据 …………………………（177）
- 7.2 浙江患者数据实证结果 …………………………（187）
- 7.3 上海患者数据实证结果 …………………………（199）
- 7.4 比较分析与讨论 …………………………………（213）
- 7.5 小结 ………………………………………………（217）

第8章 医院和医生对卫生资源下沉改革的认知和反应 …（218）

- 8.1 理论分析、方法与数据 …………………………（218）
- 8.2 医院管理者的改革认知与评价 …………………（225）
- 8.3 浙江医生数据实证结果 …………………………（233）
- 8.4 上海调研数据实证结果 …………………………（239）
- 8.5 小结 ………………………………………………（246）

第9章 医学生对卫生资源下沉改革的认知和反应 ………（247）

- 9.1 理论分析、方法与数据 …………………………（247）
- 9.2 医学生认知和反应实证结果 ……………………（254）

9.3 市场间效应和市场内效应估计结果 …………………………(265)
  9.4 讨论 ……………………………………………………………(271)
  9.5 小结 ……………………………………………………………(274)
第10章 结论和政策启示 ………………………………………………(276)
  10.1 理论提炼和主要结论…………………………………………(276)
  10.2 政策启示……………………………………………………(279)

参考文献……………………………………………………………………(284)

第1章 导 论

1.1 研究背景与意义

1.1.1 研究背景

医疗卫生服务是城乡居民之生活必需。卫生资源下沉改革是矫正中国当前医疗卫生资源配置不均衡问题的重要改革举措。其背景在于，过去数十年的医疗卫生体制改革和市场演进中，中国出现了严重的区域（城乡）间医疗资源配置不均衡及其引致的"看病难"问题（马超等，2017；顾昕，2019）。这一问题根源于中国自20世纪80年代至今一系列为解决当期矛盾的"合意"改革所累积的长期扭曲的激励结构（WHO & World Bank，2016；Sun et al.，2016）。较早期为缓解政府财政压力而推行的市场化改革赋予了不同等级医院的逐利动机，具有先发优势的高等级医院能通过吸引患者和人力资本、扩大投资而改善盈利性并不断壮大；而具先发劣势的低等级医院则因流失人力资本和患者（见图1-1），不能以规模经济覆盖投资成本而丧失盈利性并衰败。与此相对应，患者对不同等级医院差异化的诊疗质量预期不断强化，助长了患者偏向高等级医院的诊疗选择行为并习惯化，导致了以"看病难"为表征的高等级医院拥堵和低等级医院衰败或资源闲置共存的结构性问题。

同时，截至21世纪初期，医疗卫生占中国政府财政支出的比重也日趋下降，至2002年达到历史低位（见图1-2）。但2003年暴发的非典（SARS）疫情使得政府再次意识到基层医疗卫生网络的重要性，随后时期内中国政府大幅增加了医疗卫生投资且偏向于低等级医院。而且，这一投资主要流向低等级医院的固定资产、公共卫生以及（以收支两条线支撑的）人员供养。在同一时期内，为缓解城乡居民的"看病贵"问题，中

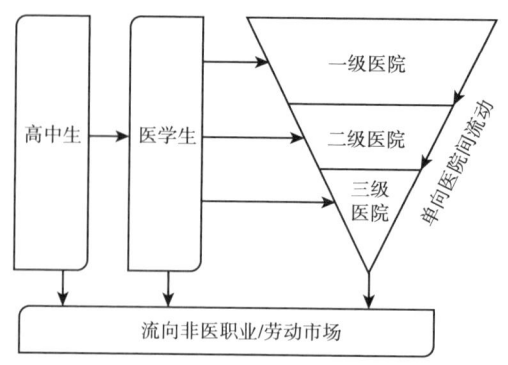

图 1-1　中国扭曲的医疗卫生市场激励结构

资料来源：作者自制（Sun et al.，2016）。

国政府还不断扩大医疗保险覆盖面，并在2009年启动的新医改中提出建立覆盖城乡居民的基本医疗保障体系。但住院报销费率和医疗保险覆盖率大幅上升后，居民反而更愿意到高等级医院而非基层医疗机构就诊（Chen et al.，2020）。显然，偏向低等级医院的设施投资和可负担性的改善并未影响居民已形成的有偏预期和诊疗习惯，也未明显改善低等级医院相较高等级医院的诊疗能力劣势，以"看病难"为表征的结构性拥堵问题仍不断恶化。来自中国卫生部门的统计数据显示，2009年新医改前后，一级医院诊疗人次有所下降，但三级医院诊疗人次却明显上升；2011年后，三级医院诊疗人次增长率明显快于一级医院和二级医院（见图1-3），为以上观察提供了数据佐证。

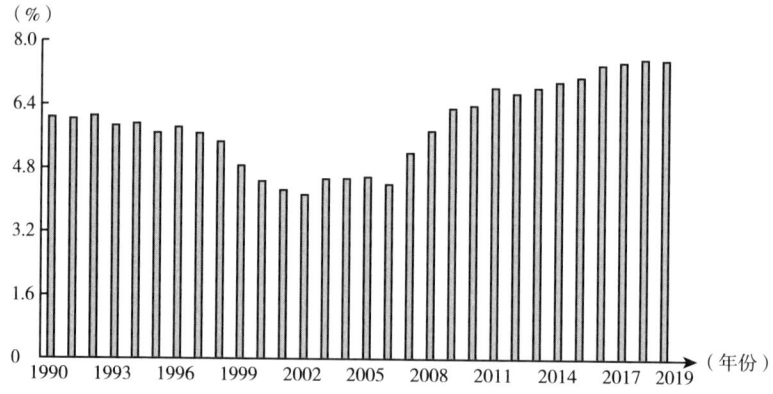

图 1-2　医疗卫生占中国财政支出比重：1990~2019 年

数据来源：EPS 数据库，单位为%。

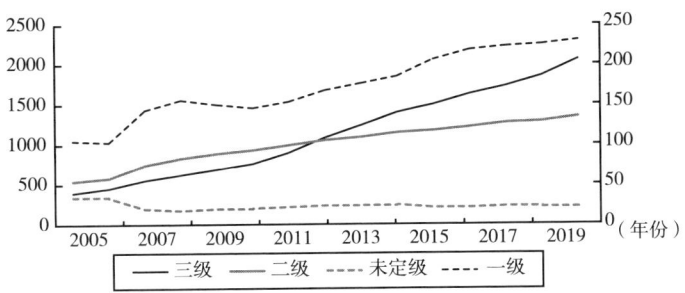

图 1-3 中国不同等级医院年诊疗人次：2005~2019 年

数据来源：EPS 数据库。

注：单位为百万人次；右轴为一级医院诊疗人次。

对以上问题的观察还可以从中国医疗资源的有偏配置中找到线索。我们使用来自世界银行和各国官方统计的若干衡量医疗卫生资源配置强度的指标进行跨国比较。按照世界银行的标准①，中国于 2011 年开始就被列为中上等收入国家，之前则为中低等收入国家。因此，选取高收入国家和中等收入国家（组）与中国进行比较②可发现，以每千人医院床位数衡量的物质资本投资而言，中国于 2007 年超过中等收入国家均值（1.96），2015 年超过中上等收入国家平均水平（3.60），明显缩小了与高收入国家的差距。但以每千人内科医生数和护士及助产士数衡量的人力资源量而论，前一指标截至 2017 年仍明显低于中上等收入国家平均水平（2.16），低于巴西（2.16）、墨西哥（2.38）、韩国（2.36）等大多数样本国家；后一指标截至 2018 年仍低于中等收入国家（2.68）和中上等收入国家（3.72）的平均水平，也低于世界平均水平（3.82），在样本国家中仅高于阿根廷、墨西哥和印度（见图 1-4）。以上数据和国际比较说明，中国医疗资源投入偏向医疗基础设施（包括大楼和床位）、医疗设备等资本积累，而相对忽视人力资源投资。由于高等级医院偏向物质资本投资以缓解拥堵、增加盈利，而低等级医院资源闲置又缺乏动力更好利用并扩大人力资源量，以上有偏的资源配置成为理解中国医疗市场上"看病难"问题的另一重要线索。

---

① 按照世界银行 2013 年的分类，人均年国民收入（GNI）居于 12616 美元及以上的国家为高收入国家，人均年国民收入居于 4086~12615 美元之间的为中上等收入国家，处于 1036~4085 美元之间的则为中低等收入国家，中上等收入国家和中低等收入国家合称中等收入国家。

② 在国家选择上，我们按照 EPS 数据库的分类并考虑数据的完整性，从东亚及太平洋地区、欧洲及中亚、南亚、北美、中东及北非、拉丁美洲和加勒比地区六个区域，分别选取主要国家，共计 20 个国家进行比较。为方便与中国进行比较，我们使用了不同组别和不同区域国家的数据。使用的组别包括高收入国家、中上等收入国家、中等收入国家和中低等收入国家。为克服不同国家数据的年度变化和体制差异而可能带来的偏误，也使用了全球和不同组别平均水平的数据。

"看病难"现象还引致了大量的衍生问题。其主要表现之一是医患关系恶化和医患冲突①。根据中国卫生和计划生育委员会的统计数据，2013年出现超过70000起医患冲突和超过10000起导致医护人员伤亡的暴力事件（Ning et al.，2014）。卫生部的2010年调查还显示超过25%的医护人员经历过言语威胁或者暴力，省、市级医院超过50%的医护人员感到工作环境在不断恶化。陈璐和王晓琳（2016）利用媒体报道的伤医案例统计发现，医疗暴力事件主要发生在高等级医院，且加号、插队等"拥堵"关联原因成为主要驱动因素。有研究表明恶性医患冲突引起大范围的防御性医疗行为，对典型医闹事件的估算表明，平均每个事件产生的医疗费用成本高达29.62亿元（王贞等，2021）。趋于恶化的医疗环境还沉重打击了高中生—医学生的学医、从医意愿（如岳阳和祝嘉良，2020）②。

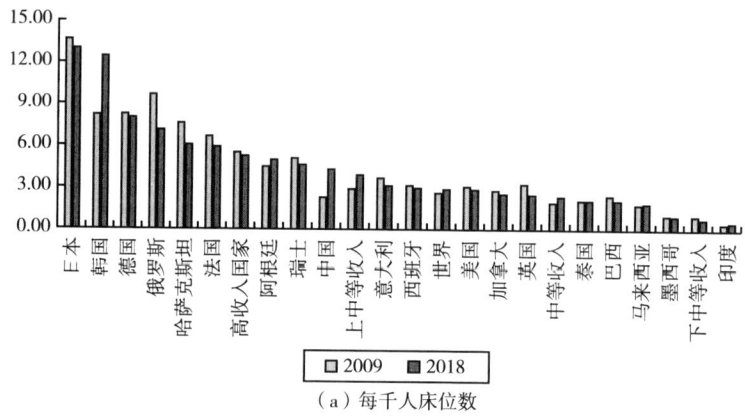

（a）每千人床位数

---

① 中国卫生部（MOH of China，2010a）所做的调查表明，高等级医院拥堵不仅导致了单人次不断缩短的诊疗时间，降低了病人感知到的诊疗服务质量，而且引致了大量的医患冲突和严重的暴力事件。

② 优秀高中生升学至医科大学/学院的意愿在逐步下降（Wang，2013）。证据是，不少医科大学已经报告了他们难以招到足够的学生（Liu et al.，2010）。甚至中国最优秀的医科大学也在经历录取分数线和生源质量的下滑（Tang，2014）。一项基于医师的1447份问卷调查（Hu，2014）研究显示，94.61%的受访者不希望他们的孩子学医从医；中国医师协会的调查给出了类似的结果（CDA，2011），78%的医生不赞成他们的孩子从医。至于医科大学毕业生，估计显示50%~80%的毕业生最终不从医（如Hou et al.，2013；Pang and Li，2013）。Wang et al.（2011）调查了北京的医学毕业生后发现，只有不超过20%的毕业生有意愿申请低等级医院的职位。甚至对于医学定向生，35.25%的学生意愿在毕业时不遵守定向合同（Wang et al.，2014）。在2003年之前，医学毕业生总体上到低等级医院工作的意愿不高，这与那时低等级医院缺乏融资和支付能力有关。但在2003年后，其收入已由于政府对低等级医院支出的增加而得到足额支付，例如，在乡镇层面，来自政府预算的医院收入从占工资总额的34.9%升至112%（Yuan，2012）。所以，不利的激励结构对低等级医院求职意愿不足产生了重要影响。参见Sun et al.（2016）的详细分析。

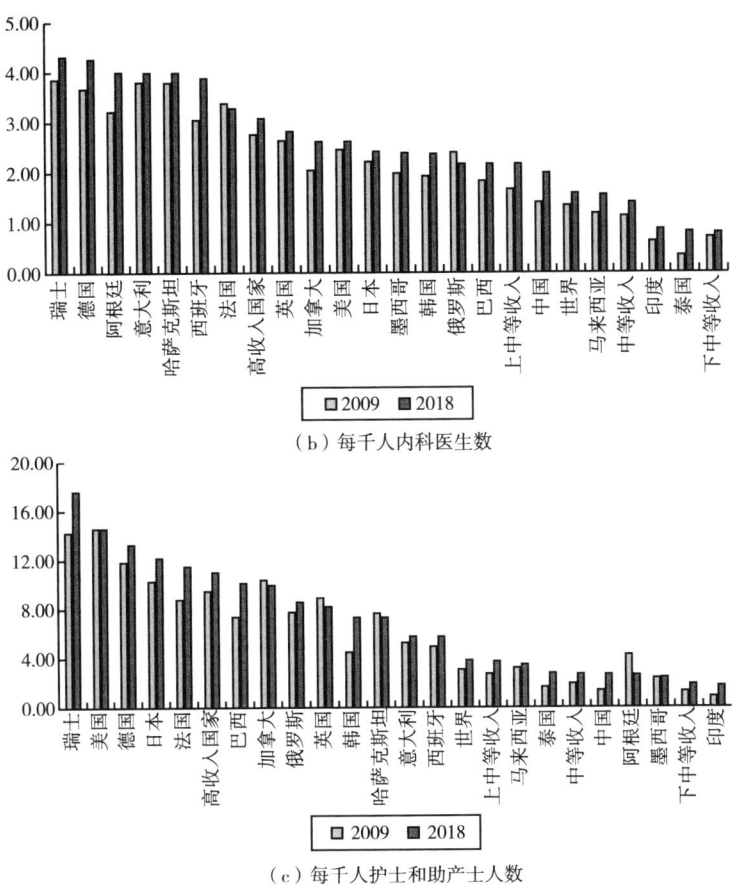

(b) 每千人内科医生数

(c) 每千人护士和助产士人数

图 1-4　医疗卫生资源配置的跨国比较：2009 年和 2018 年

数据来源：EPS 数据库。

注：对特定年份缺失数据国家选择相邻年份数据替代。阿根廷、泰国缺乏 2009 年床位数据，用 2010 年数据替代；除法国、韩国、加拿大、墨西哥、日本、瑞士、西班牙、意大利、英国、俄罗斯外的 2018 年床位数据用 2017 年数据替代，泰国用 2010 年数据替代。日本、马来西亚、加拿大、阿根廷缺乏 2009 年内科医生数据，用 2010 年数据替代；除泰国、法国、英国、意大利、印度、埃及和巴西外，其余国家用 2017 年数据替代，日本和俄罗斯用 2016 年，马来西亚用 2015 年，哈萨克斯坦用 2014 年数据替代。日本、马来西亚、美国、阿根廷和巴西缺 2009 年护士和助产士数据，用 2010 年数据替代；除日本、韩国、泰国、法国、英国、意大利、印度、加拿大、埃及、巴西和墨西哥外，其余国家用 2017 年数据替代 2018 年数据，哈萨克斯坦用 2015 年数据替代。

其主要表现之二是降低了人力资本的利用效率。"看病难"为表征的结构性拥堵使得高等级医院承担了应由低等级医院承担的职能。这样，需要更专科医疗服务的病人必须等待更长的时间，高等级医院的医生也必须处理低等级医院可以治疗的病例（叶初升等，2021）。同时，缺乏门诊量的低等级医院人力资本利用率不足。这使得高等级医院和低等级医院均不能有效地承担其应有职能，每一等级医院医生的诊疗能力都会随着不平衡、错配的人力资本利用率而退化。高等级医院的人力资本退化伴随着更高的病人不满意度和更高的医疗成本，后者又导致更多的医患冲突甚至于暴力事件（卫生部统计信息中心，2010）。中国卫生部 2010 年使用 Maslach 耗竭量表的调查显示，三级医院 62.6% 的医疗人员出现职业耗竭。而且，医院等级越高，职业耗竭比率也越高。以上两方面问题的交织使得低等级医院对患者和人力资源（资本）均缺乏吸引力，它进一步锁定了患者的有偏诊疗选择行为。

其主要表现之三是"看病贵"问题。2009 年新医改取消了药品价格加成（不超过 15%）政策，代之以用政府卫生支出增长补偿医院收入下降。但因高等级医院拥堵缩短了每人次诊疗时间，为了补偿诊疗时间受限带来的风险（陈叶烽等，2020），医生在处方时会增加不必要的医疗检查或者依赖于高值药品；降低的诊疗质量会带来医疗设施的更高利用率和更高的诊疗频度。即便政府收紧人均诊疗成本的规制政策，医生也可以选择拆分处方和服务以绕开规制（Xu，2011）。结果是，人均医疗成本可能稳定，然而总的医疗成本持续增长，使得意图中的改革并不能降低医疗成本（Chen et al.，2010）。而低等级医院融资来源从依靠药品和医疗服务收入演化至依靠政府预算，缺乏患者和足够诊疗能力条件下它们不需要对当地的医疗需求做出反应，其维持成本被转嫁给了政府。总之，即便用全民医保覆盖改善居民的可支付性，但以上情境下会大大增加政府层面的"看病贵"问题。WHO 和 World Bank（2016）提醒指出，如果中国不改善已有激励结构，不增加基层医疗机构和门诊资源利用率，则卫生支出占 GDP 比重将从 2015 年的 5.6% 升至 2035 年的 9.1%。

显然，解锁以上医疗卫生困境的关键出路应在于逆转患者对不同等级医院诊疗质量的偏向性预期，这一预期调整有赖于低等级医院自身的诊疗能力提升和品牌形象的重塑。如能实现这一点，低等级医院才能获得对患者乃至人力资源（资本）的吸引力，真正实现医疗卫生资源的区域（城乡）间均衡配置。但之前的分析已表明，2009 年新医改前后面向基层的医疗投资和医改覆盖面的扩大并不能实现这一改革目标。尽管新医改使得基层医疗卫生服务体系显著加强（代涛等，2013），但基层医院的效率未得以改善（Jiang et al.，2017）；其低资源利用率和诊疗能力约束仍是中国面临的严峻挑战（Meng et al.，2019）。因此，中国还需要有力的偏向人力资源（资本）的供给侧改革。先前的改革经验还表明，仅由微观主体主导的市场化取向改革难以实现预期的改革目标，需要政府支持下以创新的区域政策实践来促进高等级医院向低等级医院的人力资本和技术溢出,以及品牌植入支撑下的患者诊疗选择行为重塑。

基于以上背景,借鉴中国已有独特的对口支援区域政策实践,山东烟台等地在 21 世纪初已有零星探索,到 2010 年前后,北京、上海、浙江等省市开始从省域层面以多种形式启动卫生资源下沉改革,所积累的经验逐渐被中央政府认可,这一改革于 2015 年后向全国扩展。其核心政策思路是,推动高等级医院与基层医院建立合作纽带,驱动前者的存量人力资本下沉到基层医院,力图以人力资本溢出效应缩减不同等级医院之间的能力差异,提升基层医院诊疗能力和就诊满意度,协同高等级医院的品牌植入一起激励患者优先选择基层医院就诊。由于不同等级医院之间以"医联体"(医疗联合体)作为资源下沉的合作载体,2015 年国务院办公厅下发《关于推进分级诊疗制度建设的指导意见》提出,要"探索建立包括医疗联合体、对口支援在内的多种分工协作模式""引导优质医疗资源下沉";2017 年又发布《关于推进医疗联合体建设和发展的指导意见》,将医联体作为"促进医疗卫生工作重心下移和资源下沉"的载体予以全国推广,要求所有政府主办二级、三级医院和基层医疗卫生机构都参与医联体下的卫生资源下沉改革。依托这一改革,中共十九届五中全会进一步提出要在"十四五"时期内"加快优质医疗资源扩容和区域均衡布局,加快建设分级诊疗体系"。但卫生资源下沉改革如何生成并演进,其作用机理和政策效果如何,学术界对此尚缺乏足够的重视。本书正是在这一中国特色医改背景下选题研究卫生资源下沉改革源起、机理与效应问题。

1.1.2　研究意义

我们清醒地认识到,卫生资源下沉改革扎根于中国特色的新型区域政策实践,这一改革涉及"省—地—县"多层级政府、所影响公立医院及患者、医生等群体,其作用发挥依赖于"省—地—县"多层级政府和医院及患者、医生等多主体的差异化政策反应及行为预期,其效果应表现为"省—地—县"三重空间尺度上的医疗卫生资源均衡配置和空间收敛。只有充分认识改革的作用机理并准确评估其政策效应,才能以扎实的理论和实证依据支撑并优化改革举措,助力中国实现医疗卫生资源的区域(城乡)间均衡配置。但卫生资源下沉改革如何生成并演进,其理论基础、作用机理和政策效果如何,学术界对此尚缺乏足够的重视。

基于此,本书以政策源起、作用机理、政策效应和提升策略研究为主线展开研究,具有以下学术价值和应用价值。

（1）理论价值。卫生资源下沉改革内嵌于中国制度优势和独特的"对口支援"新型区域政策实践，但医疗市场的多异质性主体和多层级医院间的互动又赋予改革作用机理的复杂性。本书在借鉴现有研究基础上，从"对口支援"和生产函数重构视角提炼卫生资源下沉改革的理论价值，基于医疗卫生资源配置效率及其空间收敛性探讨拓展区域经济研究范围，以各关联主体的反应机理及其选择行为分析探索实现激励相容的政策作用机制和效应，可为中国政府与市场协同作用下的区域经济理论和卫生政策研究赋予新的内涵，也是中国道路和中国经验研究的重要内容。

（2）现实意义。卫生资源下沉改革是"十四五"时期内卫生供给侧结构性改革能否成功的关键环节，也是健康中国2030目标能否实现的重要依托。本书力图给出全国和代表性省域卫生资源配置效率、区域和城乡收敛性及改革边际效应的实证证据，探究多主体和多层级医院对改革的认知、反应和互动作用，提出供给/需求双侧协力提升卫生资源下沉改革效果的策略，将有助于准确判断卫生资源下沉改革的实施效果，为"十四五"时期内医改政策的进一步优化和效能提升提供依据和借鉴。

1.2 核心概念界定

1.2.1 卫生资源下沉

本书研究使用的核心术语是卫生资源下沉。这一术语中使用的"下沉"是指从高等级医院向低等级医院的要素流动，而"资源"特别指的是除资本外的（医师及其劳动承载的）人力资本、技术和管理等要素。理解"下沉"概念就要明晰中国已存在三十余年的医院分类制度[①]。1989年11月29日，中国卫生部发布了《医院分级管理办法》和《关于实施医院分级管理办法的通知》，给出了评定医院水平的正式制度安排。根据该办法，所有医院被分为从一级到三级的三种类型，每一类型又包括甲、乙、

---

① 它形成于1989年。但中国当前的医院体制源于计划经济时期不同工业部门的分割以及中央和地方政府之间的事权分配。在20世纪80年代之前，不同政府部门及其附属的大型企业、各省和主要城市均拥有它们自己的医院并承担卫生服务的成本。虽然当时并无明确的医院分类规则，但医院仍可按照其资金来源和管理层级区分为全国到乡镇级别不等。

丙三等，三级医院增设特等。1989~1998年，所有的卫生部直属医院、中央政府直属部委医院和几乎所有省市医院都被批准为三级医院，社区和乡镇医院被认定为一级医院，其他的区/县级医院一般被批准为二级医院。根据卫生部的规定，三级医院被设计用来提供专科医疗服务、解决危重疑难病症并承担教育和研究功能，二级医院提供综合性医疗服务，一级医院则提供初级卫生服务。由此，"下沉"是高等级医院向低等级医院的要素流动，诸如三级医院到二级医院以及二级医院到一级医院，当然，也包括跨层级的三级医院向一级医院的要素流动。这一"下沉"正好与卫生资源下沉改革前人力资本等要素从低等级医院（逐级）向上流动的扭曲激励结构形成鲜明对比（见图1-1和图1-5）。

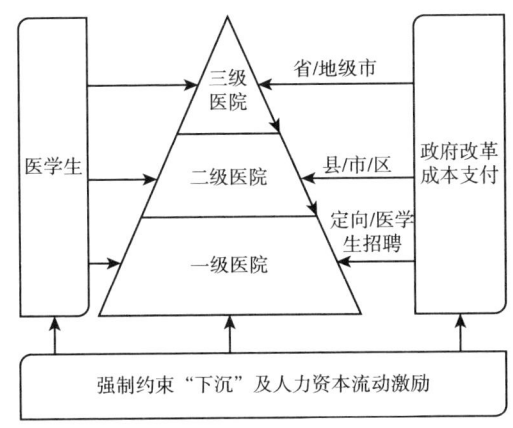

图1-5 卫生资源下沉改革后的合意激励结构和"下沉"指向

资料来源：作者自制（Sun et al., 2016）。

在国务院2015年发布的《关于推进分级诊疗制度建设的指导意见》和2017年发布《关于推进医疗联合体建设和发展的指导意见》中，均使用"资源下沉"术语，同时还使用"优质医疗资源下沉"和"医疗卫生工作重心下移"的提法。2014年12月，国家主席习近平在江苏省镇江市调研时提出，"要推动医疗卫生工作重心下移、医疗卫生资源下沉"①。在浙江2013年启动的"双下沉、两提升"改革中，双下沉是指优质医疗资源下沉和医务人员下基层（人才下沉、资源下沉），两提升是指县域服务

---

① 王宇鹏，赵敬菡，万世成. 习近平的健康观：以人民为中心，以健康为根本 [EB/OL]. 人民网，http://cpc.people.com.cn/xuexi/big5/n1/2016/0819/c385474-28650588.html，2021-9-29。

能力和群众就医满意度提升①。显然,浙江使用的"下沉"术语涵盖医疗资源和人才等,国务院文件中将"医疗卫生"连用也体现了两者间的紧密关系②。根据《汉语大辞典》,"医疗"指疾病的治疗,"卫生"则指能防止疾病、有益于健康,后者较前者涵盖范围更大;相对照,已有的浙江等省的改革实践中,"下沉"的并不仅仅是医疗资源,还包括管理等要素。此外,我们对"卫生资源+下沉"以及"医疗资源+下沉"文献进行了搜集整理,无论从全文、摘要还是篇名检索看,两者均存在相当数量的文献量,如图1-6(a)、(b)所示。

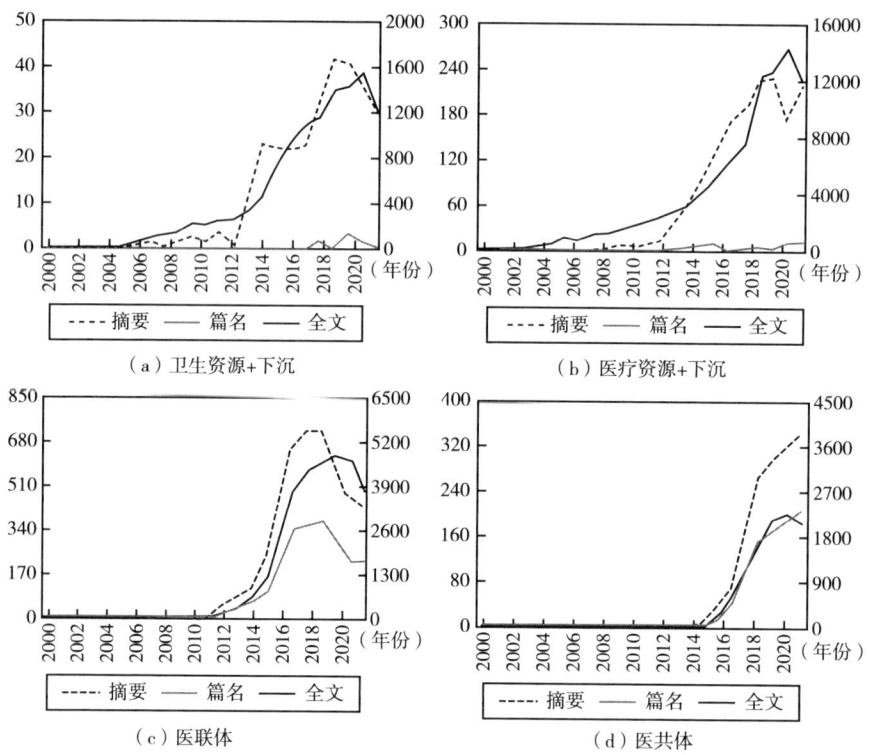

图1-6 卫生资源下沉改革相关文献数量:2000~2023年

数据来源:作者依据知网数据库检索,截止时间为2024年5月8日。

注:左轴为依摘要和篇名搜索的文献数量,右轴为依全文搜索的文献数量。

---

① 这一提法见于浙江省及其下辖各级政府的文件和宣传材料,如:"双下沉、两提升"相关知识介绍[EB/OL]. http://www.zhuji.gov.cn/art/2018/11/29/art_1453347_26165485.html, 2021-12-06.

② 这从中央政府下辖卫生部、卫生与计划生育委员会再到卫生健康委员会的命名变化中也可见端倪。

由此，本书中我们统一使用"卫生资源下沉"术语，用于指称在政府动员和组织下，基于明确的微观组织配对，所实现的包括人力资本、技术和管理等要素从高等级医院向低等级医院的短期要素抽离和流动。之所以使用要素短期抽离和流动①，是为了凸显卫生资源下沉这一术语并非传统市场机制作用下的（医疗卫生）劳动市场内要素流动，而是将要素短期从高等级医院抽离并移动到低等级医院，助力受援低等级医院实现诊疗能力和效率提升。同时，由于医院声誉在患者就医选择中的重要作用（詹佳佳和傅虹桥，2022），在卫生资源下沉改革中，往往还通过将高等级医院品牌植入低等级医院的方式②，以品牌形象影响患者对低等级医院的认知和诊疗选择行为，助力低等级医院重获患者信任。

1.2.2 医联体与医共体

与卫生资源下沉改革密切关联的概念是"医疗联合体（医联体）"和"医疗共同体（医共体）"。通过文献检索可发现，医联体相关研究（以全文、摘要或者篇名检索）始于 2012 年前后，医共体研究则更晚些，如图 1-6（c）、（d）所示，但随后时期内文献量增长很快。根据国家卫生健康委员会（国家卫健委）的界定，医联体是指"以政府主导统筹规划为原则，按照网格化，根据不同医疗机构的功能、定位、级别，组建成一个联合体，形成以人为本、以病人为中心的全链条的连续化的医疗服务"③。按照国家卫健委的分类，医联体有四种形式：城市医疗集团、县域医共体、跨区域专科联盟以及远程医疗协作网④。显然，医共体是在县域内组建的医联体形式，它属于医联体的一种。相对于 Coase（1937）强调的企业（一体化）和市场（竞争）的二分法，以上医联体的不同形式可归类于迪屈奇（1999 年中译本）强调的"半结合"组织形式，它突出了作为微观主体的不同医院之间的或紧密或松散，或出于节省交易成本或出于获取联合收益的大量不同的组织形式。换言之，医联体或者医共体所强调的是"组织"形式，只不过，这种组织形式出现在不同等级医院之间，可能会存在或强或弱的卫生资源下沉激励。因此，从学理上看，医联

---

① 这一短期抽离主要是指医生和管理者，其承载的人力资本、技术和管理等要素随之抽离，但技术和管理等要素可在受援的低等级医院得以溢出、模仿和复制。

② 往往使用高等级医院分院或者类似的名称。

③ 国家卫健委 2021 年 7 月 23 日举办之新闻发布会上的回答：何为"医联体""医共体"？国家卫健委释疑 [EB/OL]. 中国新闻网，https://www.chinanews.com.cn/gn/2021/07-23/9526638.shtml，2021-07-23。

④ 资料来源同前。

体或者医共体与卫生资源下沉是有交集但又有明显差异的不同概念。国家卫健委总结的四种医联体类型只是这一"半结合"组织之连续光谱里有代表性的主要类型（见图 1-7）①。

从学术史和中国实践看，早在 20 世纪 80 年代初期即已经出现类似"医疗（卫生、协作等）联合体"的术语（哈尔滨市卫生局，1983；张永红，1989），显示医联体并非完全新的概念。进入 21 世纪后，上海市卫生局等于 2010 年印发《关于本市区域医疗联合体试点工作指导意见》的通知，提出要"探索建立以区域医疗联合体为基础的新型城市医疗服务体系"。在随后的中国医疗卫生改革情境下，医联体因其强调组织、便于考核和推动的优势而成为实现卫生资源下沉改革目标的载体，使得医联体被认为与卫生资源下沉术语之间存在某种等价性。但以国家卫健委倡导的四种医联体类型看，专科联盟和远程协作医疗网这两种医联体形式主要目标是缩减交易成本，而城市医疗集团和县域医共体则更多注重实现收益共享的提升②，前者多属于松散型医联体，成员之间缺乏人财物上的产权关联，卫生资源下沉激励颇弱；后者则往往具有某种强度上的以人财物支配为表现的产权关联，因而属于紧密型医联体，卫生资源下沉激励较强。

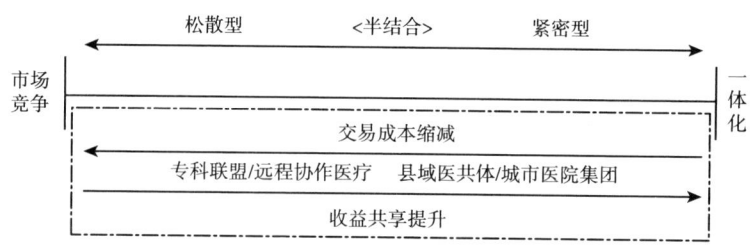

图 1-7 医疗联合体光谱的组织形态和功能

资料来源：作者自行绘制。

注：虚线表示不同类型医联体的组织功能。

需要说明的是，理解卫生资源下沉和医联体概念间的关系时，应充分注意到政府在改革中的组织、协调和动员乃至于提供改革成本补偿的角

---

① 诸如，在浙江改革中出现的高等级医院跨行政区域建立的异地分院或者结对形成的卫生资源下沉关系，就很难用国家卫健委总结的四种形式涵盖。

② 按照《人民日报》2021 年 4 月 6 日所刊《县域医共体建设优化配置医疗资源》一文之定义，县域医共体是指"以县级医院为龙头、乡镇卫生院为枢纽、村卫生室为基础，县乡村三级医疗机构分工协作、三级联动的县域医疗服务体系。""这是一种责、权、利一体，人、财、物统一的合作模式，是一种紧密型的共同体"。

色。这两个概念明显不同于发达国家医疗市场上为缩减交易成本而使用的"整合型医疗"概念。后者强调通过无缝式的医疗服务，通过成员间的风险分担和交易成本节省，来为患者提供更好的医疗卫生服务（张亚琳等，2021）。显然，"整合型医疗"主要强调微观主体间基于市场机制的自力合作。而在中国医疗卫生改革情境下，卫生资源下沉改革和医联体建构中均突出了政府的重要作用，强调了高等级医院对低等级医院的支援和帮扶以及对应的资源下沉任务。需要进一步引申说明的是，虽然卫生资源下沉改革中强调了政府角色乃至于作为成本补偿的财政转移支付问题，但这一改革又与财政学上的财政转移支付理论和运作机制相去甚远，它涉及的主要是政府组织动员下的微观主体之配对及"对口支援"，所涉及之政府成本补偿和经费投入只是用以改革相关的要素和成本支付，在此过程中，作为微观主体的高等级医院之要素短期抽离和流动才是理解卫生资源下沉改革这一范畴的关键所在。

1.3 研究思路与方法

1.3.1 研究思路

本书研究的核心认识是，卫生资源下沉改革扎根于中国长期探索形成的区域间对口支援政策及其在医疗卫生领域的实践，它通过政府力作用下的精准配对增加区域公共产品供给并重构受援地的医疗卫生生产函数，创新性地将已有对口支援实践思路用来尝试解决省域及更小区域范围内医疗卫生资源配置的不均衡问题。对这一改革效果的评估应包括两个层面。在宏观上，需要研究改革是否促进了区域间医疗卫生资源供给、需求和效率等层面的空间收敛、均衡布局，是否发生了改革引致的正向边际效应。在微观上，应考虑到卫生资源下沉改革系外生制度约束下的强制性资源流动和政府改革成本支付及激励，只有外生政策约束转化为对医疗市场内各关联主体激励相容、内生化的人力资本生成、合意流动激励乃至患者的适配诊疗选择行为，才能实现卫生资源下沉改革的目标，因此，还需要针对医生、患者等多主体进行改革认知和行为反应研究。

基于以上认识，本书研究遵循"政策源起→作用机理→政策效应→提升策略"的研究主线，首先将使用历史和比较研究法从中国区域政策实践中厘清卫生资源下沉改革的渊源和发展脉络，归纳总结改革的演化逻辑和动因，为随后的理论和实证提供充分的铺垫。其次，将通过两区域两类产品的理论模型，理论分析（医疗卫生）区域公共产品供给差异的影响机制和改革的外生作用机理，还将通过博弈分析探讨患者诊疗选择行为与改革的互动关系和改革的自激励运行机制。再次，本书从宏观和微观两个层面进行实证检验。将使用熵权法构建医疗卫生资源供给指数、需求指数，使用比率法和 DEA 方法构建效率指数，一方面使用多时点 DID 评估改革的边际效应，另一方面构建空间面板模型评估空间收敛性及其变化，还使用基尼系数和核密度估计分析资源分布和利用均衡性。最后，通过大样本多主体微观调研数据，使用方差分析、定序回归模型以及 SEM 模型分析医院、患者等群体的改革认知和反应，为宏观效应评估提供微观依据。最后进行卫生资源下沉改革的经验归纳并提出改革效果提升的思路和政策建议。图 1-8 为全书的研究思路和总体框架。

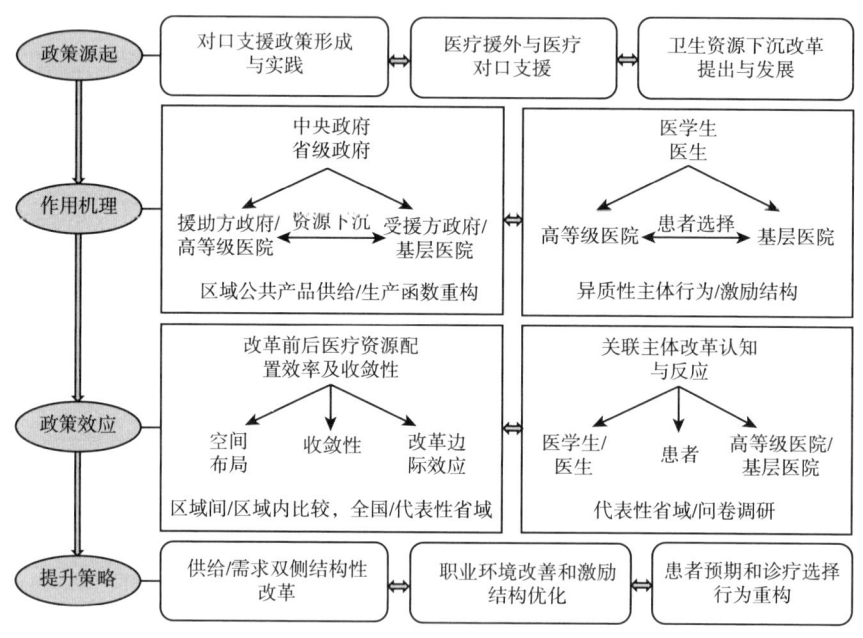

图 1-8 全书研究思路及总体框架

1.3.2 研究内容与章节结构

本书围绕卫生资源下沉改革的源起、机理、政策效应和提升策略展开研究。除第 1~2 章的导论和文献综述外，第 3~4 章阐述卫生资源下沉改革的源起及作用机理，从中国长期的区域政策实践中考察卫生资源下沉改革的历史渊源和发展脉络，还基于区域科学和规范的经济学理论对这一改革的作用机理进行理论分析。第 5~9 章为卫生资源下沉改革的政策效应评估，分别从宏观和微观两个层面展开探讨。宏观层面研究突出使用总量统计数据开展的卫生资源改革边际效应估计，以及改革情境下的医疗卫生资源收敛性和空间布局；随之，我们使用多微观主体调研数据，对这一改革涉及的患者、医生和医学生群体展开量化研究，评估卫生资源下沉改革对其诊疗选择（执业，等）行为的影响。第 10 章进行卫生资源下沉改革的经验归纳并提出改革效果提升的思路和政策建议。

除导论和文献综述章节外，本书的主要内容如下。

（1）卫生资源下沉改革的起源与演化研究。本部分为全书研究的起点和基础。本章通过长历史视角的系统史实梳理，重点探讨对口支援政策萌芽、形成和趋于定型并作用于医疗卫生领域的新型区域政策特征，分析由对口支援、医疗援外到卫生资源下沉改革的演化脉络。本部分研究主要体现在第 3 章。我们指出卫生资源下沉改革渊源于新中国成立后历经石油大会战、大小"三线"建设、医疗援外和政府、企业和民间发挥创造力的多方实践合力促成的对口支援政策，及其在渐趋成型的省域间医疗对口支援基础上形成的省域内和次区域间的新型对口支援实践。这一改革还可从 20 世纪 80 年代广泛存在的大量医联体建构中找到渊源和借鉴，并在新时期内将卫生资源下沉改革嵌构到新生的医联体组织内。

（2）卫生资源下沉改革的形成和作用机理研究。本部分研究体现在第 4 章中。我们以区域发展失衡之形成为理论分析的源头，从微观经济学和区域科学理论出发，以区域公共产品之生产函数的新视角来探讨包括卫生资源下沉改革在内的"对口支援"政策的形成机理。本部分还从一个一般化的对口支援谱系分析中明确卫生资源下沉改革的理论定位，随后借助一个简单的博弈分析，从理论上讨论患者对不同等级医院的诊疗选择行为如何导致医疗服务市场失衡、区域间差异并产生卫生资源下沉改革的驱动力，再回归到中国过去数十年的医疗卫生改革来分析卫生资源下沉改革的源起和动因。最后，以作为企业家的政府之注意力配置和制度变迁及微观激励结构为视角，为卫生资源下沉改革如何实现自激励运行提供了一个尝试性的理论分析。

（3）宏观层面的卫生资源下沉改革政策效应评估。本部分研究涵盖第 5~6 章，主要研究：①改革之边际效应。因不同区域出台改革政策时期存在较大差异，将改革视为准自然实验后使用倾向得分匹配和多时点双重差分方法控制趋势项和内生性影响，探讨改革是否产生重塑患者诊疗选择行为的政策效应以及省域等多层面间的边际效应差异。②卫生资源分布均衡性评估。使用基尼系数、核密度估计和莫兰指数等方法，测算"省—市—县"等层级和城乡间卫生资源可及性、均衡性和空间关联，分析不同区域参与改革前后之均衡性演变特征。③资源配置效率评价。综合采用基于熵权法的比率法和数据包络分析（DEA）法分别构建卫生资源配置效率指标，对改革前后、不同层级和不同区域之效率变化进行比较研究。④空间收敛性及影响因素研究。借鉴经济增长收敛性之研究方法，将在控制人口和收入水平等异质性变量条件下，以空间收敛模型分别探讨改革前后卫生资源配置之收敛性问题。

（4）微观层面卫生资源下沉改革政策效应评估。拟基于 Likert 五度量表并借鉴全国卫生服务调查（国家卫计委，2008、2013）的问卷设计思路，一方面区分改革政策认知、政策评价和政策反应三个维度，并结合卫生资源下沉改革子项政策及对不同群体的细分影响和可能反应设计问题项；另一方面以人口特征变量和基于显示性偏好的问题项设计来测度行为人的异质性。以上问卷设计将区分医疗机构、医生、患者以及医学生分别进行。本部分研究涵盖第 7~9 章，主要包括：①患者认知及反应。纳入改革影响构建患者满意度模型，以患病和患重病后的基层就诊意愿测度其诊疗选择行为，控制医保转诊约束等因素，使用定序 OLM 模型和结构方程模型探讨患者对改革的认知、政策评价和行为选择。②医生/医学生认知及反应。区分医生和医学生（未来"医生"）两个群体，拟基于马斯洛需求层次理论分别建立定序回归模型和结构方程模型，利用大样本问卷数据探讨前者的执业满意度、执业选择行为以及后者的从医意愿和基层就职意愿等问题。③医疗机构认知及反应。区分整个医疗市场和不同等级医院子样本，使用面板模型估计卫生资源下沉改革对不同等级医疗机构的影响以及不同下沉模式的差异化影响。

（5）卫生资源下沉改革的理论提炼和提升策略研究。本部分研究为第 10 章，将系统总结提炼中国卫生资源下沉改革的理论和实践经验。同时，考虑到医改是涵盖卫生、财政、价格等多部门在内的系统工程，需要通过更有前瞻性且匹配的供给/需求双侧结构性改革来激励医疗资源的空间均衡配置和就医秩序的形成。本书还基于调研访谈、理论与实证研究结果，给出提升卫生资源下沉改革效果、促使其长效高效运行的对策建议。这是本书的实践应用指向。

1.3.3 研究方法

因卫生资源下沉改革问题的复杂性,本书研究中注重综合应用不同方法及工具。主要使用的研究方法如下:

(1) 归纳和理论研究。将利用历史和比较研究方法数理分析从对口支援到卫生资源下沉改革的演化脉络,使用理论分析法将改革纳入新型区域政策并予以理论提炼,使用区域科学和博弈论等方法探讨医疗对口支援和卫生资源下沉改革对宏观和微观主体的影响机理。

(2) 统计和宏观数据实证研究。为测度卫生资源下沉改革的政策效应,本书使用熵权法分别构造医疗卫生供给和需求指数,继而使用比率法构造配置效率指数并补充使用数据包络分析法测度资源配置效率。基此,一方面针对代表性改革地并利用多时点双重差分法进行改革的边际效应实证研究,另一方面使用多度量指标和空间面板模型综合研究医疗资源配置均衡性、效率、空间收敛性及改革的边际效应。

(3) 问卷调研和微观数据实证研究。基于浙江和上海等具代表性改革案例,使用自行设计多微观主体调研问卷,对改革关联的患者、医生、医学生和医疗机构管理者等群体展开大样本问卷调研和访谈,基于方差分析、定序回归模型和结构方程模型等方法来探究医疗市场多主体的改革认知、反应及行为选择问题等。

1.4 创新点与研究局限性

1.4.1 主要创新点

本书的主要创新点可归纳如下:

(1) 研究视角的创新。本书的研究主题"卫生资源下沉改革"紧扣我国医改中将"对口支援"政策引入省域内空间尺度和医疗卫生领域的新改革实践,以包含卫生资源下沉改革的新型区域政策切入,从要素短时期抽离、嵌入和区域公共产品生产函数重构的新视角分析改革的理论机制,从"省—地—县"三重空间尺度评估改革引致的医疗生产函数效率及其空间收敛性,是中国制度优势在卫生领域运用实践的理论提炼和区域发展研究视野的新拓展,有助于填补已有研究的空白。

(2) 研究内容的创新。本书的研究问题具有较强的系统性。在分析已有文献研究不足基础上,创新性地开展以下研究:一是以长历史视角和比较分析系统梳理改革的源起和发展脉络,将卫生资源下沉改革扎根于中国独特的发展实践中进行分析;二是借鉴区域科学和城市经济理论探索性分析改革的理论机制,阐述卫生资源下沉改革的理论定位、作用机理以及涉及"省—地—县"多层级政府和主体的自激励运行机理;三是通过宏观和微观两个层面评估卫生资源下沉改革的政策效应,可兼顾改革所着力的区域不均衡问题之宏观视野和激励相容之微观视野。

(3) 研究方法的集成使用。根据问题的复杂性特征,本书集成使用历史和比较研究、定量和定性分析、理论和实证分析相结合的多种研究方法,具有相对现有卫生资源下沉文献的边际研究方法创新。其表现在:一是我们将医疗卫生资源区分为供给侧和需求侧,依托熵权法构建供给指数和需求指数,再使用比率法构建效率指数,还引入空间关联性进行空间布局和收敛性研究,相对已有文献有明显的方法创新。二是本书既使用双重差分法评估代表性省域改革的边际效应,还使用空间面板收敛性估计克服全国性改革难以找到合适对照组的政策效应评估难点。三是基于规范的经济学理论分析和自行设计问卷开展大样本问卷调研、访谈和实证研究。对不同调研对象采用了包括方差分析和组间比较、定序回归和结构方程模型等相匹配的实证方法,也具有边际创新性。

1.4.2 研究局限性说明

本书研究的卫生资源下沉改革侧重了资源下沉及其推动的人力资本和技能溢出及其对关联主体的影响,但必须郑重向读者指出尚存在以下研究局限性和有待未来研究拓展的问题。

(1) 对卫生资源下沉的更深入探索。卫生资源下沉不仅仅涉及"省—(地)市—县"三个层级,还涉及乡(镇)—村两个层级,后两个层级下关联到全部医生培育与服务能力建设以及患者的诊疗行为选择等问题,以及由此形成的与专科医生及较高层次医疗机构间的全科—专科衔接的连续性医疗服务供给体系改革和优化问题,这同样是卫生资源下沉改革的重要内容。本书研究中,因公开统计数据主要止于县(区)层面,而且,乡镇多由县级财政供养支持并形成县—乡联动的医共体,数据资料可得性与县域间差异性要求有新的专门研究,这是未来研究拓展的重要方向。

(2) 卫生资源下沉改革效果的持续跟踪评估。本书的研究讨论了源于中国特色对口支援政策、由省级人民政府推动展开的卫生资源下沉改革之效果,所使用的横截面调研数据以及时间序列统计数据允许我们给出短期内的政策效应评估结果。但这项改革长期实施的动力机制以及相关主体对改革的动态认知和长期反应仍需要长期跟踪研究。如能使用持续积累的数据资料，未来可持续研究这一改革对低等级医院人力资本、诊疗能力溢出的长期影响，也可关注患者对不同等级医院的诊疗选择行为变迁及改革目标的达成度。而且，本书研究所基于的浙江、上海等改革实例虽具有一定代表性，但中国庞大的人口和不同行政单元间的异质性，决定了同一改革在不同区域推广、适用的效果差异性，也需要更深入全面的研究。

第 2 章 文献综述

卫生资源下沉改革的典型特征是在上级政府动员、支持、组织和激励下,支援地与受援地的不同等级医院之间形成以医联体为表征、以分级诊疗为目标的微观主体间横向要素转移。它是中国长期探索的"对口支援"政策在医疗卫生领域和省级以下行政区域的新实践。为理解卫生资源下沉改革的理论渊源和作用机制,本章首先从一个一般化的"对口支援"视角切入,从中国医疗卫生改革演进中评述卫生资源下沉改革的理论和实证文献,并从宏观和微观层面梳理卫生资源下沉改革政策效应文献,最后对已有文献进行简要述评并指出有待深入和扩展的研究方向。

2.1 从对口支援到医疗对口支援

对口支援诞生于新中国成立后的 20 世纪 50~60 年代,可区分为萌芽与雏形期(1949~1978 年)、确立与成型期(1979~1998 年)、巩固与发展期(1999~2012 年)和国家治理现代化背景下的制度调整期(2013 年至今)(卫劭华,2021),承担稳定、平衡和发展等多重使命(任恒和王宏伟,2020)。从已有文献看,除实务界专家主要关注"对口支援"做了什么外,理论界主要从"对口支援"之分类和表现特征入手进行探讨。较早的研究按照受援地的区位特征进行分类,诸如边疆地区对口支援、重大工程实施地对口支援和重大灾害地区对口支援(钟开斌,2013);较晚的研究将"对口支援"区分为特殊民族地区全面性对口支援、重大工程补偿性对口支援、贫困地区发展性对口支援、基本公共服务落后地区专项性对口支援以及严重灾害地区应急性对口支援(李曦辉,2019),这一分类承继了早期区位特征分类法,但补充了对口支援的功能目标和支援范围之差异性。其他的文献大体类同于以上分类或者研究单一类型的对口支援,也有研究(李瑞昌,2016)将不同类型对口支援中蕴含的中央(高层)政府之经济、政治和社会性意图进行排序。在这些分类中，医疗卫生对口支援是针对边疆民族地区、基本公共服务落后地区和若干重大灾害地区支援类型的重要涵盖内容，但如果将研究视角聚焦到省际行政区域内，则卫生健康对口支援是政府公告和文献中频繁出现的术语（孙海婧，2021；凌薇和高熹，2021）；在重大灾害地区实施省内对口支援也多见诸报道①。

2.1.1 对口支援的表现特征与激励机制

从"对口支援"之表现特征入手，学术界有以下三类主要观点。

其一是横向转移支付论。这一方面观点主要是从"支援"蕴含的地方政府间财政资源转移入手，强调其呈现的横向财政转移支付制度特征（如王玮，2010；伍文中，2012）。这一方面文献强调了在既有财政体制下不同区域间政府的财力无偿转移和资源配置特征，因此，与解决纵向/横向财政不平衡问题对应的自上而下纵向转移支付类似，横向转移支付论者强调了这一转移支付政策在平衡地方财力和弥补地方政府资金缺口中的积极作用（Walls and Hobson，2000）。那么，"对口转移"涉及的财力转移就可以归类于横向转移支付。即便如此，此类文献也承认，尽管"对口支援"实践中有时表现为纯粹的财力转移，但更多时候表现为财力转移和人力物力援助的组合（石绍宾和樊丽明，2020）。只不过，它呈现政府财力牵动的跨区域、不同政府主体间要素流动特征。

从学理上考察，将"对口支援"界定为横向转移支付的问题在于：（1）它虽然表现为支援者的财力使用及广义上的向受援地转移，但并不直接进入受援地政府的财政支配账户，也并非出于弥补受援地政府之财力匮乏而设。（2）"对口支援"中财力牵动的要素流动多种多样，为流动要素提供支付和激励是支援方财力的主要使用方向，它与横向的政府间转移支付极为不同。1994年中央第3次西藏工作座谈会上提出并贯彻至今的"对口支援、定期轮换"，显然主要指的不是财政转移支付问题。（3）按照中央政府援藏、援疆实践中确立的"分片负责"要求，"对口支援"中支援方的财力使用往往纳入其直接控制下，或者归于其与受援方联合成立的组织机构，它离开受援地政府原有的财政收支分配而呈现出明显的独立性。史晓琴等（2020）虽然仍坚持"对口支援"的横向转移支付界定，

---

① 如2008年四川汶川地震后，四川省卫生厅印发《汶川特大地震灾后医疗卫生恢复重建省内对口支援实施方案》，确定四川13个市（州）分别对口支援13个重灾县的一个重灾乡镇。参见《四川灾区重建实施省内对口支援》，《卫生软科学》2008年第4期，第282页。

但也承认它具有广泛的支援主体特征（支援方和受援方），以人力资源为主的资源要素特征和呈现网格结构的资源配置特征。因此，既然是以人力资源为主，则必然已非横向财政转移支付；而且，支援方普遍采取"省包市""市包县"的组织方式进行资源配置，横向财政转移支付论点难以充分说明这一组织方式内含的理论机制。

其二是馈赠论。这一方面文献是从人类学中强调的"馈赠"概念和人类社会生活实践中得到启示，认为"对口支援"是不同地方政府之间的"政治性馈赠"行为（李瑞昌，2015）。这一观点突出了"对口支援"中在更高层级政府组织动员和激励下，支援方地方政府为多方面的政策目标驱动的主动"馈赠"动机及其对受援方的"馈赠"。更进一步地，郑春勇（2018）基于馈赠过程需包括的非同期发生的赠礼、收礼和回礼环节，指出可能存在高层级政府作为馈赠发起者背景下，不同地方政府间基于"馈赠"的"礼尚往来"现象。基于"政治性馈赠"的解释有助于阐明地方政府的"对口支援"动机，但"馈赠"什么以及将对受援方产生何等影响却难以给出更进一步的理论解释。需要讨论的问题是，一般人类学上的"馈赠"往往是瞬时性的，以礼物呈现并被受赠者接受即告结束；而"对口支援"则远为复杂，支援方抽离的各种要素和财力持续进入受援方但并不直接给予受援方政府，往往与其地域范围内的微观主体发生直接联系，其作用时期往往会维持较长时间，又不符合一般观察的"馈赠"行为和实践，需要给出新的解释。

其三是工具论。这方面文献又可分为两种观点，一种是将"对口支援"视为央地关系治理的一种工具（杨龙和李培，2018；寇大伟，2020），另一种是基于中国抗震救灾等实践提炼出的应急管理工具论（刘铁，2010；林鸿潮，2015）。央地关系治理工具视角往往突出其在促进受援地社会发展、区域间交流以及相互关系和谐化的多功能目标，它较为充分地指出了中国情境下中央政府维护自身权威、抽取地方政府资源并将其权力转化为资源的意图、能力和实践。至于应急管理工具论点，较早的一些文献（钟开斌，2011）分析了"对口支援"在灾区救援中的运用，但此一论点显然不适合分析早期的援藏、援疆以及后来的针对重大工程、贫困地区和卫生、教育等领域的"对口支援"实践。为此，一些政治学文献（周光辉和王宏伟，2020；任恒和王宏伟，2020）提出了"对口支援"是有助于减轻国家治理负荷的制度安排的观点。其逻辑是，由于中国单一制体制和超大规模空间的结合提出了重治理负荷难题，可借助"对口支援"减轻国家治理负荷、破解国家规模治理难题，以应对应急管理中的治理挑战，但也可以扩展成可常态使用的制度安排。进一步地，国家层面的治理负荷也会反映在下级政府层面，前述的"省包市""市包县"组织方式是否也反映了省级及以下层级政府的治理能力约束，还需要做出新的解释。综合来看，以上工具论者的观点突出了"对口支援"的工具性特征，但工具性使用为何不采取纵向、横向财政转移支付方式进行，又为何要从支援地抽离多种生产要素到受援地，且呈现不同微观主体间的要素抽离和嵌入特征，工具论还不能就此给出有力的理论解释。

以上述及的不同"对口支援"制度特征要转化为可实施、有驱动力的政策还依赖于关联微观主体的认知和反应。对上、下级政府而言，通过颁布法律法规、召开会议、组织专题研讨、加强舆论宣传等方式进行思想动员激励，可凝聚不同层级政府的共识和动力（周光辉等，2020）。丁忠毅（2018）进一步阐述了对口支援中存在的文化驱动、"政治忠诚"竞争、晋升竞争以及支援—受援方利益互惠为表现的动力机制。文献中还强调了以纵向"行政发包制"和横向"晋升锦标赛"为表现的激励机制设计（周黎安，2007、2014），通过下级地方政府间完成"政治任务"的竞争而驱动"对口支援"目标的实现。钟开斌（2018）提出的"控制性多层竞争"引入了上级主导下级政府进行多层级横向竞争的思想，以推动相互竞争的下级努力实现上级所分配的对口支援任务，并进一步向更下层级传导。另一个视角是利用博弈论方法来给出中央政府、支援方和受援方政府的目标函数和博弈矩阵，进而以博弈中不同政府的成本—收益分析来评估其改革动力和反应（杨明洪和张营为，2016）。

但"对口支援"不仅仅是地方政府之间的交易，还主要表现为中央政府推动下微观主体的要素临时抽离和嵌入，这就要求微观主体响应所属支援地政府的"对口支援"要求，接受要素从其生产函数中短期剥离。国有企业、公立医院和大学等政府有影响力的微观主体同样适用于前述的"行政发包制"等制度设计，但微观主体的成本—收益平衡性要求支援地政府以其财力予以适当的成本补偿，以激发微观主体的参与意愿。刘波和尉建文（2017）报道了北京市49家国有企业对口支援活动中遵循的"政治"与"公益"双重逻辑，市场"效率"逻辑则相对弱化。亦即，响应政府号召、支援边疆发展的"政治"逻辑和履行企业社会责任体现的"公益"精神都呈现在其"对口支援"参与决策中。至于民营企业，显然支援地政府对其参与决策的影响力已大大弱化，但李彬和凌润泽（2021）使用我国2011~2017年沪深上市民营企业数据和倾向得分匹配及回归技术评估了民营企业参与援疆对其企业税负的影响，研究发现参与对口支援能显著降低企业税负，这产生了"对口支援"政策激励向民营企业扩展的结果。

2.1.2 对口支援的效果评价

对口支援政策是较为复杂的涉及多层级政府、多微观主体、多类要素跨区域流动且跨期实施的微观区域政策（孙泽生和赵红军，2020）。对其效果进行评估有以下三个方面思路和技术路线①。其一为实地调研、支援一线工作者和实务专家基于特定对口支援案例进行的描述性统计和支援事件影响的前后比较。其优点是可使用受援助影响微观主体、所在区域的一手数据资料，通过比较对口支援前后包括绩效、技术溢出、人力资本培育等多维度指标即可以评价对口支援政策的效果。例如，靳薇（2010）基于多次调研分析了项目、人才和干部援藏对西藏发展的影响；王永莉（2013）讨论了西藏扎囊县的民族地区自我发展能力培育问题；付娟（2018）、田恩舜和史亚丽（2018）评估了高校对口支援对西部高校师资队伍、人才培养、学科和科研能力的正向影响。虽然批评者（董珍和白仲林，2019）认为描述性分析和事件比较不能避免经济增长的时间累积效应，无法识别因果关系，但如果系亲历者感知，他们往往能知悉对口支援政策外的其他外生冲击和趋势性因素影响，则出于微观个体的证据积累仍能提供对口支援政策效果的初步证据。其二是效率评价（王磊和黄云生，2018）。其思路是使用数据包络分析（DEA）方法评估对口支援的投入和产出对应的资源配置效率，以效率本身大小及其变化趋势为据来阐明对口支援的效果。以1995~2013年援藏为例，其结论是对口支援西藏的资源配置效率总体上处于较高水平，并未出现资源使用效率低和过度浪费状况，但也发现效率的空间差异性明显，呈现经济最发达地区和最落后地区较高而中等地区较低的极化现象（王磊，2016）。这一方法的优点是无须设定对口支援之具体生产函数形式而可以得到量化的效率值以评估对口支援的有效性，但却难以准确给出多投入—多产出指标的因果关系识别和确切的政策冲击效应。

其三是使用了多种计量技术来估计对口支援的政策效果。较多用的计量技术是双重差分法（三重差分法）或者合成控制法。此类文献的主要思路是，将对口支援实践视为一项准自然实验，以受援地为处理组，以非受

---

① 也有使用案例研究方法来讨论对口支援情境下招商引资对受援地区知识流动和创新产生的影响，诸如，李志国等（2021）基于三峡工程对口支援案例探讨了多个企业案例下的知识溢出问题。

援地且具备相似经济社会发展特征的区域为对照组，来评估支援事件前后是否存在显著差异，如是则认为对口支援存在显著影响。在较早的研究中，刘金山和徐明（2017）使用 2005~2014 年对口援疆的县级市（县）面板数据和双重差分法研究表明，对口支援政策显著促进了作为受援地的新疆的经济增长，但也发现对口支援的增长效应主要发生在经济基础设施较好的北疆地区，而基础设施薄弱的南疆地区则明显较弱。他们认为，基础设施及配套体系的不完善制约了援助效果的发挥，暗示对口支援需要借助基础设施等条件才能间接促进经济增长。在随后的援疆地级市面板数据研究（徐明和刘金山，2018）中，也同样发现了对口支援对受援地总体劳动生产率和居民收入的显著正向影响，还抑制了城乡收入差距的扩大，但同样发现对口支援政策更易于在经济发展水平高、城镇化率高的城市产生收入提振效应。王磊（2021）同样使用双重差分法检验 17 省对口援藏对西藏经济增长的影响，发现对口支援能显著促进西藏经济增长，但增长效应存在区域差异，其对经济相对发达发地区的正向效应更强，落后地区则较弱。

单独使用双重差分、三重差分等方法尽管可较好地识别因果关系和政策效应，但缺点是控制组选择较为主观，处理组和控制组很难满足共同趋势假设（董珍和白仲林，2019）。因此，一些研究引入了合成控制法来合成控制组。其思想是，利用合成控制法确定控制组并得到反事实的处理组并与真实的处理组进行比较，以评估对口支援的效果。诸如，针对援藏案例实证研究发现，对口支援政策产生了显著的经济增长效应和产业结构优化效应（董珍和白仲林，2019），也有研究发现了对口援藏的显著减贫效应（王珺鑫和王磊，2021）。但以上研究主要使用了省级层面面板数据，尚有待于进一步深入地级市/县（区）层面观察对口支援政策的效果。另一项研究（赵晖和谭书先，2020）使用省级面板数据和基于双向固定效应模型的收敛性估计方法，以探讨支援方与受援方对口支援情境下的趋同或者收敛性。而且，与前面研究不同的是，其所使用的指标超出了经济增长维度，还纳入了医疗、教育、基础设施等方面指标，通过主成分分析法合成为一个综合性指数进行研究。研究发现，对口支援实现了从支援省政府能力向受援省的外溢，提高了受援省的基本公共服务供给水平。

如果扩展文献至中央和各地政府对边疆省份的支援，虽然主流观点认为外来援助促进了受援地发展并减少了贫困（朱玲，2004；赵明刚，2011；高志刚和刘伟，2016；徐志民，2017），但也有观点认为援助增加了受援地的"援助"依赖性，也未能缩小相对支援地的发展差距（Fischer，2009；Dreyer，2003）。赵晖和谭书先（2020）的研究也认为仅依靠对口支援难以实现区域间均衡发展，且对口支援主要推动医疗、教育等领域的收敛，对经济差距的弥合与收敛作用有限。王珺鑫和王磊（2021）的研究中提出了对口支援之于减贫的两条作用路径，其一为对口支援—经济增长—人均收入增长—减贫，其二为对口支援—公共支出增长—基础设施建设投资与公共服务保障—减贫，其中的第一条路径认为对口支援直接促进经济增长①；但刘金山和徐明（2017）以及王磊（2021）的分析表明，对口支援可能要经由基础设施等中介机制才能作用于经济增长。因对口支援主要集中在产业性和民生性公共基础设施、技术人才和教育培训等方面，增长函数中所需要的企业家等要素并不在对口支援范围内，所以，认为对口支援会必然导致经济增长和区域发展差距收敛的观点可能高估了对口支援的政策效果。

再具体到省域间医疗对口支援，已有文献以之前所述的第一条技术路线为主展开研究。例如，荆媛等（2021）和李栋等（2021）以天津某三甲医院对口支援甘肃甘南藏族自治州人民医院为例评估了医疗对口支援对受援方的影响。由于2015年后中组部和国家卫健委决定开展医疗人才"组团式"援藏和援疆工作，不断增多的文献开始考察这一医疗援助模式的效果。又如，袁灿等（2020）、田昕和于亚滨（2017）分别对北京市属医院支援拉萨市人民医院的效果进行评估，给出了新援助模式下后者诊疗、科研能力和人力资本培育的成效。白雪等（2019）报告了四川大学华西医院组团式援疆对受援地医疗服务能力的正向影响。杨明洪（2018）以西藏调研访谈数据为支撑，强调了"组团式"支援实现的包括"以院包科""首席专家""跟师培养"等制度对受援方人力资本培育和技术溢出的推动作用，还强调了受援医院自主改革增强技术吸收能力和发展能力的重要性，由此产生了受援方诊疗能力、自我发展能力和患者认可度等多方面的提升。涂建锋等（2021）报告了"组团式"医疗援疆事件前后受援医院的诊疗能力正向变化，但也提出微观层面的利益相关方之间存在的博弈和冲突，需要在组织机制设计上予以考虑。显然，支援地要素向受援地生产函数的嵌入及可能的改造和效能提升是提升对口支援效果的核心因素，单纯基于宏观统计数据的研究无法充分反映现实中的微观主体认知和

---

① 相比较，王珺鑫和王磊（2021）提出的第二条路径可能更吻合一般的对口支援实践，但需要关注的是，对口支援并不仅仅意味着公共支出的增长，还意味着人力资源等多种要素的横向流动和生产函数嵌入。

行为，需要结合微观数据的综合研究才能充分认识对口支援政策的效果及其作用机理。

2.2 从医疗卫生改革到卫生资源下沉改革

从新中国成立后极度贫困时期建构全国性的医疗卫生服务网络直至2009年启动的新医改和新近的卫生资源下沉改革，长达七十余年的中国医疗卫生改革可区分为三个阶段（Tao et al.，2019）：其一为新中国成立后的三十年（1949~1979年），其二为改革开放后的三十年（1979~2009年），其三则为2009年启动的新医改至今时期。也有研究（Wang et al.，2019；Wen，2007；Wang，2009）将以上述及的第二阶段再析分为改革起步阶段（1979~2002年）和改革发展阶段（2003~2008年）。在中国医疗卫生改革的早期阶段，中国逐步建立了政府主导的低水平福利性医疗保障制度，形成了农村赤脚医生和合作医疗、城市基于雇主的包括医疗卫生在内的福利系统建构的全国性医疗卫生服务网络。但由此也导致了中央政府和国有企业的巨大负担，雇主锁定的医疗卫生服务体系极大阻碍了人口流动和工业化社会所要求的竞争性市场发育（Lu，2000）。这一压力驱动了中国在1979年启动的以私有化和市场化为导向、从公共融资向私人融资的巨大转变。

2.2.1 中国医疗卫生改革的演进动因

中国卫生部门于1979年即提出"要用经济手段管理卫生事业"（卫生部等，1979）；公立医院和诊所等组织都被改造为商业化机构①，卫生事业和卫生服务由福利性定位转化为商品属性（宋森，1991）。1992年后，进一步对公立医院放权让利，扩大医院自主权，明确要建立市场化导向、与社会主义市场经济相适应的医疗卫生体制改革目标（国务院，1992）。这一市场化取向改革助力中国快速扩张了医疗资源、改善了医疗技术和装备，但也产生了政府支出下降、医疗保险覆盖面下降、医院效率下降、忽视农村和公共卫生及"看病贵"等问题（Tao et al.，2019；林皓和金祥

---

① 参见1979年卫生部、财政部、国家劳动总局联合印发的《关于加强医院经济管理试点工作的通知》，1980年卫生部下发的《关于允许个体医生开业行医问题的请示报告》和《关于加强卫生机构经济管理的意见》等文件。

荣，2007）。Khatri and Xiao（2013）的测算表明，1995~2002年中国政府卫生支出持续下降，并于2001年达到历史低点；与此同时，包括私人保险和自付在内的私人融资成为最主要融资来源，低水平公共融资和高自负比例成为医疗卫生改革中面临的最突出问题。

在政府投入不足情形下，强调公立医院的自主权意味着倒逼其寻求收支平衡和盈利增长点（Li et al.，2012）。在20世纪90年代中国的医疗卫生改革中，不同等级医院都被迫寻求收入与支出的平衡，以及增加新的、不受规制的"工""副"等项目和医疗服务来寻求利润增长（Kuang et al.，2009）。受此影响，患者对不同等级医院诊疗质量差异的预期趋于强化，推动病人选择高等级医院；有先发优势的高等级医院能不断从更先进的医疗设施和人力资本的流入中得以改善，进一步固化了患者的有偏医院选择行为（Sun et al.，2016）。市场化环境下的逐利行为推动了"看病贵"现象的蔓延，患者集中于高等级医院则助长了"看病难"问题的滋长（寇宗来，2010）；供给诱导需求、剔脂行为等损害了医院和医生的声誉，引起大量的社会不稳定和医疗暴力行为（Blumethal and Hsiao，2005；Yip and Hsiao，2008）。一些研究表明，每年有4%的中国家庭因病致贫，44%的贫困人口认为家庭成员住院是致贫的主要原因（van Doorslaer et al.，2006；Bhattacharjya and Sapra，2008）。此外，这一时期内低等级医院的衰败还大大削弱了应对公共卫生危机的能力（杨炯等，2003）。

2003年暴发的非典危机凸显了之前的医疗卫生改革对低等级医院的忽视，对低等级医院的偏向性投资成为中国医疗卫生改革深化的转折点。这一阶段的改革已瞄准了中国医疗资源配置不均衡问题，对医疗卫生改革的认识不断深化。一方面，认识到这一不均衡源于较早期政府卫生支出下降条件下"市场导向、监管缺位"问题的长期积累（付明卫等，2018；王延中等，2007），是为了解决当前矛盾的"合意"改革所积累的长期扭曲激励结构所致（杜创和朱恒鹏，2016）。另一方面，中国医疗卫生改革实践证明，自由放任体制下趋向完全市场化、商业化的医疗卫生改革是失败的（马进，2016；Zhang et al.，2011；王绍光等，2005）。它导致畸高的医疗价格和卫生资源向城市和高等级医院的集聚和资源错配（张勃等，2016；陈钊等，2008；叶初升等，2021）；高等级医院"看病难"和基层医院资源闲置共存的结构性拥堵恶化了患者感知的诊疗质量和服务水平（时保国等，2019），产生了医疗暴力等多方面严峻的社会后果，也导致了医疗卫生服务的巨大城乡差异和不公平问题（魏众等，2005）。但这一改革阶段中，中央和各级政府增加的基层卫生支出侧重物质资本却无助于基层医院获得人力资本流入,既无助于提升基层医院诊疗能力,也无助于吸引患者到基层医院就诊(梁艳华,2006)。

21世纪00年代早期中国不少地区还经历了以医院间并购为标志的所有权改革,典型情形是以高等级医院兼并低等级医院。理想的结果是,这一并购能促进技术从高等级医院溢出到低等级医院,鼓励低等级医院有更高的资源利用率。现实中,由于大多数医院为公立医院,这一改革的最初意愿是以高赢利性的(高等级)医院去兼并或者管理弱赢利性医院,以降低政府补贴压力。这是一个政治上容易但经济上有风险的改革。公立医院整合之效果的证据很少,结论也是混合的。Liu et al.(2009)发现此类改革没有成本节省的证据,然而 Pan(2010)基于上海的案例研究报告了整合后低等级医院医疗成本的上升。可是,其他的一些研究(Zhao,2008;Liu,2009;Ren et al.,2012)给出了在上海和辽宁等省被兼并(二级)医院出现门诊量上升的正效应,然而高等级医院拥堵依然持续的证据。如果关注一级医院,很少有兼并后成功案例的报道。仅有一份报告指出了一级医院在被兼并后出现了不断上升的向高等级医院的转诊率(Guan and Liu,2014)。但其他一些担心开始出现,诸如规模不经济(Liu,2004),垄断(Zhao,2008)以及从低等级医院到高等级医院的人力资本虹吸效应(Pu et al.,2014)。

中国于2009年启动的新医改强调回归到政府主导、以人民为中心、将医疗卫生视为公共产品的改革取向(Tao et al.,2019)。这一改革的早期阶段为2009~2011的三年行动计划,其重点是扩大医保覆盖面和医药价格改革,加强基层医疗卫生服务体系建设,建立国家基本药物目录和试点公立医院改革。随后时期内则将改革从基层扩展至(县级)公立医院,并由医改试点省市开始通过卫生资源下沉改革路径着力实现分级诊疗目标;2016年后进一步强调所有三级医院参与医联体建设,以其卫生资源下沉实现不同区域和不同等级医院间的医疗卫生资源均衡配置。

2.2.2 新医改的政策效应评估

学界研究主要强调新医改早期阶段的改革效应。一方面研究注意到了新医改对患者可负担性的影响。李永友(2017)发现公共卫生支出增长的边际受益更多流向了低收入群体。Shen et al.(2014)使用某三甲医院2005~2011年数据估计新医改对医院绩效的影响,研究发现扩大医保覆盖面改革后患者诊疗费占人均可支配收入比重从2005年的1.38%降至2011年的0.84%,自负比重下降20%;由此,新医改对减轻患者和医院经济负担具有正效应。Yang et al.（2016）使用厦门市患者截面数据和内生转换回归模型研究新医改对医院支出的影响，发现改革显著降低了总住院成本和选择试点医院患者的药费支出。Zhang et al.（2013）基于34家社区卫生服务中心和92家乡镇医院的方便抽样数据研究表明，政府对基层医疗机构投资比重从2008年的18.2%上升至2011年的38.84%，但也认为这一投资增长主要源于政治意愿而缺乏制度化实践和保障。Shi et al.（2019）使用中国全部县级中医院2004~2016年数据和双重差分法估计了零加成药价改革（ZMDP）的影响，发现ZMDP使医院药品销售收入份额下降，但政府补贴份额上升；医药分开改革改变了医院的费用结构，减少的药品费用平移到诊疗费用等其他费用（王俊锋等，2018；陈醉等，2018）。相类似，李静等（2021）使用单省数据也得到了ZMDP政策确实能够缓解患者负担并抑制因病返贫的结果。扩大医保覆盖面和增加公共融资改革有助于减少不平等（Fan et al.，2022），但也存在显著的城乡差异。Long et al.（2013）使用1990~2011年中国卫生统计数据研究发现，居民自付比率从2005年的53%下降至2011年的36%，但农村人口仅从53%下降至50%。Xu and Mills（2019）以及Yang and Wu（2015）均发现新农村合作医疗保险改革无助于降低患者自负比率，其医疗费用仍有上升趋势。基于总量数据的研究同样证明，新医改虽然可以缓解微观视角的"看病贵"问题（寇宗来，2010），但却因放松支付能力约束增加了总医疗费用（黄国武等，2018）。

另一方面研究则关注新医改对基层医疗机构效率的影响。基于省域面板数据和数据包络分析方法（DEA）的估计表明，2009年新医改后基层医疗机构的生产率有所下降（Yan et al.，2021；Chai et al.，2020）；基层医疗机构仅有投入增长带动的服务效率上升，但并未实现管理水平改善和规模效率（Leng et al.，2019）。另一项研究使用了北京所有社区卫生服务中心数据和非参Kruskal-Wallis方法估计全民医保覆盖改革的效果（Zhang et al.，2011）。虽然研究发现改革后北京（城）区层面包括大医院在内的总门诊量出现切实增长，但社区卫生服务中心门诊量却略有下降，这一改革凸显了后者缺乏运营效率、不能吸引更多患者的事实。相类似，Wang et al.（2011）同样强调了新医改后社区卫生组织面临的严峻人力资源不足和患者信任危机问题，它无法仅用政府投资增加的方式予以解决。Ramesh and Wu（2009）也指出，中国2006年以来的扩大医保覆盖面改革虽旨在加强基层医疗机构并改善医疗服务可及性，但单纯扩大公共融资却不采取供给侧改革并不会提升医疗服务可及性。一个支持性证据是，Zhou et al. (2015)使用基尼（Gini）系数和泰尔（Theil）指数及1985~2011年全国数据测算发现，医疗人员不平等分布在2000年降低到最小值，随后至2011年间持续上升，且大多数医疗人员分布不平等发生于城（直辖市/地级市）—乡（县/县级市）之间。

除总量数据研究之外，很多文献使用微观数据估计2009年新医改的政策效应。它包括两方面的研究路径。其一是基于自主调研数据的估计。诸如，Wu et al. （2017）对浙江1248位居民进行了问卷调研和访谈，发现70%受访者更偏好（高等级）医院而非基层医疗机构，原因在于相比医疗费用、候诊时间等成本因素，受访者更关注包括医疗设备、声望和医生教育水平等医院的组织特征因素。因而，即便通过提高医疗服务费也难以矫正患者已被塑造的偏向高等级医院的诊疗质量预期和选择行为（蔡昱等，2013）。

其二是使用国内已有的若干大型跟踪调查数据库，包括不同机构提供的中国家庭追踪调查（CFPS）、中国卫生和营养调查（CHNS）、中国家庭收入调查（CHIP）、中国健康与养老追踪调查（CHARLS）等数据。其所关注的焦点问题包括两方面：医疗服务利用率（和支出可负担性）以及公平性。

就医疗服务利用率和支出而言，Shu et al. （2021）使用CHNS数据估计了新医改前后不同组别人群的医疗支出变化，发现2004~2015年新医改增加了基本医疗保险覆盖率，居民使用住院服务频度有所上升，但人均医疗支出有持续上升趋势，基本医疗保险和居民都面临更大的经济负担和金融风险。Li et al. （2019）基于2008年和2012年的CHARLS数据发现，门诊和住院服务利用率均有明显上升，门诊患者的自负、药费占总支出比重均显著下降，但住院患者自付比率无明显下降且药费显著上升，这说明新医改对可负担性的影响有限。Ta et al. （2020）使用2010~2016年CFPS调查数据和Probit模型研究发现，2009年新医改后居民获得了显著更高的服务可及性和金融保护，表现为门诊和住院服务利用率上升。住院报销费率和医疗保险覆盖率大幅上升后，有研究发现居民更愿意到医院而非基层医疗机构就诊，医疗服务利用的负效应产生了系统的低效率（Chen et al., 2020）。

就医疗服务公平性而言，存在较多的新医改并不足以确保医疗卫生服务利用率和金融保护平等化的证据。Flato and Zhang（2016）使用四川家庭调查数据研究新医改前后的医疗服务利用率不平等问题，基于四川30个县2004年和2011年数据及Oaxaca分解法发现，更大比例的患者寻求在县级及以上（高等级）医院求医，富人更愿意到医院而非社区卫生服务中心接受诊疗，医疗保险成为亲富人不平等的主要推动力。周钦等（2016）利用2007~2011年国务院城镇居民基本医疗保险试点评估调查数据，给出了均等化基本医疗保险中高收入参保人群的受益超过低收入人群的证据。而且，一项基于CHNS数据的研究发现，在预防医疗服务利用上也存在新医改后亲富人的利用不平等现象（Xu et al.，2019）。当使用不同的数据集（如CHIP）和更早期的医疗卫生改革案例时，也可发现医疗卫生改革具有异质性的效果（潘杰等，2013）。诸如，1998年医改为具有良好健康状况/高收入个体提供了更好的金融保护，只有这一群体改革后自负支出显著下降（Atella et al.，2015）。当然，也有少量文献强调新医改后不同收入分位的金融保护不平等显著下降，但并未发现居民对医疗服务体系满意度的增加（Ta et al.，2020）。此外，李永友和郑春荣（2016）基于CFPS 2008~2012年入户调查数据研究发现，最穷收入分组成为新医改后公共住院服务的最主要受益群体，但再分配效应不是发生在最穷与最富两个收入分组之间，而是发生于前80%收入分组之间。

以上对新医改早期阶段改革效果的研究描绘出了改革影响的复杂图景。虽然有证据表明扩大医保覆盖面、增加政府投入和公共融资有助于缓解"看病贵"为表征的医疗服务可及性和金融负担问题，但其影响既是不平等的、偏向于城市和特定收入人群的，也未扭转患者已形成的更意愿到高等级医院就诊的扭曲激励，导致住院服务利用率、成本和金融负担并未显著改善。医保控费下的人均医疗成本可能稳定，然而总医疗成本仍会持续增长，使得意图中的改革并不能降低医疗成本（Chen et al.，2010）；而且，2009年新医改放松了患者的融资能力约束，推动其更多选择高等级医院就诊（王晓燕，2019）。总体上，2009年新医改后，以城市高等级医院拥堵和低等级医院资源闲置为特征、呈现为"看病难"的结构性拥堵问题仍未得到明显缓解，低等级医院效率也未得以改善（Jiang et al.，2017）；基层医疗机构的低资源利用率和能力约束仍是中国面临的严峻挑战（Meng et al.，2019）。其原因在于过往的投资侧重于固定资产而非人力资本，对基层医院的投资未能弥补患者感知的不同等级医院之间的人力资本差异；需求侧改革突出缓解患者的金融负担但不影响扭曲激励，无法使得患者信任回归到基层医院。在这一问题倒逼下，2013年前后江苏、浙江等省开始推动卫生资源下沉改革，试图以高等级医院人力资本溢出和品牌植入来提升基层医院的诊疗能力并吸引患者回归（马伟杭，2018）。这一新型的供给侧改革从已有的省域间医疗对口支援和久已有之的城乡医疗对口支援中找到借鉴（孙泽生和赵红军，2020），它还充分利用了中国占优的公立医院系统之组织优势，在2016年后的改革深化中强调了以医联体为载体、分级诊疗为目标、卫生资源下沉为工具的改革路径，成为全国性的新医疗卫生改革取向。

2.3 卫生资源下沉改革的作用机制与政策效果

如前所述，卫生资源下沉改革是中国医疗卫生领域累积的多重复杂的深层次问题渐次以改革解构后，由问题驱动的改革尝试，也是中国长期实践的省域间对口支援政策在省域内更小地理单元尺度内的新运用。低等级医院资源闲置和高等级医院拥堵共存、要求后者参与"下沉"并提升前者诊疗能力是驱动改革的核心动因（邓利方，2010；Sun et al.，2016）。与对口支援政策相对应，卫生资源下沉改革也涉及支援和受援精准配对的微观主体，要实现从"单边治理"到多部门跨区域"协同治理"的转变（伍丹，2024）；具象到现实中，被纳入支援与受援双微观主体间的支援组织架构多被冠之以"医疗联合体"（简称医联体）的称谓，且文献已认识到"医联体"属于"对口支援"的一种而并非新鲜事物（王婷婷，2013）。由于医联体式卫生资源下沉之改革目标是实现区域间医疗卫生资源均衡配置、激励患者优先选择低等级医院就诊，它又与作为改革目标的"分级诊疗"混同使用，形成当前卫生资源下沉改革文献交集明显但又有所差异的研究对象特征①。以下针对此类相关文献进行学理上的评述。

2.3.1 卫生资源下沉改革的作用机制

从已有的卫生资源下沉改革文献看，作为载体的"医联体"可简化归纳为紧密型医联体和松散型医联体两大类。前者涉及以产权为纽带、"人财物"关联的利益共同体，后者则主要以技术和管理为纽带形成非产权式

---

① 甘肃等省市则替代性地将多点执业与卫生资源下沉相联系，规定"万名医师支农工程"医师、省市级高等级医院副高级职称医师、县级医院中级以上职称和五年以上住院医师必须开展医师多点执业，并固定时间、固定人员和固定医疗机构进行"下沉"。其中，省市级医院医师在县级医院注册执业，县级医院医师在乡镇卫生院（社区卫生服务中心）注册执业。这一改革政策规避了医院间建立稳固支援关系和组织的问题。参见：宜秀萍. 甘肃9000名专家医师分赴县乡多点执业——我省医师赴县乡多点执业相关制度解读［N］. 甘肃日报，2015-02-12.

松散型组织（易丽华等，2015）。紧密型医联体内的卫生资源下沉和优化配置较为容易，但松散型医联体往往处于一种"半激活"状态，因不涉及利益分配和人员调配，其职能主要在于实现医疗质量同质化、实现技术对口帮扶并形成双向转诊通道（何鹏等，2017）。松散型医联体还面临行政区划分割的挑战（史明丽，2013）。因此，较为共性的观点是，紧密型医联体更有助于优质医疗资源下沉并提升基层诊疗能力（周海清，2018；付晓录等，2020；周子君，2013）；松散型医联体组织只会降低交易成本而不涉及有约束力的卫生资源下沉制度。但中国国家卫健委（2016）下发的文件中还将医联体归纳为医院集团、医共体、专科联盟和远程协作医疗四种形式，前两者一般多为紧密型医联体，后两者倾向于是松散型医联体。也有文献（董培等，2015）按照医联体的医疗服务类型区分为综合型、专科型和混合型，事实上覆盖了医院间以协议之签署直至产权纽带的纵向一体化所外现的所有"半结合"制度形式（迪屈奇，1999中译本）。其中，医联体组织形式越紧密，卫生资源下沉的强度越倾向于提升（袁莎莎等，2019）。资源"下沉"方式既包括高等级医院向低等级医院的"下沉"，也包括后者向前者的"轮转""进修培训"为形式的"上挂"（高卫益等，2008；孙忠河等，2012）。

关于卫生资源下沉改革之必要性和实施条件，高秋明和王天宇（2018）的住院赔付数据实证表明，差异化的需方报销政策尽管能在分级诊疗目标实现中发挥作用，但总体影响程度有限，还需要供给侧结构性改革的支持。汤少梁等（2021）使用系统动力学模型研究不同干预策略对基层首诊人数的影响，发现卫生资源下沉之效果优于基层医疗技术水平、医保差异化以及基层医疗服务价格改革的影响，因此应重点从医联体内资源下沉并提升基层诊疗水平着力实现分级诊疗目标。崔兆涵和王虎峰（2019）使用交易费用经济学方法探讨紧密型医联体之可持续性条件，其发现是紧密型医联体可降低患者、供应商和医疗机构间的市场型交易费用，也可降低政府相关的大部分管理型交易费用，但绩效相关交易费用不确定，却增加了内部管理型交易费用，因此，紧密型医联体之最终效果取决于市场型交易费用和内部管理型交易费用变化的加总和比较结果。而超大型医院集团和增大的医联体规模易导致组织再造上的困难，也会导致居核心地位的高等级医院人力资本分流、摊薄（祁子欣等，2021），以及医联体外患者的就医困难（王婷婷，2013）。但支持性观点使用演化博弈模型（王安琪等，2019；宋杨和吴华章，2024）分析认为，医联体内核心医院的最优稳定策略是以"下沉"帮扶基层医院加强能力建设，但这一最优策略依赖于政府支付的改革成本扶持和激励医联体运行。非对称合作博弈模型分析也得到医联体运行中需要政府给予高等级医院足够激励的必要条件（陈航，2018）。韦才敏等（2021）构建两阶段博弈模型指出三级医院之资源下沉率与其收益正向相关，但条件是诊疗费可灵活调整及政府支付改革成本。在此思路下，茅中杰（2016）基于浙江省卫生资源下沉改革案例提供了改革成本测算方法和对应的补偿机制设计方案。

卫生资源下沉改革何以可能也得到一些文献的关注。程呈（2020）利用文献计量学方法对2013~2018年来自知网和万方数据库的3173篇文献进行了分析，发现国家政策推进和问题导向是医联体发展的主要推动力，而中央层面医改政策和发布指导意见的作用最为突出；改革的主要阻力则来自患者的诊疗习惯和配套政策的不完善。也有文献依据不同省市改革案例（祁子欣等，2021）强调省级政府及其卫生健康部门的全力动员以及省域范围内组团式技术帮扶援建对医联体建设的重要作用。另一个视角是使用制度变迁理论来分析地方政府推进医联体及分级诊疗改革中的动力机制。例如，张光辉和庄雅娟（2017）描述了厦门市分级诊疗改革中的两阶段制度变迁模式及激励地方政府创新的"容错"机制设计，这体现出中国显著不同于西方国家的分级诊疗制度设计特征。其区别是，虽然各国普遍采用分级诊疗和资源整合促进患者有序诊疗并合理控制医疗费用（Jiang et al.，2009；Morriset al.，2014），但中国较弱的基层诊疗能力和患者的有偏诊疗行为要求采取提升基层能力的直接路径和上级医院"下沉"帮扶的间接路径，以此才能扭转已有的扭曲诊疗选择行为和患者的诊疗习惯（王磊和黄严，2021）。因此，一种思路是直接建立医保为核心的约束机制（非经基层首诊和转诊不予报销），以引导居民充分利用基层医院（李菲，2014；朱恒鹏，2015），但约束居民就医选择的政策受到政治上的极大反对，王天鹅（2011）报道的上海市居民不赞成医联体改革之调研结果印证了这一事实①。还有研究从公共管理视角出发认为，将项目制引入医疗卫生改革是浙江卫生资源下沉改革取得良好进展的核心原因（胡重明，2020）。其逻辑是，以上级政府的多维动员机制结合嵌入式治理结构和捆绑式人事政策解决了多重"发包—承包"关系的协调困境与绩效控制难题。

---

① 新建高等级医院会加剧资源向上集中，不利于分级诊疗的推行（李菲，2014）。同时，甘肃等省市还将多点执业政策与卫生资源下沉结合，要求所有高等级医院医生参与"多点执业""下沉"。但刘永军和丁洋（2015）利用完全信息动态博弈模型发现，虽然政府和第二（三）执业医院支持改革，但第一执业医院却存在阻碍医师外院执业的激励。

由于卫生资源下沉改革及其医联体载体是涉及多利益相关者共存的新型组织（付晓录等，2021；金燕等，2013），除前已述及的不同层级政府之驱动力外，包括不同层级医院及医生、患者等群体需要在这一改革中得以激励—相容方能促进改革长效实施。较早期研究（费智平，2000）已指出作为改革受益者的低等级医院希望接受高等级医院"下沉"，基层医生也欢迎"下沉"并认为"下沉"对基层医院有利（周戈耀等，2019），和靖等（2021）发现68.3%的基层医生改革满意度高。但高等级医院却缺乏足够的参与"下沉"之动力（祁子欣等，2021），需要建立"下沉"相关的利益激励机制。对松散型医联体而言，仅出于良好愿望和行政要求却未真正解决利益关系是其效果不佳的核心原因（周子君，2013）。宫健（2018）指出改革的长效实施之关键在于医务人员的认知与支持，制约高等级医院医生参与"下沉"的因素还包括工作忙碌、缺乏机会等（吴侃等，2020）。

2.3.2 卫生资源下沉改革的政策效果

类同于之前报告的对口支援实证文献，主要研究思路也可归纳为三个方面。

第一种思路是改革参与者和实务专家基于特定案例的描述性统计和改革前后的比较研究。例如，张立斌等（2019）描述了重庆某三甲医院牵头组建的医联体对受帮扶基层医院诊疗能力和人才培养的正向影响。梁涛等（2019）使用组间比较方法比较了广西河池市紧密型医联体和松散型医联体的绩效差异，以床位使用率、收入增长率和上转人数衡量发现，存在有显著统计学意义的紧密型医联体优于松散型医联体的结果。丁硕等（2023）对安徽省紧密型医联体的调研发现居民基层医疗机构首诊意愿较高；任苒等（2012）基于贵州8家医院的方便抽样数据报告了基层管理者认知的松散型医联体绩效较差的结果。沈艳玲等（2018）对医联体内"下沉"专家对受援医院诊疗能力的影响进行了改革前后比较；蓝金晶和奚子娟（2019）以及刘建欣等（2021）均报告了改革后护理人员满意度上升和技能提升的结果；朱爱华等（2019）则关注低等级医院急诊科改革前后的诊疗能力变化，发现就诊患者数量显著增加，抢救成功率显著上升。但也有研究（Zhang et al.，2016）发现医联体改革对城市社区医院医生满意度影响不显著。此类文献依赖于实践者观察到的改革情境下其他外生因素仅具有微弱扰动的假设，给出了基于一手数据和直观体验的启示性证据，但基于特定案例的事件前后比较方法和结论总体上是不够系统的。

第二种思路是效率评价研究。此类文献往往同之前报告的2009年新医改前后的效率评价研究相似，但样本时期延展至卫生资源下沉和医联体改革之后。例如，Guo et al.（2021）对最近十余年的省级医疗卫生支出效率评价显示，中国31省的平均要素效率尽管有上升，但仍处于较低水平；王微等（2023）结合DEA和DID方法估计发现实施医联体后基层医疗卫生资源配置效率并未提升。刘春平等（2021）使用TOPSIS、秩和比法以及模糊联合法评估县域医联体和城市医联体的效率差异，基于2018～2019年医联体绩效数据的测算显示，县域医联体效率效益低于城市医联体；基于同样方法的不同城市医联体比较，核心医院帮扶程度差异明显且影响分级诊疗效果（胡桐等，2024）。

第三种思路是使用多种计量方法来估计卫生资源下沉改革的效果。主要使用的计量方法包括两个方面。其一是使用离散变量回归模型。例如，周海清等（2018）以医联体内的2家托管卫生院为实验组，以3家未托管卫生院为对照组，基于医生和患者问卷调查及Logistic回归模型研究紧密型医联体对实现基层首诊的影响，研究发现受访医生和患者群体对医联体满意度均显著高于非托管医疗机构。劳颖谦（2022）使用广西试点医共体数据发现县—乡医疗资源利用效率均有改善；也有研究使用公开的大型调研数据库（如CHARLS等）进行研究。如李海明和徐颢毓（2018）使用混合多项Logit模型评估了医联体下医保政策对医疗需求的调节和促进作用，发现城镇居民对价格不敏感、受医疗服务质量影响较大。何蓓蓓等（2021）对33个县域医共体的研究发现，医保打包支付可推动牵头医院专家和技术资源下沉，促进对基层医疗机构的辐射带动作用，也可减轻患者的经济负担。其二是使用双重差分法进行改革效果评估。封进等（2022）用典型城市患者—医院数据和多期DID方法实证发现，加入医联体后患者对二级及以下医院门诊和住院选择显著增加，但社区卫生服务中心得益较少。张兴祥和陈申荣（2019）使用2009～2015年厦门案例的三级医院面板数据来评估分级诊疗的实施效果，该研究以厦门市三级医院为实验组，广东、福建和浙江等地省属三级医院为对照组，发现改革后实验组门急诊量增速显著下降。龚秀全和孙晨晗（2021）发现，非强制性分级诊疗能节约门急诊与住院服务资源利用；但分级诊疗政策对缓解"看病难"问题仅存在短暂的效果，随着时间推移这一政策效果消失（王婵等，2021）。李丹等（2019）也使用双重差分法研究长沙市脑卒中医联体的影响，发现医联体改革有效降低了患者的诊疗费用；针对高血压病种的研究给出了医联体可引导慢性病患者回归社区的结论（魏宁等，2020）。此外，廖晓诚（2019）对北京市平谷区 2014 年的分级诊疗改革之准自然试验进行评估，发现基层医生和患者均认为改革效果不佳。

卫生资源下沉改革效果实证研究的一大难点是它往往与多层面医疗卫生改革交织进行，且不同省域和地方包括医联体在内的改革特征差异较大。因此，传统的识别单一改革效应的研究方法存在较明显的制约。一种替代方法是估计涵盖改革时期的医疗资源配置之均衡性（收敛性）。除前已述及的基于 DEA 等方法的效率测度外，还可以细分为两方面研究方法。观察截面上不同区域间的医疗卫生资源配置均衡性或者空间差异，如果进一步引入时间维度，还可以估计截面主体差异化的演化态势（梁玮佳和唐元懋，2018）。这一方面研究主要采用包括集聚度、变异系数、基尼系数和泰尔指数等在内的一个或多个测度指标来进行评价（如杨林和李思赞，2016）。由于改革时点已涵盖在数据时序中，如果纳入不同截面主体并结合地理信息系统（GIS）等技术就可以非常直观地反映空间乃至时间维度上的均衡性演变趋势（马志飞等，2018）。但问题是，截面主体可能存在显著的差异性，单纯的测度指标无法对差异性因素之影响予以控制，从而分离出不同截面主体可比较的医疗卫生资源配置的时空演进特征（周怡，2018）。

另一种路径是利用回归技术来控制异质性主体的影响。此时，可借鉴经济增长研究中的收敛性估计技术，利用时间序列数据或者面板数据来估计单一主体或者多截面主体的医疗卫生资源配置的收敛性（辛冲冲等，2020）。但这一方面的文献数量较少，且主要聚焦供给侧并使用省际面板数据展开。例如，周怡（2018）研究发现病床数、医生数等单项医疗卫生资源指标均不存在省域间的绝对 β 收敛，但存在条件 β 收敛，医疗卫生财政支出增加、地区财政自主权上升等因素会推动区域卫生资源进入收敛路径。Pan 和 Wang 等（2017）证实了政府卫生支出在中国具有长期的绝对 β 收敛和条件 β 收敛趋势。考虑到医疗卫生资源的多投入、多产出特征，个别研究（于金娜，2018）使用数据包络分析法测算不同省域的全要素生产率（TFP），并据此对 TFP 差异进行收敛性分析。研究发现，中国省域医疗卫生资源的 TFP 整体水平较低，但其增长存在绝对和条件收敛，且呈现出区域差异。但由于医疗卫生资源配置存在空间关联性，更合理的实证方法应选用空间面板模型。研究证实了医疗卫生资源配置的 β 收敛中呈现显著的空间溢出效应（辛冲冲等，2020），相邻省份间医疗卫生支出也存在空间溢出效应（史桂芬，2017）。但是以上回归分析均未考虑包括卫生资源下沉在内的医疗卫生政策对收敛性的影响，也未考虑到省域以下的空间尺度。

2.4　小结

本章以卫生资源下沉改革所具有的省域内"对口支援"制度特征为视角，系统梳理了已有的从对口支援到医疗对口支援、从医疗卫生改革到卫生资源下沉改革的相关理论和实证文献，可发现学界已对对口支援的类型特征和作用机制进行了较丰富的研究，省域间对口支援之政策效应已有趋于增多的实证文献，但针对医疗对口支援及其效果的研究则相对较少，实证文献尤为缺乏。同时，针对2009年新医改的实证研究已较为充分，但对随后的以医联体为载体、分级诊疗为目标的卫生资源下沉改革之关注却明显不足。

尤其是，学界还缺乏将卫生资源下沉改革嵌入对口支援之演进和政策体系中来明晰其源起及作用机理，也未充分探讨这一改革如何实现多微观主体的激励相容，是否及如何在宏观上表现出"省—地—县"等不同区域层面的医疗卫生资源优化布局和空间收敛。此外，虽已有一些研究使用了省域层面数据研究医疗卫生资源空间布局和收敛性，但未区分供给、需求和效率，也未深入地级市和县域层面展开研究，这与卫生资源下沉改革之重点即在于影响需求侧之患者诊疗选择行为，以及着力实现地级市和县域间资源均衡配置之政策目标不相符合。以上研究缺口都为本书接下来的研究展开提供了较大的研究空间。

第3章　卫生资源下沉改革的起源与演化

要实现人力资本和技术等要素在微观主体之间的抽离和再嵌入，就必须建构能激励微观主体吻合中央和各级地方政府改革意愿的制度、政策体系和组织形式。卫生资源下沉改革并非最近时期独立出现的新生事物，而是新中国成立后历经石油大会战、大小"三线"建设、医疗援外和政府、企业和民间发挥创造力的多方实践合力促成的对口支援政策，及其在渐趋成型的省域间医疗对口支援基础上形成的省域内新型对口支援实践。这一实践还可从20世纪80年代广泛存在的大量医联体建构中找到渊源和借鉴。本章基于以上理论和实践线索，系统梳理中国卫生资源下沉改革的起源和演化，以为后续的理论和实证研究提供充分的实践依据。

3.1　对口支援政策的形成与实践

"支援"一词在《汉语大词典》中意为用人力、物力、财力或其他实际行动去支持和援助，"对口"则涉及处于互相联系中的双方，在"对口支援"语境下，则意味着明确化的支援方与受援方。已有一些研究（如李瑞昌，2016）将对口支援政策的形成追溯至20世纪50年代新中国成立后发生于区域、行业和部门之间以应对自然灾害等为目标的互相支援。但"支援"一词的使用可进一步追溯到新中国成立前的解放战争时期，这一术语更大程度上刻画了支援方（人民群众）主动而非被强制地提供各种资源对受援方（人民解放军）的支持和帮助。但从更广的意义上看，无论是强制还是自发，为战争、救灾之需要从全国或者特定区域筹集资源，是人类历史上普遍且频繁发生的故事。"对口支援"政策的核心在于，它关注的不是资源本身之用于消费（耗），而在于其所带动的生产要素作用于生产（供给）环节。因为，如果仅是物力、财力之用于消费（耗），则它可选取市场交易、政府财政拨给等完全等价的方式进行，民众自发的支援只是不耗费政府预算且不借助市场交易之条件下的另一种资源集聚方式而已。同样，在市场经济条件下，由支援方自主选择通过移民、让渡或者捐赠等方式实现要素向受援方（地）的转移，在不同历史时期和不同国家均有类似实践。因此，当市场难以完全驱动要素在支援方和受援方之间流动并进入后者的生产函数时，总需要政府或明示或暗示对要素流动的组织和激励，这是"对口支援"政策区别于一般的要素和资源流动及集聚现象的主要特征。

3.1.1 对口支援政策形成的历史渊源

由以上分析观察，"对口支援"政策的形成可从中国长期的历史实践中寻找渊源。单以政府组织和激励要素从支援地向受援地流动并进入或者新建生产函数的角度看，最早期相关联的制度萌芽可追溯至汉代的移民屯垦边疆地区的实践①。虽然彼时的政策动机是以国防和边疆安定为要，但其时政策之若干特征已类同于当代的"对口支援"。其一是移民屯垦中中央和地方政府承担了明确的组织者和激励者的角色。在汉武帝元朔二年（公元前127年）为始的"募民徙朔方十万口"之大规模移民中，汉朝政府对移民采取资助和补贴政策，由政府供给吃穿并提供种子、农具、耕牛等生产资料。如《汉书·昭帝纪》所载："武帝始开三边，徙民屯田，皆有耕牛"，"衣食皆仰给县官"（《汉书·食货记》）；又有，对自愿去边地屯戍的一般移民，有些"赐高爵，复其家"，即允许妻室家口一同前往，甚者，部分罪犯如愿意去边疆屯田，则可以平民身份前往常住（纲鉴，1988）。其二是移民屯垦之实质是将劳动和技术等要素从原居住地（支援地）抽离并在边疆（受援地）与当地的土地等要素结合，构建或者契入农业生产函数。同样，以汉武帝时期针对西域的屯垦为例，在元狩六年（公元前105年）汉遣江都王刘建之女细君适乌孙以结政治联盟"断匈奴右臂"之例中，汉朝遣数百官兵在乌孙之地开垦土地，新嵌入劳动等要素于当地之农业生产函数，同时，将中原先进的生产工具和生产技术带入西域，中原的冶铁、牛耕及沟垄栽培等技术以及铁锄、铁锹、铁铧犁等铁制农具以及粮食加工用具等运用和推广（王聪延，2015），改造了当地的农

---

① 移民屯垦的政策最早出于汉初政治家晁错的建议。在他的《上书言兵事》中提出，"守边备塞，劝农业，本当世急务二事。……不如选常居者，家事田作，且以备之。以陛下之时徙民实边，使远方无屯戍之事，塞下之民父子相保，无系虏之患；利泽后世，民称圣明，其与秦之行怨民，相去远矣。"参见方英楷. 中国历代治理新疆国策研究［M］. 乌鲁木齐：新疆人民出版社，2001。

业生产函数并提高了农业生产效率。屯垦推动的农业、水利等方面的技术溢出对当地农业等产业发展产生了重大且持续的影响。由于农业社会中的微观经济主体是以农户为代表的小型生产单元，因此，这样的募民屯垦并非现代意义上的针对支援地和受援地特定微观主体的精准"对口"式政策实施，但在政府之作用和生产函数嵌入方面已具有了当代"对口支援"政策的主要特征。肇始于汉代的屯垦实践在历朝历代的边疆开发和稳边政策中得以长期借鉴和推行，并在两千年后的新中国成立后得以继承和发展。

在政府的组织和激励下，实现非农部门相关要素在支援地与受援地之间转移的政策实践可追溯至1960年1月开始的石油工业大会战和随后的大、小三线建设。开始于1960年1月的石油大会战由当时的石油部为加快松辽地区石油勘探和开发而报请中共中央批准实施，体现了中央政府的明确组织力发挥。石油部在当年组织石油系统37个厂矿院校、国务院一些部门人员以及当年退伍的解放军战士和转业军官，组成石油大军进入东北松辽平原开始石油会战。来自石油系统的37个微观主体组织精兵强将、自带设备、工资参加大会战，证明它是将不同支援地的微观主体中短时期抽离的劳动、技术和资本等生产要素移动到受援地，而且，支援地还承担了生产要素抽离所需的成本，已与当代的"对口支援"政策有更多的相似之处。其区别仅在于，石油大会战中，受援地除尚在勘探中的油田资源外，并无对应的待契入要素的微观主体和已运行的生产函数，支援地多种生产要素的契入新建构了当地的石油生产函数。

以上政策在更广产业和更宽区域范围内的实践表现在1964年中共中央决策启动的三线建设中。三线建设的动因和效应并非本书研究的关注点，但其组织和实现的要素在区域间的横向转移却为"对口支援"政策形成提供了极有益的铺垫和借鉴[①]。大三线建设既涉及在内地三线地区新建厂矿企业，也涉及将东部沿海省份（一线、二线）的重要企业向三线搬迁。虽然受援地往往同样缺乏已运行的微观主体和生产函数，但支援地已有明确的受命支援（迁建或抽离要素）的微观主体，这一建设是在中央政府的统一组织和激励下，得到了支援地政府和受援地政府的支持和确认。从其实践来看，按照国家经委1964年12月发出的《关于搬厂工作中几个具体问题的规定》，要求采取"'一分为二'的工厂的关键、专用设备，应

---

① 在1965年9月2日，当时的国家计委在《关于第三个五年计划安排情况的汇报提纲（草稿）》中指出，"第三个五年计划必须立足于战争，从准备大打、早打出发，积极备战，把国防建设放在第一位，加快三线建设，逐步改变工业布局"。中共中央文献研究室．建国以来重要文献选编（第20册）[C]．北京：中央文献出版社，1998，第360页。

当首先满足三线的需要，有两套的搬走一套，只有一套的也坚决搬走，但是如果时间上来得及，可以另做一套支援三线。……'一分为二'的工厂，应该挑选优秀的管理干部、技术人员和生产工人成套输送，优先满足三线需要，保证新厂及早投入生产。①"可见，大三线建设涉及的企业搬迁，是将支援地的生产函数，除土地等不可移动要素外，剩余的劳动、技术、管理和资本等或从原微观主体中抽离，或者直接将生产函数在物理上移动到受援地，并实现与受援地生产函数或者土地等要素的重新组合。例如，在时任国家计委副主任薄一波1964年撰写的《关于今、明两年工交企业搬家问题的报告》中，提出"迁建的企业，要尽可能挤到三线现有的生产企业中去，同时要充分使用下马的厂矿以及楼、堂、馆、所、学校的现有房屋。②" 又如，在1965年的《全国搬迁工作会议纪要（草稿）》中也提出，"迁入内地的工厂，有的可以利用下马厂或下马工程……有的可以并入当地原有的生产厂，但不要任意挤掉原有的产品品种，更不能挤走原有工厂③"。

除三线建设涉及的省域间要素抽离和移动外，还应关注同时期启动的小三线建设。小三线建设是指，相对中西部的大三线省域而言，东部沿海省域（一线、二线省区市）在自己的后方腹地加快应对战备工作的建设。不同于大三线建设之处在于，它并非出于中央政府的组织和激励，而是在中央政府给出的战略判断和政策背景下，由各省域层级政府自行组织，在省域内不同地区间实现的要素抽离和移动。但也包括上海这样的直辖市在江西、安徽等地跨省域开展的小三线建设。虽然小三线建设中的要素抽离和移动类同于前述的大三线建设政策，但小三线建设所转移的劳动等要素在改革开放后又大多数回归支援地的原微观主体，而把资本、技术等要素连同生产函数留置在受援地，所产生的技术溢出以及对当地产业的正向影响得到很多研究支持④。劳动要素的"短时期"抽离和移动使得这一实践更多具备了当代"对口支援"政策的雏形。

但"对口支援"这一术语却并非诞生在前述的全国性的要素抽离和移动实践中。据考证，这一术语最早出现在1960年3月《山西日报》刊发的一篇社论中，用以介绍山西经纬纺织机械厂帮助曙光公社在修配机械、

---

① 陈夕. 中国共产党与三线建设 [C]. 北京：中共党史出版社，2014，第122~123页。
② 陈夕. 中国共产党与三线建设 [C]. 北京：中共党史出版社，2014，第86页。
③ 同上，第184页。
④ 如上海在1970年前后在皖南山区宁国、泾县、贵池等地建设的小三线企业，自上海迁移的老职工在改革开放后全部撤回上海，但将所有企业资产留在当地，而且通过培训、带教等手段确保了生产函数在老职工撤出后能继续运行，成为当地工业发展的主要支柱。参见：徐有威，陈东林. 小三线建设研究论丛：小三线建设与城乡关系 [M]. 上海：上海大学出版社，2018。

供应农具以及培训技术人才方面的成绩,社论突出了以工厂包社这一"对口支援"形式①。与已有实践相比,其特征在于,它指明了"对口支援"发生于作为微观主体的支援方与受援方之间,且再一次突出了支援方将(技术、劳动等)要素短时期抽离用于加强受援方生产函数的实践特征。只不过,与先前述及的石油大会战和三线建设相比,这里并未出现中央和地方政府在推进要素转移中的组织和激励作用。更晚时期内,在 1978 年由《人民日报》刊发的报道中总结了湖北的"对口支援"抗旱新经验(孙鸿宾和江绍高,1978)②,报道中指出,湖北全省划分成 6 个抗旱战区,湖北省委组织武汉、黄石等大型厂矿企业对口进行支援,其中,武汉市负责对口支援黄冈地区,凸显了上一级政府组织激励下,不同次级区域的微观主体实现的要素短时期抽离和向受援地生产函数的嵌入,已体现出"对口支援"政策的全部主要特征。

3.1.2 对口支援政策的形成和实践

学界和政策界较为公认的"对口支援"政策的正式提出是在 1979 年召开的全国边防工作会议上。时任中共中央政治局委员、中央统战部部长乌兰夫在大会上所作的《全国人民团结起来,为建设繁荣的边疆,巩固的边防而奋斗》报告中指出,"根据党中央的指示,国家将加强边境地区和少数民族地区的建设,国家还要组织内地省、市实行对口支援边疆地区和少数民族地区。"这一报告中还明确了内地省市对口支援边疆地区的结对名单。随后,1979 年 7 月 31 日,中共中央以中发〔1979〕52 号文件批转了乌兰夫的报告,这标志着范畴意义上的全国层面"对口支援"政策的正式推出。由此开始,被列入结对名单的省区市启动了包括经济、技术、文化、教育和卫生等方面的对口支援,并逐渐探索出在商品经济和随后的社会主义市场经济条件下的配套政策和组织体系。

尤其是,内地支援西藏和新疆成为持续期最长的对口支援实践③。在援藏实践中,中央政府从 1980 年开始直至 2020 年先后召开七次西藏工作

---

① 参见:佚名:厂厂包社对口支援——论工业支援农业技术改造的新形势[R]. 山西日报,1960-03-20.

② 参见:孙鸿宾,江绍高. 搬大水 抗大旱 旱多久 抗多久:湖北省抗大旱夺丰收纪实[N]. 人民日报,1978-11-11.

③ 对口支援政策还上升为国家针对民族自治地区的法定政策。诸如,2001 年 2 月 20 日全国人大通过的《中华人民共和国民族区域自治法(修正案)》中规定,"上级国家机关应当组织、支持和鼓励经济发达地区与民族自治地方开展经济、技术协作和多层次、多方面的对口支援,帮助和促进民族自治地方经济、教育、科学技术、文化、卫生、体育事业的发展。"

座谈会，强调"中央支持西藏、全国支援西藏，是党中央的一贯政策，必须长期坚持"①，并从中央政府层面组织内地省市明确对口支援要求并监督落实。在1994年7月召开的第三次西藏工作座谈会上明确要实行"分片负责、对口支援、定期轮换"的方针，选派优秀年轻干部进藏；在2010年召开的第五次西藏工作座谈会上强调要"进一步完善干部援藏和经济援藏、人才援藏、技术援藏相结合的工作格局。"在具体做法上，基本上确定由两个左右内地省市分片支援西藏的一个地区，支援方会提供一定数量的财政资金，但更主要是由支援方微观主体中抽离的要素匹配财政资金用于特定项目建设或直接嵌入受援地的生产函数，以支持甚或改造受援地的公共产品供给，此时，已更多实现向受援地微观主体嵌入的"对口支援"特征。对口支援新疆与援藏工作基本类似。但包括中国三峡工程开发总公司在内的一批国有重点企业亦承担了对口支援新疆的任务，同样体现了要素从支援地微观主体向受援地微观主体的短时期抽离和嵌入特征。

从2008年开始，以上对边疆地区的对口支援还扩展到青海省藏区，随后又扩展到四川、云南等含藏区的省域。例如，2011年时国家发展改革委就下发《关于开展对口支援青海省藏区经济社会发展工作的指导意见》（发改地区〔2011〕480号）文件，明确由六省市（北京、上海、天津、山东、江苏和浙江）以及一批中央企业和中央国家机关与青海省6个藏族自治州及所属33个县的结对关系。到2012年，对口支援政策又扩展到赣南等原中央苏区。当年6月28日，国务院出台《关于支持赣南等原中央苏区振兴发展的若干意见》（国发〔2012〕21号），提出"建立中央国家机关对口支援赣州市18个县（市、区）的机制，加强人才、技术、产业和项目等方面的对口支援"，实际运行中，不少中央企业也参加了面向赣南等原中央苏区的对口支援工作。

在对口支援政策提出的早期，这一政策往往还与经济技术协作范畴相关联。在20世纪80年代召开的一系列对口支援全国性座谈会上均将两者并列提出，例如，在1982年10月银川召开的"经济发达省市同少数民族地区对口支援和经济技术协作工作座谈会"，以及1984年国家经委、国家计委、国家民委和国家物资局共同在天津召开的"全国经济技术协作和对口支援会议"等。之所以如此，是因为中国刚刚开始由计划经济向商品经济和市场经济的转型，非农业市场中的微观主体尚主要以国营（有）企业

---

① 习近平出席中央第七次西藏工作座谈会并发表重要讲话［EB/OL］. 西藏自治区人民政府，http://www.xizang.gov.cn/xwzx_406/tpxw/202008/t20200171972.html，2020-8-30。

为主，基于市场经济的政府公共服务体系尚未建立，价格和竞争信息之形成和流动尚极不充分，与之前包括石油大会战、三线建设和计划经济体制下的资源和要素剥离及流动路径相衔接，由中央政府组织和协调地方政府及所属微观主体进行跨区域的经济技术协作尚有替代市场功能的降低交易成本的作用。正如时任国务院副总理田纪云在天津会议上所指出的那样，"我国幅员辽阔，交通、通讯又很落后，一切经济活动都要由主管部门用行政办法来统一组织，其结果必然是许多事情办不了或者办不好，即便办了，也是事倍功半。而经济技术协作和对口支援正是由于按照客观经济发展规律的要求，把地区、部门、企业的积极性调动起来，发展了多方面的、多层次的、各种各样的联合和协作，办了许多我们过去想办而办不了、办不好的事情。"（田纪云，1993；第485页）由此看，经济技术协作又可分为两个层次：其一是政府的组织和协调，包括提供信息和公共服务，其二是企业根据市场经济规律的交易和协作，前者仍是在中央政府组织下由支援地政府和受援地政府协力提供的公共产品。由于这一供给仍依赖于干部（劳动、人力资本等）等公共产品生产的要素投入，亦属于对口支援的范畴，但具体的企业间交易则已经远离了"对口支援"概念的边界。随着1992年中国宣布建设社会主义市场经济的目标，国营企业向国有企业转型并加快建设现代企业制度，多元化的微观主体大量形成，党的十四大之后中国国家领导人讲话和"对口支援"相关文件和政策实践中已不再将经济技术协作和对口支援并列提及。

对口支援在援藏、援疆上的有效实践已形成了有力的组织形式和渐趋成型的制度设计。典型的对口支援组织形式是，由中央政府起意并进行政治动员，通过会议或文件、政策等方式向关联的省域等层面地方政府发出支援指令信号。支援地政府与受援地政府协商并建立成型的支援指挥机构，由受援地提出需求并在与支援地达成一致后，由支援地政府/党委组织部等部门在所辖区域的微观主体中指令或者发动，抽离出所需的包括劳动、人力资本、技术、管理等要素。同时，由支援地财政提取相当额度的财政资金予以匹配，协同进入受援地微观主体及其生产函数，助力实现中央政府所期望达成的包括边疆稳定、促进区域协调发展等战略目标。

其中，所涉及的劳动和人力资本往往是短时期（从数月到2~3年不等）从支援地微观主体中抽离，且一般情况下，抽离要素数量并不明显影响该主体自身生产；同时，由该微观主体与支援地政府协同，提供所抽离劳动者（人力资本拥有者）与原岗位相似的劳动报酬，并给予适当的财政补贴和岗位晋升、政治荣誉和生活等方面的支持和便利，以起到激励要素流动的作用①。而受援地微观主体则仅需要负担流入劳动要素基本的生活条件和成本即可。因此，这一政策对所抽离人力要素是具有自激励特征的，而作为抽离来源的微观主体因不明显影响生产之故，所承担的成本亦较为有限。而且，因此类微观主体往往隶属于支援地政府或者受其影响，则政治动员亦不存在特别明显的困难。至于受援地，因其能获得极低成本的要素流入，并能在这些要素嵌入其生产函数后获得绩效改善、技术溢出等多种收益，自然会支持对口支援政策。因此，这一政策就具有了现实中的明显激励相容特征。

因以上所述的组织形式和制度设计的逐步成型，对口支援政策从1990年代起已有一定的扩展适用趋势。其表现之一是用于重大工程项目建设和移民搬迁安置上。因三线工程建设涉及重庆、湖北两地20余县上百万移民，水库淹没区强制破坏了当地劳动与土地等要素结合的工农业生产函数，工程地难以完全自行重建生产函数。因此，1992年3月，国务院出台了《关于开展对三峡工程库区移民工作对口支援的通知》（国办发〔1992〕14号），指出"做好三峡库区移民工作，不仅是湖北、四川两省的任务，也需要各地区、各部门的广泛支持。……各地区、各部门，对三峡工程库区各县（市）移民工作给予重点支援。要在互惠互利的基础上，积极开展与三峡工程库区各县（市）的经济、技术合作。"1994年4月7日，国务院办公厅又转发了国务院三峡工程建设委员会移民开发局《关于深入开展对口支援三峡工程库区移民工作意见》（国办发〔1994〕58号）的通知，确定国家50多个部委、21个省区市和10个计划单列市对口支援三峡库区移民建设。实践中还出现了两种特定的对口支援方式：其一是江苏、浙江、山东、湖北、广东、上海、福建、安徽、江西和湖南等11省市接受外迁移民到支援地，并将其契入当地工农业生产函数；其二是支援地投入财政资金、抽离要素嵌入或者重建库区移民地的公共产品生产和工农业生产函数，以应对三峡工程这样的外生冲击对原生产函数的破坏。

如果从生产函数受外生冲击破坏角度考察，对口支援政策的另一个适用场景是大灾之应对及灾后恢复重建。虽然对口支援在抗震救灾中的应用

---

① 早在20世纪60年代的大三线建设时期，就在对劳动（和人力资本）流动要素激励上有明确的规定。诸如在移出职工工资上规定，"搬迁企业单位职工的原工资标准高于迁入单位（地区）的工资标准的，暂时仍执行原工资标准；低于迁入单位（地区）的工资标准的，应执行迁入单位（地区）的工资标准。"同时，对于职工家属的随迁、工资待遇以及迁移成本均给予考虑或者补偿。参见1966年拟定的《国务院批转劳动部关于搬迁企业单位职工工资和劳保福利待遇问题的灿星处理办法的通知》。资料来源：陈夕. 中国共产党与三线建设［C］. 北京：中共党史出版社，2014，第205~207页。

场景可追溯至 1976 年的唐山地震案例，但最近二十年中最突出的案例是 2008 年针对四川汶川特大地震开展的恢复重建对口支援。在当年 6 月 11 日，国务院发布《汶川地震灾后恢复重建对口支援方案》（国发〔2008〕53 号），要求建立灾后恢复重建对口支援机制，有关省市应积极为灾区提供人力、物力、财力、智力等各种形式的支援。当年 9 月 19 日发布的《国务院关于印发汶川地震灾后恢复重建总体规划的通知》（国发〔2008〕31 号）中，特别规定了 19 个支援省（市）按每年不低于本省（市）上年地方财政一般预算收入 1% 的实物工作量，对口支援四川、甘肃和陕西省的 24 个县（市、区）。这一对支援地财政投入的要求在后来的援疆、援藏实践中也得以推行。与地震之灾后复建生产函数不同，烈性传染病疫情期间即导致疫情地公共产品供给的破坏。2020 年初暴发的疫情及其在湖北的蔓延和防控提供了另一种针对公共卫生领域的新的对口支援实践[①]。由国家卫生健康委组织建立省际对口支援湖北省除武汉以外地市医疗救治工作机制，统筹安排 19 个省份对口支援湖北省除武汉市外的 16 个市州及县级市[②]，支持了受援地被疫情冲击濒于裂解的公共卫生服务生产函数。

3.2 医疗援外与医疗对口支援实践

卫生资源下沉改革的重要特征是将人力资本等要素从原生产函数中部分抽离并进入受援地医疗卫生生产函数，而且支援地与受援地之间往往并不是直接的行政隶属关系。由此看，卫生资源下沉改革的形成既可追溯至中国在 20 世纪 50～60 年代开始的医疗援外实践，也是前面述及的全国层面上的对口支援政策形成并不断成型、完善及在医疗卫生领域的反映。前者系由中国政府和受援国政府平等协商达成卫生人力资本（以及设备、技术、医药等）要素从一国向另一国的特定时限的横向转移和向生产函数的契入，它提供了微观上要素横向转移的医疗卫生对口支援组织架构和激励结构，成为国内不同省域和地区间实现医疗卫生要素短时期转移的重要制

---

① 早在 2009 年，为应对甲型 H1N1 流感疫情的境外输入和暴发，原国家卫生部办公厅于当年发出《关于加强甲型 H1N1 流感医疗救治工作的通知》（卫发明电〔2009〕245 号），要求建立甲型流感医疗救治省际对口支援机制，支援省份可以应受援省份要求，做好对口支援准备协调及专家选派工作；各省区市内也应制定不同等级医疗机构间的对口支援方案。

② 参见：尽锐驰援 携手打好湖北保卫战——19 省份对口支援湖北开展新冠肺炎疫情防控工作纪实［R］. 经济日报，2020 - 02 - 15。

度借鉴。后者是在中央政府领导（指令）下，以支援地政府（组织）和受援地政府之间的横向医疗相关要素转移为标志，它可从 20 世纪 50 年代中国人民解放军进入西藏等新解放省域并依托流入要素新建生产函数中找到渊源。随后，还经历了长时期的支援地要素向不同受援地生产函数的进入和改造，以及相对应的制度建构和完善过程。

3.2.1 医疗援外的实践探索

医疗援外的最初实践可追溯至 1963 年中国向阿尔及利亚派出的援外医疗队。其起因是在 1962 年 7 月 3 日，阿尔及利亚宣布独立并摆脱法国对其长达 130 年的殖民统治，但独立伴随着原医疗卫生生产函数中居于枢纽地位的外籍医生撤离和生产函数裂解问题。当年 12 月中旬，时任阿尔及利亚卫生部长穆罕默德·纳卡叙经中国驻该国大使馆向中国政府转交亲笔信，请求中国派医疗队长期在阿尔及利亚工作，提供具体医疗援助。1963 年元旦，中国在国际上第一个宣布向阿尔及利亚派出医疗队。随后组建的援外医疗队以湖北医护人员为主体，包括北京、上海、天津等医疗实力较强省（市）域的医务人员（陈松川，2017），共组成 3 支医疗队于当年 4 月开赴阿尔及利亚开展工作。随后时期内，中国主要采取"以省包国"的方式，先后向 45 个非洲国家和地区以及亚洲、拉丁美洲、欧洲和大洋洲等大洲派出医疗队（李安山，2009）。所谓"以省包国"，意思是由一个省所辖区域内或直辖市负责一个或者若干个受援国之国家医疗队筹组选派工作，这一组织形式成为后来对口支援政策中"以省包市（县）"以及其在医疗卫生领域运用的通行组织特征。

援外医疗队的典型组成方式是，以承担首批联合援助阿尔及利亚和 1967 年独立组队援助刚果（布）的天津市为例，"由市卫生局牵头，负责人作为医疗队的队长。……派出单位尽量做到全覆盖，包括从 106 医院、269 医院、工人医院、反帝医院、红卫医院及其他综合性和专科医院都抽调医务人员。①"所抽调医务人员往往涵盖内、外、妇、儿等临床科室，也包括中医、西医和专科医师。这些从原医院抽离的医务人员多具有中、高级专业技术职称，一般两年左右轮换一次（左耘，2013）。医疗队到受援国后，往往主要契入所在地的医院科室，承担定点医院的临床诊疗任务。但也组成小分队通过巡回诊疗的方式提供诊疗服务。虽然援外医疗队主要体现为医疗人力资本的短期迁移和向生产函数的契入，但往往也伴随

---

① 甘振军. 天津援非医疗工作的历史、成就与评价［J］. 外语学界，2020（6）：43~63。

着技术、医疗器械（物质资本）和药品的跨国流动。

医疗援外中还值得关注的问题是其自激励特征和援外医疗队的作用。作为对外援助的一部分和重要类型，医疗援外类同于其他对外援助，均承担着支援国国家利益、国家间关系协调乃至国际公共产品供给等多方面的目标驱动。但中国的医疗援外不同于发达国家以市场中招募和服务贸易要素流动方式提供的对外援助，后者是市场化条件下以微观主体之收益最大化为特征。但也明显不同于曾获1999年度诺贝尔和平奖的"无国界医生"为代表的私人应急医疗援助组织，后者主要通过面向社会的募捐、筹款来支持其向受援国派出志愿工作者，并支持向这些工作者支付一定的津贴以及相关的医疗救援物资，因此，它难以获得组织和经费物质投入的稳定性，也缺乏将支援国与受援国长期联系的要素抽离和嵌入的政府层面组织保障。中国的医疗援外将政府的组织角色与微观主体的要素抽离和再嵌入进行了有机的结合，所抽离要素可获得不止于市场回报的激励，还能依托政府组织得到政治待遇、荣誉和职务晋升上的支持，这一支持还溢出到政府有能力提供的生活等其他便利条件。因而，相较之下，其市场交易成本和组织成本大幅下降，对微观主体的自激励性明显增强；而且，在政府组织协调下，援外医疗队所涉及相关费用可由政府财政承担，具有更强的组织稳定性。

如果将医疗援助之功能扩展到技术溢出以及对受援地生产函数的改造，则超出了"无国界组织"限于提供应急医疗服务救援，开展迅速而有效的医疗服务的组织宗旨①。但中国的医疗援外具有更扩展的功能承担特性，这与周恩来总理1964年初访问非洲14国时提出的中国对外援助8项原则密切相关，它包括："（1）根据平等互利原则对外提供援助……（4）帮助受援国逐步走上自力更生、经济上独立发展的道路，而不是造成受援国对中国的依赖……（7）保证使受援国人员充分掌握所提供的技术；（8）中国专家在受援国与该国专家享受同样的物质待遇，不容许有任何特殊要求和享受。"在不同文献中多有中国援外医疗队对受援国当地医疗卫生人才的带教、示范和培养的报道（如白筠、任明辉，2003；倪婷婷，2018；甘振军，2020）。通过"与当地医务人员一同查房、手术，手把手地给他们传授技术，举办各种专题讲座、培训班，使当地医务人员提高了理论水平和实际

---

① 参见：https://www.doctorswithoutborders.org/who-we-are/principles/charter，检索日期：2021-09-25。

操作能力,为受援国留下了'不走的医疗队'。①"后期,还有受援国医务人员反向到支援地医院嵌入生产函数接受技术溢出的报道,"(几内亚)中几友好医院8名医护人员赴北京同仁医院进行短期业务培训。培训以理论授课和临床见习带教的方式,开展包括重症医学、腔镜、普外、心内、急诊、检验等多学科、多专业的技术指导。"(张晨迪等,2018)这些思想和实践均延展到后续的国内医疗卫生对口支援政策和实践中。

3.2.2 医疗对口支援的实践探索

除医疗援外之外,医疗对口支援实践可追溯至20世纪50年代人民解放军进军西藏等地时期。西藏现代医疗卫生体系发端于十八军奉命入藏时期,早期的先遣部队卫生处入驻昌都、拉萨等地时即开始提供医疗服务,并同1951年进藏的多批医疗组于1952年成立拉萨人民医院,后者经扩建后于1962年更名为西藏自治区人民医院。多支医疗队及内地医学毕业生至日喀则和阿里等地成立和扩展当地的人民医院和医疗卫生服务体系。在1950年代从内地抽离医务人员赴藏中,当时的卫生部承诺以医务人员到达西藏开始计算,工作满三年(第一批)或两年(第二批)轮换回内地,优先安排工作或者赴苏联留学。从初步的制度设计看,已具备了支援地的受激励短时期要素抽离以及向受援地的流动,区别于当代的医疗对口支援之处在于,最早的医疗援藏工作还负有新建生产函数之重任,但之后时期已与当前的医疗对口支援无异,已呈现向受援地生产函数契入的组织特征②。在1979年全国边防工作会议提出针对边疆地区之对口支援政策之前,1973年6月,周恩来总理对卫生部报送的《关于加强西藏自治区医药卫生事业建设的报告》做出批示,要求为西藏留下一支不走的医疗队;当年7月,国务院批转了这一报告,提出除选派藏族青年600人到内地医学院校培训外,由上海、江苏等省市组织8个医疗队到西藏工作,在藏工作二年后由派出省市进行轮换;当年8~9月,当时的卫生部组织的各省市8支医疗队共445名医务人员即赴藏工作。

到1979年,卫生部又调整了其直属单位和各省支援西藏的分省分区、

---

① 参见时任卫生部副部长黄洁夫为《医疗队在国外》所作的序,资料来源:白筠,任明辉. 医疗队在国外[C]. 北京:世界知识出版社,2003,序言。
② 由于援藏医务人员支援西藏热情高涨以及西藏本地实际需要,绝大多数早期医疗援藏人员都留在西藏长期工作,直至20世纪80年代后随大批汉族干部调回内地或者离退休后回内地居住。参见:许培海. 卫生援藏历史考证[J]. 载于:西藏自治区卫生健康委员会. 新时代援藏创举:医疗人才组团式援藏(2015~2018)[C]. 北京:中国人口出版社,2019:240~244。

包干支援政策。确定由卫生部直属单位支援西藏自治区卫生厅属单位,湖北、湖南支援拉萨,广东、河南支援山南,四川支援昌都,安徽、浙江支援日喀则,山西、陕西支援那曲,辽宁和黑龙江支援阿里地区,实际上已完全具备了当代医疗对口支援的制度特征①。1983年8月18日,卫生部联同国家民委等印发《关于经济发达省市对口支援边远少数民族地区卫生事业建设的实施方案》,以上述及的分省分区、包干支援被正式归类为对口支援,并体现在包括西藏、新疆等不同省域的医疗省际援助中。从1984年到2014年,卫生部门召开6届卫生援藏工作会议,促进内地省市人力资本、技术等要素向受援地的流入。

但随着内地省市经济发展和医疗卫生技术水平的迅速提升,以西藏为代表的民族地区和边疆地区由要素数量制约和生产函数之产量约束逐渐转向以技术差距和"造血"能力弱为代表的结构性缺口。这一问题早在20世纪80年代就得到当时卫生部的关注。在1984年卫生部发布的《关于进一步做好对口支援西藏卫生事业建设的几点意见》(卫医字〔1984〕38号)要求内地省市加大支援西藏卫生工作力度,但已强调指出,"对西藏的支援,主要是智力的支援、人才的支援。"内地和边疆省域间存在的显著医疗服务能力差异而非资源供给差异,驱动中央政府在2015年召开的西藏工作座谈会上提出要实施医疗人才"组团式"援藏的医疗对口支援政策优化。2016年这一"组团式"对口支援模式扩展到医疗援疆实践中。以援藏为例,"组团式"支援的含义是,把医疗人才援藏从分散嵌入生产函数转向集中嵌入,由"单兵作战"转向"组团作战",把"输血型"为主的援助转向"造血型"为主的援助,成批次组团选派医疗人力资本,以技术溢出和生产函数改造整体提升受援地医院的诊疗能力。2015年8月,由中共中央组织部、人力资源和社会保障部及国家卫生和计生委联合发出《关于做好"组团式"援藏医疗人才选派工作有关事项的通知》(组通字〔2015〕36号)中,将对口支援政策的受援地微观主体进一步明确为各地区的人民医院,由一省包干援助一院,结对关系如下:

(1) 西藏自治区人民医院——北京协和医院牵头,北京大学第一医

---

① 在1979年的对口支援政策引导下,卫生部在1980年5月26日出台了《关于内地省市对口支援少数民族地区发展医学教育试行方案》,提出"卫生部门对边远少数民族地区的支援,应当按照中央的部署,与经济技术方面的支援和协作同步进行。"还再次明确了内地省市对口支援边境和少数民族地区的对口结对名单。但需要说明,如果医学教育是按照普通高等教育的招生规则进行,则不属于对口支援;如果是针对受援地提供单独的人才培养或者技术支持,则属于对口支援范畴。

院、北京大学人民医院、北京大学第三医院参加；

（2）拉萨市人民医院——北京市所属医院；

（3）日喀则市人民医院——上海市所属医院；

（4）山南地区人民医院——安徽省所属医院；

（5）林芝市人民医院——广东省所属医院；

（6）昌都市人民医院——重庆市所属医院；

（7）那曲地区人民医院——辽宁省所属医院；

（8）阿里地区人民医院——陕西省所属医院。

基于以上一省包干援助一院的结对关系，内地省市医院进一步以具备优势学科之医院"以院包科"来增加向受援地微观主体的溢出效应。通过"团队带团队""专家带骨干"和"师傅带徒弟"等方式，将对口支援之重点由单纯的生产函数嵌入提升为"嵌入+溢出"并以溢出为主的支援方式，以可持续提升受援地特定医院的诊疗能力（西藏自治区卫生健康委员会，2019；田昕等，2017）。同时，这一新实践仍维持了原医疗对口支援使用的支援医院主动接收受援医院医务人员进修培训的方式（袁灿等，2020），力图实现双向的技术溢出和人力资本培育。

虽然广为认知的医疗对口支援主要发生在针对边疆和民族地区的文献和报告中，但医疗卫生资源和诊疗能力的差异同样持续存在于城乡之间和同一省域的不同次区域之间。按照卫生部和国家计委等联合拟定并由国务院批准转发的《关于改革和加强农村医疗卫生工作请示的通知》（国发〔1991〕4号），问题表现在：

"随着农村经济的发展和农民生活水平的提高，农村医疗卫生服务的供需矛盾日趋尖锐。一方面是需求增加，另一方面是供给不足。近几年来，由于种种原因，放松了对农村卫生事业的领导、管理和支持，农村卫生事业非但没有得到发展，反而有所削弱，进一步拉大了城乡差距。这突出表现为：第一，国家和集体对农村卫生事业的投入在本来不足的情况下明显减少，农村卫生技术人才大量流失。第二，三级医疗预防保健网受到严重冲击，不少地方的农村基层卫生机构和合作医疗保健制度解体，个体行医和社会办医失去控制，乱收费、高收费，群众承担不起医药费用，缺医少药状况较严重。……"

虽然新中国成立后城市医院以多种方式支援县乡医疗机构，已在文献中有不少报道（库永寿，1982；唐宗浩，1986；张自宽，1983），也有相应的不同等级医院间合作为目标的组织建构，如在1980年代广泛存在的医疗技术协作和联合体构建（如哈尔滨市卫生局，1983；杨蔚本等，

1985）。文献中将城乡医院合作与对口支援相联系的最早文献是北京市卫生局医政处（1991）刊发于《中国初级卫生保健》的论文，该文指出要在城乡医院间（城市大医院与远郊区县医院）建立新型的对口支援关系，支援方式主要包括技术指导、人才培训、医院管理和医疗设备等方面①。但随后的颇长时期内，省域内医疗资源和诊疗能力差异并未引起决策者的足够重视，在卫生部等联合拟定的《关于改革和加强农村医疗卫生工作请示的通知》中，虽然突出了现存问题，但所设想的"采取措施鼓励卫生技术人员由城市向农村流动"和"加强思想政治工作"、"建立并完善面向农村（尤其是老、少、边、穷地区）的定向招生、定向培养、定向分配制度"并未充分考虑对微观主体的激励。而出于自利动机的医院间合作因业务竞争关系而往往流于形式，乡镇乃至县级医院在医院市场和对患者的竞争中处于劣势并不断被削弱。

早在 2001 年，卫生部基层卫生与妇幼保健司课题组就提出了城市支援农村卫生建设的基本设想，包括改善农村卫生基础设施的"三项工程"②和包括东中部与西部省（自治区、直辖市）间、东中部地区省域与西部受援省的受援县、各大中城市对本省域内边远地区的"三个层次结对"政策设想。"三项工程"突出了多元化筹资，而"三个层次结对"则未讨论任何对微观主体的补偿和激励问题，其政策建议中说明留给支援单位自行承担③。继而，爆发于 2003 年初的 SARS（严重急性呼吸综合征）疫情凸显了长期忽视基层医疗卫生投入导致的严峻公共卫生服务网络裂解威胁，激励了面向县乡医疗机构的快速财政投入增长。但这一增长更多面向基础设施和人员经费，对基层医疗机构诊疗能力辐射严重不足。因此，自 2005 年起，卫生部、财政部和国家中医药管理局开始实施"万名医师支援农村卫生工程"，力图在 3 年内选派城市万余名医师到县医院和乡镇卫生院开展医疗卫生服务和技术培训工作，并形成一项长期的制度。这一政策在大多数省份被纳入到医师职称晋升的必备条件，以形成对医务人员

---

① 参见：北京市卫生局医政处. 城乡医院对口支援是加强农村医疗卫生事业建设的一条有效途径 [J]. 中国初级卫生保健，1991, 5 (11): 7~8.
② "三项工程"是指：（1）重点支援扶持西部地区 500 个县（市）级卫生机构建设，每个机构投资 200~300 万元；（2）重点支援扶持西部地区 500 个县中 2000 所中心卫生院建设，每个中心卫生院投资 100~200 万元；（3）重点扶持经济欠发达地区（含西部地区 500 县）10000 所一般卫生院建设。均设想要求在 5 年内实现房屋、设备、技术人才和管理的配套。
③ 参见：卫生部基层卫生与妇幼保健司课题组. 关于城市支援农村卫生建设的基本设想和政策建议 [J]. 中国初级卫生保健，2001, 15 (8): 9~11.

下基层工作的起码约束和激励①。有文献报道了特定地方将"组织千名医生下基层帮助工作"（简称"千医"）与对口支援相联系，通过上级政府卫生部门设立"千医"工作领导小组和领导小组办公室，制定工作方案，要求辖区内所有二级以上医疗机构与受援帮扶点（主要是乡镇卫生院）签订对口帮扶协议书，并发挥城市医院医生的"专家效应"来吸引患者，也有下派专家技术帮扶和溢出的报道（吴厚冬，2007）。

但不少文献发现城市医院医师支援农村卫生工作并未充分落实，其原因既在于受援医院和支援医院间构成了竞争关系，还在于强制方式要求城市医院医生的改革参与缺乏对支援医院和医生等微观主体的激励。调研中发现有大比例（≥60%）的支援医师并未到岗，徒具形式意义（余红星等，2018）。针对高等级医院医生下派社区卫生服务中心，也有下派专家难以发挥作用、供需错配、"双向"转诊不畅以及需求转移和虹吸效应反向吸引转诊患者到高等级医院就诊等问题（郭艾花等，2010；卢丹萍等，2010；荆媛等，2021）。即便如此，这一时期的城市医师下乡政策仍提供了有价值的政策启示。亦即，它将原用于省际间的医疗卫生对口支援政策转用于省域内，为后续的城乡间和次区域间卫生资源下沉改革提供了制度借鉴和准备；但同时，原有的医疗卫生对口支援政策强调的对微观主体的激励和要素从支援地的短时期抽离和向受援地生产函数的契入和改造并未在城市医师下乡政策中得到足够重视，这也成为随后的卫生资源下沉改革的重要着力点。

3.3 卫生资源下沉改革的提出与发展

虽然从广义上看，2000年之前的城乡间医院合作即具有城市高等级医院之医务人员（劳动+人力资本）及技术等要素向低等级医院（县、乡等）临时性流动和契入后者生产函数的部分特征，但大多数此类合作基于市场机制实现，少数合作虽受到政府卫生部门的组织和协调，但要素流动的规模是软约束的、极为有限的。它与我们之前分析中探讨的政府组织下，得到激励的微观主体之要素短时期抽离和再嵌入的医疗卫生对口支援

---

① 在卫生部等1991年联合拟定并由国务院批转的《关于改革和加强农村医疗卫生工作请示的通知》中，已提出"积极推行技术支农，试行由住院医师晋升主治医师、主治医师严重副主任医师前，先到县医院或中心卫生院接受一年或几个月的农村医疗卫生工作实绩考评的做法，并使之成为制度长期坚持下去。"

特征并不吻合。从现实来看，由于高等级医院一般具有被患者认知的较高诊疗能力，而且，因过去数十年内人民群众收入的快速增长和交通运输成本的快速下降，选择高等级医院的物理可及性和经济可支付性改善驱动了高等级医院的结构性拥堵和低等级医院的资源闲置（Sun et al.，2016）。它进一步恶化了城乡间和省域内地区间的诊疗能力差异，并伴随着患者的偏向性诊疗选择行为以及结构性拥堵导致的"看病难""看病贵"问题和医患矛盾、暴力等不稳定因素。前述主要由市场驱动的、软约束的城乡医院间合作明显劣势于结构性拥堵，要求有创新的政策思路予以化解。

3.3.1　卫生资源下沉改革的提出

由于公立医院在中国医疗卫生市场中的绝对优势地位，在不增加政府投入条件下，一个最简化的结构性拥堵化解路径是将高等级医院扩大规模或者以其为核心兼并、整合形成公立医院集团①。虽然改革开放后高等级医院扩大规模已持续发生，但在 2000 年前后出现的超级医院发展趋势表明，它无助于改善 SARS 疫情危机证明极其重要的城乡公共卫生服务网络。而公立医院集团化则面临"大象难跳舞"的管理问题（如陶倩，2005；胡善联，2000；石应康，2014）②。但这些文献忽略的是，已有的公立医院集团主要发生于特定城市的不同等级医院之间，如果涉及城市和遥远乡村（县、乡等）医院间的兼并、整合，则因空间和距离导致的管理问题将更趋严重。遑论，即便集团化的管理问题不予考虑或者能得以解决，也将在城市或者城乡间出现庞大的具垄断地位的医院集团，因垄断带来的"大而不能倒"而增强的与政府和社会的博弈能力，以及患者就医选择权的丧失将带来难以预料的效率损失。因此，尽管 2000 年后，曾有一

---

①　发表于 2000 年 7 月的一篇报道指出大小医院之间"联姻"的三种模式：松散协作型、联合兼并型和资产重组型。松散协作型对应于之前已存在的基于市场的协作关系，后两种则依照资产整合程度成为"医院集团""医院联合体"或"医疗集团"。费智平．大小医院能否牵手"联姻"[N]．中药事业报，2000 - 07 - 12。

②　正如石应康（2014）总结的那样，公立医院集团化都面临以下 10 个问题："第一、缺乏产权和有内涵的委托经营权；第二、委托国有资产所关联的委托人繁多，委而不托；第三、党政关系不明确，干部任免权不清楚；第四、行政色彩非常浓厚，缺乏职业经理人；第五、没有职业化的管理团队和机构管理中心，职业化管理队伍人才太少；第六、事业单位人事制度和不同身份人员的管理成为集团化的阻碍；第七、集团的管理层级增加太多，容易患'大机构病'；第八、信息在机构之间没有联通，资源和供应链难共享；第九、因为人事制度等所造成内部文化和小群体利益冲突；第十、公立医院集团除了极少数以外，绝大部分是集而不团，有规模而缺乏效益。"参见：石应康．医院集团大多"集而不团"[J]．中国卫生，2014（10）：77~78。

段时期内不同形式的医院集团迅速发展①,但大多是由高等级医院主导的"集而不团"的松散型组织(石应康,2014),且多位于城市区域,对县、乡医院的诊疗能力辐射极为微弱。

据我们的检索,最早使用"下沉"概念并用于讨论城市高等级医院对县、乡医院之要素抽离和再嵌入的改革举措来源于山东省烟台市1999年开始实施的"错层下沉"政策(田明保,2001;叶杏等,2004)。按照该市出台的《关于城市卫生支援农村卫生工作的意见》以及《烟台市"错层下沉"卫生支农工作管理办法》,市级医院以"错层"方式将医务人员直接"下沉"到中心卫生院,县级医院业务骨干"下沉"到一般乡镇卫生院,而乡镇卫生院部分医务人员则"下沉"到中心村或村卫生室。具体而言,三级医院至少要"下沉"到三所中心卫生院,二级医院和专科医院至少要"下沉"到两所乡镇卫生院,"下沉"人员每批不少于3人,每半年更换一次。为实现制度激励,县级以上医院"下沉"人员的工资由原单位支付,其待遇应予以保障,并由原单位从政治、工作和生活等方面予以支持。改革参与还被作为职称评定和晋升的必备条件,完成任务出色的医务人员予以表彰并获得优先晋级、升职的机会。以上政策旨在对参与改革的医务人员提供适当的制度激励。至于承担支援者的城市高等级医院,则由政府卫生行政部门组织对参与"下沉"医院签订合作目标责任书和项目协议,并利用定期考核监督完成,对未完成者实行一票否决,不予以评优并追究领导责任,这些举措旨在对参与改革的公立医院及其管理者提供政治动员后的奖惩激励。对支援医院和受援医院,鼓励通过市场化方式协商建立协作型医联体,由前者帮助后者完善管理制度、提高技术水平、培养专业人才并改善设备条件②。文献中强调了这一改革在降低医疗费用、以溢出效应提升乡镇医院诊疗能力等方面的改革正效应(叶杏等,2004),烟台的"错层下沉"改革实践当时在学界和政策界并未引起广泛关注。但这一改革的价值是,它提供了政府组织下,考虑自激励的微观主体间要素

---

① 如《人民日报》2000年6月29日报道的北大人民医院医疗集团之成立。参见:王向东,丁伟."医疗航母"浮出水面[N]. 人民日报,2000-06-29。

② 已有报道中强调了多层面的"下沉"举措,这包括:(1)技术"下沉",由高等级医院通过技术骨干"下沉"到基层医院"传、帮、带"提高后者的技术水平;(2)管理"下沉",选派经验丰富的管理人员进驻基层医院,帮助建立健全规章制度,并每年组织基层医院管理者到城市高等级医院参观、培训1~2次,以提高其管理水平;(3)资金和设备"下沉",由烟台市财政提供资金并与县、乡财政资金配套,与支援医院的闲置设备"下沉"相结合,改善基层医院基础设施条件。参见:叶杏,崔毅,解宇声.我市"错层下沉"推进农村卫生事业发展的做法及成效[J]. 中国卫生事业管理,2004(8):497~498。

短时期抽离和再嵌入的对口支援政策在省域内城乡间运用的制度建构尝试，当代的卫生资源下沉改革实践主要是作用范围和激励强度上与其有所差异，但主要制度特征和做法基本延续、借鉴或者自然趋同于烟台的改革经验。我们还需要提及的是，烟台改革之后，因 SARS 疫情催动的面向县、乡医院的医疗卫生基础设施投资持续到 2009 年中国国务院启动的新医改之后；同一时期中国推出的扩大医保覆盖面的改革产生了多方面的复杂效应，它既有助于降低患者的诊疗费用，但也激励其更多前往高等级医院就诊，反而加剧了后者的结构性拥堵以及相伴随的医患矛盾、暴力等不稳定因素，倒逼决策者反思应如何通过基层医院的诊疗能力提升和患者更平衡的诊疗选择行为来化解结构性拥堵问题。类同于烟台改革的卫生资源下沉改革开始进入不同省域决策者的视野。但如同在烟台改革中催生的协作型医联体那样，卫生资源下沉改革同样要求支援医院和受援医院之间形成低交易成本的合作形式，以便利于短时期抽离的人力资本等要素之向受援医院的嵌入和溢出效应的发挥，为此，作为载体的某种形式的医院间协作/联合（医联体）必不可少。

从学术史和中国改革开放实践观察，医联体之形成已有很长历史，它可追溯至改革开放之初很多省域和城市（乃至于跨省域、跨城市）多自发组织的医疗（协作）联合体（哈尔滨市卫生局，1983；张永红，1989）。由表 3-1 可见，早在 1983 年前后，黑龙江、四川、上海、山东、山西等省市已出现冠名为医疗（卫生、协作等）联合体或者含义相近的组织构建。即便以我们的不完全检索，这种组织也覆盖了东、中、西部的代表性省份。除个别跨省域均由城市高等级医院建构的以松散的学术和业务交流为特征（院际合作）的组织外[①]，其余均涉及高等级医院与厂矿企业或者县乡医院的合作。按照哈尔滨市卫生局（1983），这一合作的目的是，"进一步挖掘我市各级各类医疗机构、人员、床位和设备的潜力，充分发挥省、市大医院的技术优势和工厂企业医院的床位优势"。我们在不同文献中也可看到大量的称谓以"专用床位"或者"闲置床位"（浙江、山东等）、"设备场地合作"或者"病床利用"（湖南、山西等）、"协作病房"或"协作床位"（上海、黑龙江等）的联合体之功能表述。其做法是，"破除部门所有制的服务界限……要求工厂企业医院实行病床对外开放，省、市大医院，指定高级医师定点、定时、定科、定人去工厂企业医院进行技术指

---

① 如 1997 年建立的浙江、湖北、天津、辽宁等地的三级医院组建的（以皮肤病优势学科为主的）医疗协作共同体。

导,帮助提高医疗技术,解决疑难技术问题"(哈尔滨市卫生局,1983);由此,"逐步打破了地区、部门各自封闭的状态",其结果是,"如上海医科大学附属中山医院与民航医院建立协作病房后,使民航医院的三个病区100多张病床开始复活,正常运转;沈阳,参加医疗联合体的医疗单位,……床位利用率由三年前的50%提高到90%左右"(张永红,1989)。在文献中还常见合作医院双方"分成"的提法,说明这一合作可对双方产生切实的激励。虽然在有关省域实践中,也有些证据显示当地政府及卫生部门提供了组织和协调,但自激励动机驱动了医联体内双方的主动合作意愿。

表 3-1　　　　2000 年前若干省市成立的医联体组织及功能

序号	名称	省域	关联医院	组建时间	功能	资料来源
1	医疗卫生联合体	四川	成都市 47 个医联体共 153 家医院参加	1983~1988 年	/	《成都年鉴》
2	医疗联合体	黑龙江	58 个医联体共 286 所医院参加	1983~1985 年	协作床位、专家会诊、检查、治疗	《黑龙江年鉴》
3	大小医院协作挂钩	上海	新华医院与杨浦区工人医院	1984 年	协作病房	《上海文化年鉴》
4	医疗协作联合体	山东	山东省肿瘤防治研究院与长清县平安店医院//济南市中心医院与历下区姚家镇卫生院	1984 年	专家诊疗、床位利用	《济南年鉴》
5	医疗协作联合体	山东	济南 76 个省直、市属、县属和厂矿企业医疗机构共 47 个	1987 年前	利用闲置床位等	《山东年鉴》
6	城乡医疗联合体	山西	共 151 所医院参加	1984~1986 年	病床利用、技术合作并分成	《山西年鉴》
7	医疗联合体	湖南	湖南省肿瘤医院放疗科与解放军 163 医院	1985 年	设备场地与技术服务合作并分成	《湖南年鉴》
8	横向医疗技术协作联合体	湖南	长沙市第一医院与郊区人民医院//湖南医科大学附属医院与长沙市第一医院颅脑外科等//湖南医科大学第二附属医院与长沙县南坊乡卫生院等	1987 年底前	院际联合单科联合城乡联合	《长沙年鉴》
9	医疗协作联合体	浙江	杭州市 26 个联合体,包括康复、医疗、科研、综合四种类型	1987 年前	联合办院、专科门诊、设专用床位、技术协作、技术指导等	《杭州年鉴》

续表

序号	名称	省域	关联医院	组建时间	功能	资料来源
10	协作医院	江西	南昌市第一医院与永丰县中医院、万载县医院	1991年	技术指导、人才培养	蒋秋生等（1991）①
11	医疗技术协作关系	湖北	湖北医科大学附属第二医院与三峡医院	1994年	人才培训、学习交流、技术咨询、业务指导	《葛洲坝集团年鉴》
12	医疗协作共同体	跨省域	杭州市第三人民医院、武汉市第一医院、天津市长征医院、沈阳市第七医院	1997年	院际合作	《中华人民共和国年鉴》
13	技术协作医院	广西	广西壮族自治区人民医院与峦城镇卫生院	1998年	/	《横县年鉴》

资料来源：作者的搜集整理。

从制度演化的视角分析，以上医联体建构的制度基础是中国从计划经济向市场经济转轨过程中的供需格局演化和国营企业向国有企业的转变。在计划经济体制下，医疗卫生资源配置受制于所在行业、部门和地方，供给与行业、部门和地方的高度关联决定了医院格局的碎片化，对应的需求（经由分割的医疗保障体系）首先通过所在行业、部门和地方所办医院满足，疑难重症再转诊至系统外的高等级医院。如聚焦于延续至改革开放早期的国营企业，则一般的国营工厂及其员工所涉及到的非生产性服务（中小学、医院，等）均由工厂或者行业内部来组织，如图3-1（a）所示。但市场化取向的改革使得需求向预期诊疗能力更强的高等级医院转移，由此形成高等级医院拥堵和厂矿企业医院资源闲置共存的情形。不过，因依托于行业和国有企业的分割医疗保障体系（公费、劳保医疗制度）持续存在，厂矿企业医院仍在短时期内维持了生存性，依托这一医疗保障体系的闲置资源（床位、场地、设备等）具有内在的寻求与高等级医院合作的激励，后者面临的资本投资短期约束也提供了合作激励，这是20世纪80年代医联体建构的核心制度条件②。

但随着中国宣布建立社会主义市场经济和20世纪90年代国营企业向国有企业的转型（或关、停、并、转），大批厂矿企业医院被停办或者剥

---

① 蒋秋生，傅志农. 为老区人民留下一支不走的医疗队 [J]. 老区建设，1991（10）：22~23。

② 表3-1所涉及的大多数县乡医院都与合作的高等级医院地理相邻，或者处于市区或者居于郊县，以降低医联体合作中对于闲置病床等利用的交易成本。

离出原依托的国营企业,使得后者得以专注其在企业家带领下的生产和市场运营职能,如图3-1(b)所示。这一转型的客观后果是医疗保障体系从分割逐步向统一转型,国有企业从医院举办者向医保缴费者的转变消除了原厂矿企业医院对内部需求的锁定性,因此,患者可以自由选择就诊医院①。与此同时,被认知具有较高诊疗能力的高等级医院可以借助(市场进行)快速积累和投资扩大床位和设备,已可不依赖于其他医院的闲置床位等资源,因此,20世纪80年代的医联体合作模式到90年代就趋于式微。

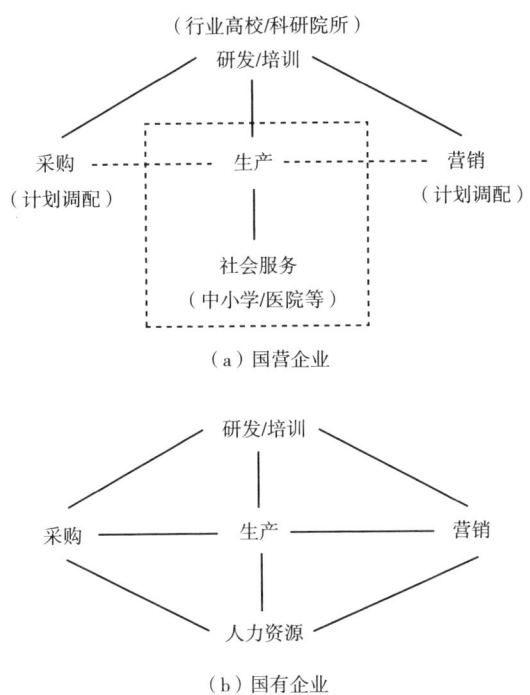

图3-1 国营企业与国有企业的生产组织

资料来源:作者自行绘制。

表3-1给出的若干20世纪90年代的医联体合作案例就少有类似"闲置病床利用"或者"分成"的表述,而仅限于业务交流、技术指导等

---

① 改革从1994年开始试点,直至1998年12月国务院颁布《关于建立城镇职工基本医疗保险制度的决定》(国发〔1998〕44号)文件。要求城镇所有用人单位,包括企业(国有企业、集体企业、外商投资企业、私营企业等)、机关、事业单位、社会团体、民办非企业单位及其职工,都要参加基本医疗保险。基本医疗保险费由用人单位和职工共同缴纳。基本医疗保险原则上以地级以上行政区(包括地、市、州、盟)为统筹单位,也可以县(市)为统筹单位,北京、天津、上海3个直辖市原则上在全市范围内实行统筹。

富有弹性的合作方式。当然,在患者偏向流入高等级医院而原厂矿企业医院和县乡医院需求下滑的背景下,两者间被预期的和真实的诊疗能力差异也趋于扩大,推动了医疗人力资本向高等级医院的单向流动,成为21世纪初SARS疫情下公共卫生体系濒于裂解的核心动因,也是近二十年来卫生资源下沉改革欲求解决的重大问题。虽时景均异,原激励条件均不复存在,但20世纪80年代的医联体建构从组织形态和建构思路上为近年来便利卫生资源下沉改革的医联体载体培育提供了早期镜鉴。

3.3.2 卫生资源下沉改革的推进

2009年,中共中央、国务院发布《关于深化医药卫生体制改革的意见》(中发〔2009〕6号)时,虽然仍着重于扩大医保覆盖面和医药价格改革,但已提出"建立城市医院与社区卫生服务机构的分工协作机制",使用"下沉"术语描述要"引导一般诊疗下沉到基层",同时还使用"对口支援"术语,要求"城市大医院要与县级医院建立长期稳定的对口支援和合作制度,采取临床服务、人员培训、技术指导、设备支援等方式,帮助其提高医疗水平和服务能力"[①]。虽然跨省域的医疗对口支援已形成了系统化的组织和政策,但在省域内地区间和城乡间并无政府组织、提供微观主体激励的大范围医疗对口支援实践。而且,这份文件中提出的若干种合作方式均有延续自20世纪80年代之医联体为始的长期实践,只不过,因前文所述的制度演化特征,它们的效果被证明是极其有限的。但是,这份文件提出的引导一般诊疗下沉到基层之目标却反映了当时市场上日趋严重的高等级医院结构性拥堵和伴随的严峻社会问题,已到中央和各级地方政府不容忽视之程度。它所强调的对口支援政策实际上也反映了长期市场化改革所无法化解之医疗资源配置失衡,以及对于政府和市场机制结合的政策需求。

于是,2009年后各地迅速出现了重新以"医联体"概念命名的组织建构,其核心是以医联体为载体推动高等级医院的技术和专家真正下沉,以此提高基层医疗服务能力。因不同地方推行医联体作为载体的方式和功能有很大差异,文献中出现了大量冠名以"××模式"的改革实践[②]。之

---

① 同一份政策文件中还提到发达地区要加强对口支援贫困地区和少数民族地区发展医疗卫生事业。这是对本章之前讨论的医疗对口支援政策的再次强调。
② 诸如江苏镇江模式、广东罗湖模式、安徽天长模式、北京儿童医院模式和中日友好医院模式等。参见:四种医联体组织模式[J].中国卫生,2017(5):15;刘博.扭转倒金字塔诊疗结构:医联体崛起[N].中国医药报,2017-05-09.

所以我们强调医联体组织的载体特征，是因为医联体中既存在以产权、资产为纽带，以整合、控股、托管为表现的硬约束类型（紧密型医联体），也包括以软约束的意愿或者单纯行政要求组建的松散型医联体，前者较为有效而后者往往效果不佳（周子君，2013；梁涛等；2019；陈丽娜等，2016）。由此，由浙江等地发端的卫生资源下沉改革突出了承继对口支援政策的高等级医院人力资本等要素向低等级医院的"下沉"和溢出，成为最近 10 余年中推动医疗资源均衡配置的核心改革举措。

按照浙江于 2013 年 6 月发布的《关于推进城市优质医疗资源下沉实施意见的通知》（浙政办发〔2013〕85 号）以及 2015 年 9 月发布的《关于推进"双下沉、两提升"长效机制建设的实施意见》（浙政发〔2015〕28 号）等文件①，除严格控制城市医院在主城区内扩张规模，暂停审批（包括省级医院和部分市级医院在内的）高等级医院在主城区内扩大床位规模的申请外，改革的主要内容可归纳如下：

（1）下沉医院：①2013 年文件中要求省市三级甲等综合医院、中医院和部分专科医院，至少与 1 家县级医院建立全面托管式合作办医模式；2015 年要求扩大下沉覆盖面，省级综合性和专科医院分别与 4 家和 2 家以上县级公立医院建立全面托管合作办医关系，还可结合实际与若干家县级公立医院建立重点托管或部分专科托管关系。②其他设区市的三级甲等医院也需要参与，但配对下沉医院数量由各地区自行决定。其中，省会城市杭州市属三级综合医院、中医院（中西医结合医院）和部分专科医院，被要求与 5 家以上县级医院实施合作办医（含在中心镇设立分院）；其他地级市市属三甲医院至少与 1 家县级医院建立全面托管式合作办医模式（如台州）②。下沉医院按照规定可获得托管收益③。

（2）接受下沉医院：到 2015 年底实现城市优质医疗资源下沉至所有

---

① 这一改革因突出城市优质医疗资源下沉和医务人员下沉、提升县域医疗卫生机构服务能力和群众就医满意度，而被简称为"双下沉、两提升"改革。

② 如可参见《杭州市人民政府办公厅转发市卫生局等 5 部门关于推进杭州市优质医疗资源下沉实施意见的通知》（杭政办函〔2014〕1 号）以及台州市人民政府发布的《关于推进城市优质医疗资源下沉实施办法的通知》（台政办发〔2013〕119 号）。按照规定，城市医院全面参与托管医院的运行管理，根据托管医院的实际情况及发展需要，长期下派适应运行管理需要的管理和技术团队从事医院管理、专科建设及人才培养等工作，提升托管医院的管理水平和业务能力。托管医院的产权归属、职工身份及行政隶属关系不变，所在地政府的投入和监管责任不变。托管医院第一名称为原名称，经卫生行政主管部门批准后，增挂城市医院分院为第二名称。

③ 根据《关于推进城市优质医疗资源下沉的实施意见》（浙政办发〔2013〕85 号）规定，下沉医院对采用全面托管模式的接受下沉医院，可以按照不低于后者总业务收入 3% 的比例收取托管费用。

县（市、区）全覆盖，县级医疗资源下沉乡镇全覆盖。

（3）下沉人员规模和激励：要求城市三级甲等医院按要求足额派出管理人员、医务人员，在一定时期内（一般为半年到一年）全职在接受下沉的县级医院工作。城市三级甲等医院合计派出医生人数不低于全院中级以上专业技术资格医生人数的5%；选派人员中，中级以上专业技术资格人数占比不低于80%。城市三级甲等医院派出的管理人员和医务人员要统一纳入接受下沉医院管理，并实行联合考核。一般而言，"下沉"经历被纳入职称评审和晋级的必要条件，但下沉医院和受援地地方财政亦提供经济激励。

（4）政府成本补偿：设立支持卫生资源下沉的省级财政专项资金，用于资助开展优质医疗资源下沉的省级、部分考核优秀的市级下沉医院，以及接受优质医疗资源下沉的市级专科医院（不含三甲医院）和县级医院①。其中，省级下沉医院的分类补助标准为：①实行全面托管的，每家预补助400万元；②实行重点托管的，每家预补助220万元；③省级专科医院实行专科托管的，每家预补助50万元。接受下沉医院同样可获得补助来补偿其改革成本②。但以上财政资金需要在次年按绩效考核结果进行结算补助以提供额外的激励③。

（5）双向技术溢出：在3~5年内接受下沉医院骨干管理人员和医务人员到城市三级甲等医院进行全员培训。建立重点帮扶专科的骨干医师"导师制"培养制度。在明确人员归属的前提下，探索分院优秀的业务骨干到城市三级甲等医院多点执业。

显然，以上改革直接继承于我们之前讨论的对口支援政策以及跨省域的医疗对口支援实践。其核心仍然是在政府组织和协调下，将受激励的人力资本要素从支援方微观主体短时期抽离并契入到受援地微观主体中，通过生产函数嵌入和溢出效应发挥以提升低等级医院的诊疗能力并助力后者

---

① 参见浙江省财政厅发布的《关于印发浙江省"双下沉、两提升"省级财政专项资金管理办法的通知》（浙财社〔2017〕99号）。

② 浙江省的省级财政按二类六档转确定不同地区的补偿标准。一类地区：1. 实行全面托管的，每家预补助500万元；2. 实行重点托管的，每家预补助300万元；3. 与专科下沉医院实行专科托管的，每家预补助100万元。二类地区：1. 实行全面托管的，每家预补助200万元；2. 实行重点托管的，每家预补助100万元；3. 与专科下沉医院实行专科托管的，每家预补助50万元。

③ 绩效考核结算补助资金，根据省卫生计生委、省财政厅开展上一年度"双下沉、两提升"工作考核确定的等级、实际开展合作办医时间和双下沉专项资金规范使用等因素确定。结算补助与预拨分类补助的差额由省财政扣回。考核等级结算标准：（a）考核优秀的，按预拨分类补助的100%结算；（b）考核良好的，按预拨分类补助的80%结算；（c）考核合格的，按预拨分类补助的60%结算；（d）考核不合格的，按预拨分类补助的50%结算。

重新吸引患者。这一新改革实践提供了在省域范围内使用对口支援政策并提供足够激励和溢出效应的新范例。相类比，江苏省镇江市 2009 年组建的两家医联体中，同样规定高等级医院医生下沉对应于 8 万元财政补贴/人，并将下沉经历纳入医生职称晋升要求，来推动高等级医院的人才（人力资本）、技术和设备等下沉基层医院。另如，武汉市第五人民医院为核心组建的医联体中，同样将高级职称人员和中青年骨干下沉社区与医院和市政府补贴挂钩，以在微观上形成恰当的激励，还通过对社区医生的培训等机制促进医联体内的技术溢出和双向转诊（姜立文等，2014）①。

早在 2014 年 12 月，中国国家主席习近平在江苏省镇江市基层医院调研时就认为，"要推动医疗卫生工作重心下移、医疗卫生资源下沉，推动城乡基本公共服务均等化……真正解决好基层群众看病难、看病贵问题"②。但由于医联体载体建设较易识别和管理，且可以包容不同省域和地方推动卫生资源下沉的极为多样化的政府补偿能力、制度条件和合作类型，2017 年后国务院和不同省区市出台的激励卫生资源下沉的政策文件中均突出要建设和发展医联体。换而言之，中国最新政策中已将卫生资源下沉改革与医联体改革进行了有机结合，医联体由此获得了 20 世纪 80 年代后的再一次新生，卫生资源下沉改革继承了先前广泛使用于省域间的对口支援制度，并被嵌构在新生的医联体载体内，被中央政府认可在全国范围内推广。

在国务院办公厅 2017 年发布的《关于推进医疗联合体建设和发展的指导意见》（国办发〔2017〕32 号）中，承认了要探索分区域、分层次组建多种形式的医联体③，但核心目标仍是"促进医疗卫生工作重心下移和

---

① 但也有报道指出，"目前各地关于大医院医生下基层工作的劳务补贴存在差异，甚至一些地区没有相关的补助政策，……相当多的医生是把下基层的工作当成了公益事业，长此以往难以坚持。"参见：刘博. 扭转倒金字塔诊疗结构：医联体崛起［N］. 中国医药报，2017 - 05 - 09。

② 参见：王宇鹏，赵敬菡，万世成. 习近平的健康观：以人民为中心，以健康为根本［EB/OL］. 人民网，http://cpc.people.com.cn/xuexi/big5/n1/2016/0819/c385474 - 28650588.html，2021 - 9 - 29。

③ 该文件中提及的主要医联体模式包括：(a) 在城市主要组建医疗集团。在设区的市级以上城市，由高等级医院牵头，联合社区卫生服务机构、护理院、专业康复机构等，形成资源共享、分工协作的管理模式。(b) 在县域主要组建医疗共同体。重点探索以县级医院为龙头、乡镇卫生院为枢纽、村卫生室为基础的县乡一体化管理，形成县乡村三级医疗卫生机构分工协作机制。(c) 跨区域组建专科联盟。充分发挥国家医学中心、国家临床医学研究中心及其协同网络的作用，以专科协作为纽带，组建区域间若干特色专科联盟。(d) 在边远贫困地区发展远程医疗协作网。由公立医院向基层医疗卫生机构提供远程医疗、远程教学、远程培训等服务，利用信息化手段促进资源纵向流动。但对最关键的城市和农村（县、乡）医院的诊疗能力差异，该文件强调利用已建立的长期稳定对口支援关系，通过托管区域内县级医院等多种形式组建医联体，由三级公立医院向县级医院派驻管理团队和专家团队，重点帮扶提升县级医院医疗服务能力与水平。

资源下沉，提升基层服务能力"，且再次强调了政府的主导、组织和协调作用。虽然出于易管理和政治动员的要求，该文件将工作目标确定为"到2020年，全面推进医联体建设，形成较为完善的医联体政策体系。所有二级公立医院和政府办基层医疗卫生机构全部参与医联体。"但激励人力资源有序流动（尤指二级以上医疗机构向基层医疗卫生机构）以及促进优质医疗资源共享和下沉基层（进而提升基层医疗服务能力）是最核心的政策工具和诉求。与此相对应，"新的"与医联体相适应的绩效考核机制突出了"重点考核医联体技术辐射带动情况、医疗资源下沉情况等，不单纯考核业务量，要将三级医院医疗资源下沉情况、与基层医疗卫生机构协作情况以及基层诊疗量占比、双向转诊比例、居民健康改善等指标纳入考核体系"。在同时期不同省市拟定的政策文件中，也将卫生资源下沉放在医疗卫生改革和医联体建设的核心位置①。诸如，在江苏省拟定的《江苏省医疗卫生服务体系规划（2017~2020年）》（苏政办发〔2017〕66号）中提出，要"促进资源下沉、上下联动""促进省市级优质资源覆盖全省所有县（市），县级医疗资源下沉覆盖所有乡镇。"再如，安徽省拟定的《关于推进医疗联合体建设和发展的实施意见》（皖政办〔2017〕95号），同样强调医联体建设和发展旨在"促进医疗卫生工作重心下移和资源下沉，提升基层服务能力，更好实施分级诊疗和满足群众健康需求。"

3.4 小结

本章首次系统地将卫生资源下沉改革与中国长期实践的"对口支援"新型区域政策关联起来，探寻这一改革的历史渊源和演进脉络。我们可发现，卫生资源下沉改革及其依托的对口支援政策可从中国长历史时序的边疆开发和稳边政策中找到渊源，但其形成和发展应归于新中国成立后包括大小三线建设和医疗援外等在内的多方面探索和实践。这一实践最终在改革开放至今的四十余年中从中央政府和各省域互动中渐趋定型。我们认为，卫生资源下沉改革是以上定型的省域间对口支援实践在省域内空间尺度上的创新实践及其在医疗卫生领域的新运用。

---

① 也有省区市使用"医疗资源纵向整合"的术语描述以加强县医院为出发点的"有组织、有目的地将城市优质医疗资源的重心向农村下移"，如辽宁省卫生厅2009年通过的《推进辽宁省医疗资源纵向整合工作指导意见》等（任苒等，2012；郭传骥等，2012）。

在长期探索过程中，卫生资源下沉改革既聚焦了上级政府动员和组织下，支援地和受援地下级政府及其影响的微观主体间的精准配对，也逐渐认识到需关注并予以回应的多微观主体之激励相容政策体系设计。因而，有力激励约束机制下的支援方要素短时期抽离和向受援方的嵌入，构成了卫生资源下沉改革的主要特征。它已经显著不同于改革开放前后直至2010年前基于市场或者单纯指令计划的资源"下沉"模式，具有了能激发微观主体合意反应、可持续作用的区域政策特征。这是中国应对医疗卫生资源区域间失衡配置的新型区域政策尝试，但其作用机制尚有待于后续章节做出进一步探讨。

第4章 卫生资源下沉改革的形成和作用机理

要理解卫生资源下沉改革的形成和作用机理，实际上要回答其为何重要、何以如此和如何运行三方面问题。本章首先从区域公共产品供给视角解构区域发展差异问题，阐释区域公共产品生产函数裂解情形下对口支援带来的要素注入及其作用机制，以回答对口支援为何重要这一问题。其次，我们从区域公共产品生产函数裂解类型分析中剖析卫生资源下沉改革的理论定位，并以一个简单的博弈模型分析卫生资源下沉改革的形成机理。最后则从不同层级政府和多微观主体视角探讨卫生资源下沉改革何以能运行并产生微观主体间激励相容的政策效果，为卫生资源下沉改革之运行机理提供一个初步的理论解释。

4.1 区域公共产品供给与对口支援的形成机理

卫生资源下沉改革是"对口支援"政策在省域内或更小行政区域内的运用，其形式和作用机理类同于"对口支援"政策。对口支援政策的起点是历史演变留存或在市场机制激励下的区域经济社会发展失衡。但作为中国独有的发展实践，已有研究尚少有这一政策形成机理的探讨。本节以区域发展失衡之形成为理论分析的源头，从微观经济学和区域科学理论出发，以区域公共产品生产函数的新视角来探讨包括卫生资源下沉改革在内的"对口支援"政策的形成机理。

4.1.1 区域公共产品供给对区域发展差异的影响

我们的分析从经典的微观经济学分析开始。基于一个抽象掉特定区域的一般化理论假设，在传统的微观经济学分析中，市场主要由生产者和消费者组成，前者以利润最大化为目标函数，后者则以效用最大化为目标函数,共同通过市场这一"看不见的手",以市场竞争和价格机制作用而实现均衡。如果市场因外生冲击而出现短期不均衡,则价格杠杆会驱动生产者和消费者联动反应以重归均衡。因而,在完全竞争市场条件下,早期的经济学观点认为政府应承担"守夜人"角色;在此条件下,要素价格的市场形成和趋利的自由流动是自然的。20世纪20~30年代先后发展的外部性理论、垄断和不完全竞争等理论均显示了市场会在若干情形下"失灵",因而产生了由政府干预矫正"市场失灵"的思想,由政府提供公共产品进行矫正成为普遍接受的观点和经济发展实践。政府需要投入劳动等要素构建公共产品生产函数,同样需要以税收等方式为此进行融资并确定可得的供给水平①。但微观经济学研究中往往将公共产品视为市场的补充品,亦即,针对市场化产品和公共产品供给的研究是分离的,这些分离的研究很少考虑区位(域)因素的影响。

将区域发展差异纳入经济学分析有两方面的思想渊源②。其一是与20世纪50年代后的发展经济学研究有关。缪尔达尔(Myrdal)和赫希曼(Hirschman)等人已经认识到区域之间的非均衡经济增长现象及其背后的"二元空间结构"问题。他们认为,发展中国家区域经济发展中的一个基本特征是地理空间上的"二元经济",亦即,经济发达区域和欠发达区域并存。它产生的主要原因是在区域间的禀赋差异和某种外因作用下,某些区域经济增速快于其他区域,前者优势的不断累积会形成"累积性因果循环",形成发达的核心区和欠发达的边缘区组成的自我加强的空间系统。随后由法国经济学家佩鲁(Perroux)提出并由罗德温(Rodwin)等人发展的增长极理论意识到极化效应和涓滴效应的共同作用③,但区域间的不平衡增长仍是核心的理论分析结果。在同一时期,使用新古典经济学分析框架,Borts and Stein(1964)认识到出口等外生冲击会导致区域经济增长率的长期差异,促使生产要素从欠发达区域流向高收入区域;但他们仍坚持认为,欠发达区域较低的工资率和单位劳动成本会推动(外生冲击消失后)出现区际经济增长率的趋同趋势。可是,在以上研究中引入的生产函数仅仅包括市场化产品,公共产品供给对区域差异的影响及其在增长中的

---

① 即便是早期经济学家认知的"守夜人"思想,也需要投入劳动等要素来构建"守夜"服务的生产函数并为此而融资,"守夜"服务可视为政府干预矫正市场失灵的特例。

② 当然,对区位(域)的关注可追溯到包括马克思、杜能等在内的早期经济学家的著作,但20世纪50年代前后方出现系统的专门研究区域发展失衡问题的文献。

③ 极化效应是指发达区域对欠发达区域劳动、资本等要素的吸引力趋强并扩大区域发展差异的现象,涓滴效应则是指区域发展差异下发达区域之技术、管理方式和思想观念等对欠发达区域的溢出效应,它会推动欠发达区域的发展。

作用仍未得到应有重视①。

另一些文献渊源来自较晚的城市经济学和区域科学研究。这一方向研究的主要贡献是将区域（尤其是城市）的便宜性（Amenities）对劳动要素移动（迁徙和移民）的影响纳入分析。所谓便宜性②，是指特定区位（域）可提供的包括公用设施、医疗和教育服务以及区位条件等带给居民和企业的便利性及可产生正效用的因素的总称③。便宜性具有非排他性的非纯公共产品特征④，它与特定区位（域）相关，不可替代、转移或者交易，包括影响居民福利的个人安全、健康、休闲、居住质量、儿童培育、市场消费机会等方面（Diamond and Tolley，1982）。由此，便宜性可与市场化产品（私人产品）进行完全的区分。便宜性的供给水平独立于特定个体的区位选择，且其供给者主要是政府以及受政府影响的第三方机构。一些后续的区域科学研究（如 Mathur et al.，1988）将便宜性和市场化产品消费纳入劳动力区域间流动的理论模型，居民的效用函数成为便宜性 A、市场化产品 Z 以及土地价格 L 的函数（$U = U(A, Z, L)$），它同样给出了区域间收入和便宜性的外生冲击会增加劳动力流动进而扩大区域增长差异的结论。而且，将主要由政府供给的具有公共产品特性的便宜性纳入分析扩展了我们对于要素流动及其引致区域发展差异的理解。

但以上城市经济与区域科学文献使用的便宜性范畴可能不完全适用于区域发展和区域政策分析。其原因在于，城市经济和居民区位决策研究将工作岗位之外的涵盖所有社会、地理和法律环境界定到便宜性范畴内，必不可免地带来概念上的宽泛性。例如，将气候、水和自然生态这样的区位（域）对应的自然禀赋包含在内，虽然对区域和城市间迁徙和移民研究有

---

① 例如，在 Borts and Stein（1964）的两部门模型中就仅纳入了作为贸易品的制造业部门和作为非贸易品的农业部门。

② "便宜（bian yi）性"术语能更好地反映城市或者区域因自然禀赋和区域公共产品供给而宜居、宜产的特性，它既是因为这些特性可导致更低的生活或者生产成本，还因为特性本身即带来效用和收益。但很多中文发表的城市研究文献还使用了"便利性"表述，它旨在刻画特定区位对应的生产或者生活成本下降，突出其作为工具的作用，术语间存在细微的差别。

③ 总体上看，区域科学研究中对便宜性的定义是颇为宽泛的。例如，最早提出便宜性概念的 Graves（1976）就强调了特定区域的气候在移民决策中的重要性，Graves and Regulska（1982）将视角进一步延伸至气候之外的诸如濒海（河、湖、山、等）以及污染、暴力和财产犯罪等城市自然地理和社会特征变量。这一领域的后续实证研究往往将涉及的包括医疗、教育和休闲设施等一系列的便宜性因素集，使用主成分分析等技术进行加权或者合成构建便宜性指数，据此判断居民迁徙过程中（带来收入的）工作岗位和（非收入的）便宜性的相对重要性，或者对便宜性之于区域差异和劳动力迁徙的影响进行估计（Su et al.，2019；夏怡然和陆铭，2015）。

④ 但这一产品可能具有拥堵效应，消费上具有一定的竞争性，亦即，特定居民的消费会影响其他居民的消费，尽管所有个体都无法被排除在便宜性之外。

明显价值，但于区域和发展政策制定及干预并无根本意义①。加之，便宜性范畴凸显的公共产品特性及其供给中隐含的政府角色②，使我们认为应使用更规范的"区域公共产品"范畴予以明确的界定。这样处理的优势是，它既符合区域科学文献中便宜性范畴具有的非排他、区位特定及隐含的作为供给代理人的政府角色特征，还可以聚焦自然地理因素之外、需要投入成本形成供给的公共产品，这就可以充分衔接已有的微观经济学和发展经济学理论。

为了进一步理解引入区域公共产品后区域间发展差异的生成机理，以下从供给和需求双层面以及区域公共产品和市场化产品的生产函数联动视角进行分析。首先需要说明的是，城市经济和区域科学文献中单独纳入的土地变量可区分为两个方面进行分析：其一，可细分为加之于住宅的城市间较为可比的同质化产品，其二为受区位影响、附加于住宅之上的便宜性，它是区位因素和区域公共产品供给的函数。为简化起见，我们不在需求侧的居民效用函数中纳入独立的土地变量，而将其融入（一篮子）市场化产品变量 Z 和区域公共产品变量 A。参照已有文献（Mathur et al., 1988），设对于区域 i，其居民效用受 Z 和 A 的影响，则其效用函数为：$U = U(A_i, Z)$，其中，A_i 为特定区域 i 提供的区域公共产品供给水平。在供给侧，因同时存在市场化产品和区域公共产品的生产，两者共享同一劳动力市场，为简化起见，设劳动同质，则有 $L = L_A + L_Z$。其中，L_A 是配置于区域公共产品生产的劳动量，L_Z 是用于市场化产品生产的劳动量，两者之和为可得的劳动供给总量。两者的生产函数可分别表述如下：

（1）区域公共产品生产：$A_i = A_i(L_A, K_A)$，其成本函数为 $C_A = w \times L_A + r \times K_A \leq t \times R$。其中，w 和 r 分别为劳动工资率和其他要素（$K_A$）租金，$t \times R$ 为税收，t 为税率。

（2）市场化产品生产：$Y_i = F(L_Z, A_i, K_Z)$，其成本函数为 $C_Z = w \times L_Z + r \times K_Z$，$R = Y_i \times P - C_Z$。其中，$K_Z$ 为市场化产品生产中涉及的其他要素，P 为市场价格，R 为利润。

我们给出以上单一区域公共产品和市场化产品生产函数的目标并不是用于估计均衡的要素配置和产出水平，而是用以说明两类产品间的联动作用以及受外生冲击后的反应特征。显然，以上市场化产品生产函数的特征

---

① 这一问题在 Diamond and Tolley（1982）的分析中已得到提及，便宜性范畴中的这些自然地理因素被认为属于例外情形。
② 尽管便宜性研究中强调包括中央政府、地方政府和第三方机构等多主体的供给侧代理人角色，但毫无疑问，地方政府的角色是最主要的。

是需要将区域公共产品供给作为投入品进入生产函数,虽然后者并不出现在前者的生产成本函数中。如果我们把区域公共产品理解为包括教育及其驱动的人力资本培育、医疗、营商环境、基础设施等方面,则其对市场化产品生产函数的影响是一目了然的①。同时,市场化产品生产所实现的利润中将由税率 t 将其转化为税收,并作为区域公共产品供给的最大化投入成本约束。因此,我们可把以上机制绘制在图 4-1 所示的区域 1 的经济运行中。

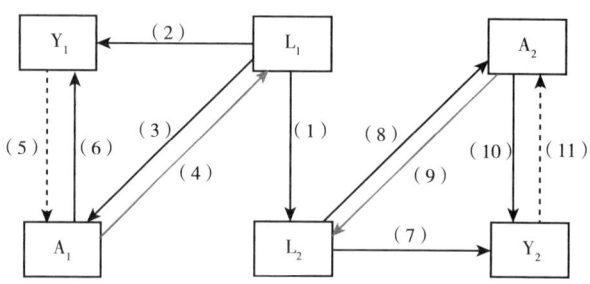

图 4-1　要素流动对区域发展差异的直接和间接效应

资料来源:作者自行制作。

其中,图 4-1 中箭头(2)和箭头(3)表示劳动要素总量被分别配置在市场化产品和区域公共产品生产中,但箭头(6)刻画了劳动等要素经由区域公共产品生产而对市场化产品生产的间接效应,而箭头(5)则反映了后者为区域公共产品融资的事实。值得说明的是,在单区域的需求侧分析中箭头(4)刻画了区域公共产品的供给水平对拥有劳动要素的居民之效用水平的影响。由此,区域 1 的经济运行中呈现不经由和经由区域公共产品生产的直接效应和间接效应共同促进经济增长的联动运行特征。

现在我们引入双区域分析,我们在图 4-1 中引入了两个区域间的互动,区域 2 中不同类产品生产及其与流入要素的关系类同于区域 1。如同已有的发展经济学理论所揭示的那样,设若出现贸易等带来的外生冲击,则发达区域的收入水平会倾向于上升。令区域 2 为遭受此类外生冲击的区域,则区域 2 收入水平的上升会推动图 4-1 中所示的箭头(1)劳动要素流动。其导致的区域间发展动态是,区域 2 流入的劳动要素会进入该区域市场化产品的生产函数,因投入要素增长带来的产出增长会转为区域 2 增加的税收,导致可用于区域公共产品供给的成本约束得以放松,通过吸纳

---

① 医疗服务可得性及其供给水平具有区域公共产品特征,其改善意味着劳动要素的较低供给成本和更高的生产率。

流入的劳动要素并借此提升区域 2 的公共产品供给水平（ΔA_2）。ΔA_2 将进入市场化产品的生产函数，降低市场化产品的生产成本或提高其边际生产率，$\partial Y_2/\partial A_2 > 0$，助力其产出增长。显然，单次的劳动流入会通过直接效应和间接效应的作用共同推动区域 2 的产出增长，进而产生与区域 1 的经济增长和发展差异。由于 ΔA_2 还将进入区域 2 居民的效用函数并驱动其效用水平上升（$\partial U_2/\partial A_2 > 0$），区域间可比较的居民效用水平差异又成为劳动要素流动的新动力，以上述及的区域 2 发展动态得以稳定维持。

反之，对区域 1 而言，因 $\Delta L_1 < 0$，$\partial Y_1/\partial L_1 > 0$，其劳动要素的流出使得该区域市场化产品的产出、利润和税收都趋于下降，由此难以维持对所在区域公共产品的融资能力，区域 1 公共产品的趋紧的融资约束和劳动要素的流出共同推动该区域公共产品供给（ΔA_1）的下降。同时，这一为负的 ΔA_1 也会进入区域 1 的市场化产品生产函数，$\Delta A_1 < 0 \Rightarrow \Delta Y_1 < 0$，进一步削弱区域 1 市场化产品的边际生产率和产出水平。这一直接效应和间接效应联动的区域间差异会随着要素流动和区域公共产品供给的变化而动态演化[①]。

当然，以上分析中我们假设劳动外的其他要素为不可移动要素，它们在市场化产品或者区域公共产品生产函数中可被处理为易沉淀的固定成本，则在生产技术稳定条件下，劳动要素的流出和相对价格的上升就意味着不可移动要素的边际生产率大幅下降乃至趋近于 0，继续促成区域间发展差异的扩大。但是，如果我们放松以上假设，把诸如资本等可移动要素单独纳入不同产品的生产函数，则其同样存在类同于图 4-1 所述的直接效应和间接效应，对区域间发展差异的影响与劳动要素流动类似，我们不再赘述。但区别是，拥有劳动要素的居民兼而作为消费者而存在，它可以更好地描述区域公共产品供给变动情境下的区域差异形成。如果我们把劳动要素的异质性考虑进来，则劳动要素的流动更多体现为有较高人力资本、较强企业家精神的居民的迁徙过程，这一过程往往伴随着从其原在生产函数中技术、知识和管理技能的同时流动，则原在生产函数不仅经历可得要素数量下降，而且往往意味着生产函数本身的要素组合效率下降，所导致的区域间发展差异结果是更为严峻的。

---

① 在城市经济学研究中，劳动流入城市的拥堵和土地（住房）价格上升会最终抑制居民从当地公共产品供给中所获得的效用，进而实现城市间的要素流动均衡。但如果将区域研究的视野扩大至城市外的更大区域，则现实的观察是，拥堵和土地价格上升的抑制作用并不是很强的。

4.1.2 区域公共产品生产函数裂解与对口支援的要素注入

前面的分析旨在为区域公共产品和市场化产品生产之间的紧密关联以及两者协同对劳动区位决策的影响提供理论基础，以便于我们理解区域公共产品供给在区域发展差异形成中的重要作用，为我们接下来探讨的对口支援政策形成提供初步依据。我们的核心思想是，区域公共产品供给会在区域层面上非排他地进入微观主体的生产函数影响其生产成本，进而决定特定区域企业在跨区域竞争中的竞争力，转而因企业在区域间的生存能力比较而加总形成特定区域在全国乃至国际层面的产业布局和分工地位。理解区域公共产品生产及其生产函数面临的冲击和裂解，是我们分析对应公共政策需求的重要基础。但更一般地讲，区域发展差异是区域公共产品供给变化的一种关联情境，除劳动要素流动外，还包括资源耗竭和各种各样的短期或者中长期外生冲击等情境，我们有必要从其生产函数本身的变化来做出更一般的归纳和理论分析。

我们的分析可从美籍奥地利经济学家熊彼特（Schumpeter）的创新理论中找到理论渊源。熊彼特强调了企业家在建立新生产函数中的作用，即其可把从前未有过的关于生产要素和生产条件的新"组合"引入生产体系，企业家群体的这种创新和新"组合"的引进引致了经济发展（熊彼特，2019年中译本，第176页）。微观上看，创新及创新被模仿的过程形成了企业家获取利润和利润渐趋耗散，同时又导致宏观层面经济增长的过程。可以合理设想，在一个竞争性的市场或者区域内，企业家对生产函数的"创新"或改造，必然依托于可靠的公共产品供给，这一公共产品供给包括政府和第三方机构提供的基础设施、公共服务、营商环境和有效率市场的建立和维护。所以，公共产品供给和企业家创新共同促进了宏观意义上的经济增长，这与我们在4.1.1小节的分析是高度吻合的。

但与熊彼特的论证方向相反，企业家以其"创新"建立生产函数后，其市场化产品的边际生产率即已确定，此时存在若干种力量可降低这一生产率，乃至使已有之生产函数裂解，导致经济停滞乃至负向增长。熊彼特指出，"生产意味着把我们能支配的原材料和力量组合起来"（熊彼特，2019年中译本，第75页），此处"力量"是指企业生产所使用的诸般要素，但原材料和"力量"本身亦在持续变化过程中，至少存在以下诸种（或者之一）使其边际生产率下降的自然力或者社会力作用：

第一，生产所依赖原材料（自然资源）为可耗竭资源，当其被发现并投入生产若干时期后，总资源量渐被耗竭，使其可得数量和质量不能维持在可支持原生产函数的水平上。运输成本的限制使原设定于特定资源区域的生产函数发生裂解之可能。

第二，因自然灾害或其他不可抗力因素，使企业生产所使用的单一或者若干要素被突然从生产函数中剥离，导致企业不能维持既有之生产函数进行生产。

第三，因区域间发展差异造成劳动等要素出现单向流动，流出区域市场上的要素数量、质量和可竞争性衰减，使微观企业难以维持原生产函数生产①。

第四，相对其他国家/区域要素数量/质量上的变化，特定区域的已有要素之生产率仍保持静止或者难以跟上其他区域之平均生产率变化②。

我们可将以上诸种情形归纳为两类生产函数裂解情形：其一为要素剥离。它包括特定要素供给的破坏或者要素的耗竭，前者的例子包括因自然灾害导致的公共服务设施和物质资本的破坏，后者的例子包括特定区域内某一自然资源的耗竭。因区域发展差异导致的单向要素流动及导致的对流出区域要素的长期剥离亦属于此一范畴。总之，因要素剥离之故，区域公共产品和市场化产品的生产函数已不能如前一样运转。其二是要素失能。参照马克思的"无形磨损"之分析思路，要素失能即为进入生产函数的单一或者若干要素因其他区域之技术进步、管理改善等因素而使用价值大减、丧失其对生产函数的原有边际贡献的情形。

显然，如果把熊彼特分析中所抽象掉的区域和要素生产率因素引入，可发现经济发展中不仅存在因企业家创新导致的"增长力"，也存在削弱增长的"衰弱力"，它客观上导致了区域间的增长不平衡状况。如果这一"衰弱力"仅仅作用于特定企业，则对应于企业自身的区位迁移和生命周期，这是管理学的研究对象，我们在这里不予考虑。但如果特定区域和产业的所有企业都面临同一"衰弱力"影响，则就具有显然的外部性，它一般地与特定区域和产业所能获得的区域公共产品和区位条件关联③。设若

---

① 人们可能会争议，劳动市场本身的动态演化和比较优势的动态跃升会导致特定国家的微观企业不再具有竞争力，进而在全球范围内寻求更优投资地，这只是国际投资文献的常见研究主题。但在国内区域间发展差异情境下，单向要素流出不是内因驱动、比较优势转换的结果，而体现为劳动等要素被剥离出原生产函数，特定区域（要素市场）这一公共产品供给的能级下降。

② 马克思针对企业生产的折旧理论中，讨论了有形磨损和无形磨损两种类型，前者专指资本品使用中的物质意义上的磨损，后者则指引新技术、新机器设备的出现使原设备之使用价值大幅下降的磨损情形。这里讨论的要素生产率下降类似于马克思在折旧理论中强调的"无形磨损"。

③ 区位条件亦可因交通基础设施和营商环境的改善等渠道得以（至少部分）克服，因此，我们可集中精力分析区域公共产品供给的影响。

这一"衰弱力"主要来源于区域公共产品,则区域公共产品生产函数本身的裂解就成为"衰弱力"的核心来源,也是留待区域政策化解的重要问题。因区域公共产品生产函数中要素剥离和要素失能可能涉及的要素类型多样,生产函数裂解无法通过融资(包括纵向、横向转移支付等)的方式来恢复公共产品生产函数的运行或改变区域公共产品供给水平,这是包括卫生资源下沉改革在内的对口支援政策形成的核心动因。

参照 4.1.1 小节的分析,我们同样假设特定区域内存在区域公共产品和市场化产品两种类型生产,两者具有相对独立又紧密关联的生产函数(见图 4-2)。

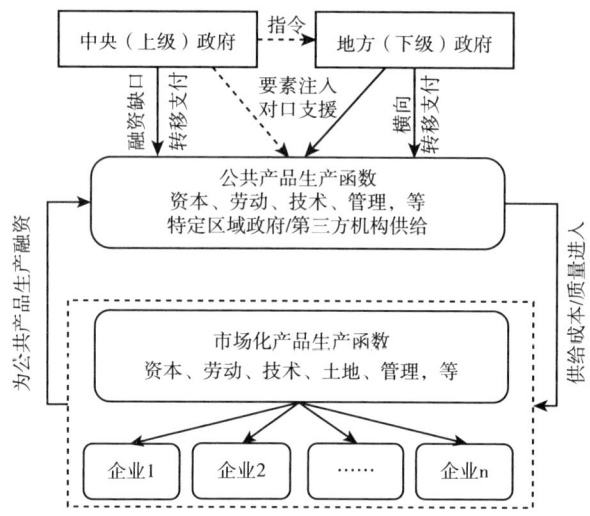

图 4-2 "对口支援"与特定区域经济运行的生产函数关系

资料来源:孙泽生和赵红军(2020)并做修改。
注:虚线表示非要素投入或者不确定需要要素投入。

设若特定区域内的经济运行难以独立供给可达致均等化水平的合意公共产品数量和质量①。在非对口支援情形下,因该特定区域的微观主体不能充分地为区域公共产品生产提供融资,则融资缺口要么以降低公共产品供给水平和质量为代价,要么须由中央政府等提供转移支付来弥补。这时,转移支付来自中央政府(纵向)还是其他区域及地方政府(横向)实际上并无特殊之处,所差别者仅在于税制设计以及税收在中央和地方的不同分配模式下,中央政府有适当的权威使用而已。但如前所述,单纯弥

---

① 虽然我们之前的分析聚焦于经济层面,但区域公共产品供给的均等化还存在包括战略、伦理、社会等多层面的考量和作用目标。

补公共产品融资缺口并不必然可改善特定区域公共产品的供给水平和质量。原因在于，区域公共产品生产同样是涉及资本、劳动、技术和管理等多种要素的生产过程，其生产函数要求按比例的多要素协同投入，而非仅仅在成本或者资本要素上的投入。因而，特定区域因生产函数裂解的缘故，其非资本要素供给已发生剥离或失能，它无法仅仅用融资缺口之弥补得到解决。

当然，按照完全竞争市场的逻辑，剥离或者失能要素注入也可由市场驱动完成①。但在本节述及的外部性情境下，要素剥离或者要素失能恰是妨碍公共产品生产、导致生产函数裂解因而产生市场失灵的情形。由此，政府和第三方机构无法从市场上购置获得适当的所缺要素，或者干脆这样的市场根本不存在，而只能仰赖其他替代的途径。当特定区域政府和第三方机构发现所缺要素仅存在于其他区域政府和第三方机构时，因政府间交易不能通过竞争和市场均衡价格的方式完成，就只能诉诸市场之外的要素获得方式——这主要是指由政府动员、指令和激励下的要素注入。如果中央（上级）政府自身或指令下的其他区域（下级）地方政府能支配相关要素，且短时期要素转移的成本低于市场方式下的要素激励②，则这样的要素注入方式就具有潜在的作用空间和可能性，这是对口支援政策形成的核心驱动力。

从微观上看，对口支援政策的效率来自所注入要素在区域间转移的边际生产率差异和溢出效应。设想单一要素在区域 2（支援地）的边际产出为 MP_2，因受援区域 1（受援地）生产函数裂解的缘故，注入要素的边际产出有两种情形：其一是填补生产要素剥离的边际产出，使总产出从严重削弱甚至趋近于 0 恢复至生产函数运行的正常产出，其在受援地的边际产出 $MP_1 > MP_2$；其二是以 MP_2 的边际产出转至受援地，但因受援地要素失能缘故形成同类要素的边际产出势能，进而可形成溢出效应，此时单要素边际产出加溢出效应也会明显高于 MP_2。从以上分析可见，从跨区域和全国角度观察，要素从支援地向受援地的注入会带来明显的帕累托改善。

---

① 理论上，对任何因要素短缺导致的非均衡市场，只要（政府补贴或者偏向性政策）充分改变价格和激励，总会吸引所需的要素重新流动并重建均衡。但问题是：其一，仰赖市场交易方式达致均衡的时间可能很长，对短时期内的生产函数裂解情形并不适用；其二，持续的财政补贴和偏向性政策可能导致新的扭曲和"市场失灵"，也并不一定是最经济的选择。

② 当然，我们强调的对口支援下的要素注入并不否认纵向/横向转移支付的重要性。事实上，在现实的对口支援实践中，要素转移和注入总伴随着相应的从中央政府或者支援地向受援地的转移支付，但它并非对口支援的实质和独特性所在。

4.2 卫生资源下沉改革的定位和形成机理

按照我们在4.1节的分析,对口支援是在生产函数裂解情形下以政府力作用和跨区域短时期要素注入实现的要素溢出和区域公共产品供给努力。本节我们将研究视角聚焦卫生资源下沉改革,首先,从一个一般化的对口支援谱系分析中明确卫生资源下沉改革的理论定位,然后借助一个简单的博弈分析,从理论上讨论患者的不同等级医院间诊疗选择行为如何导致医疗服务市场失衡、区域间差异并产生卫生资源下沉改革的驱动力,再回归到中国过去数十年的医疗卫生改革来分析卫生资源下沉改革的源起和动因,以帮助我们更清晰地理解这一具中国独特性改革的形成机理。

4.2.1 对口支援谱系中的卫生资源下沉改革

由于区域公共产品生产函数中要素剥离和失能可能涉及的要素类型多样,既可能发生在特定区域也可能以随机事件发生在非特定区域,"要素+区域"组合的多样性决定了需注入要素和注入区域组合的多样性,需要我们结合已有中国实践讨论生产函数裂解及对应的"对口支援"类型,以帮助我们明确卫生资源下沉改革在"对口支援"谱系中的定位。表4-1总结了有差异的生产函数裂解类型及其对应的要素注入特征。

(1) 生产函数裂解类型Ⅰ。它主要来源于中国内地省份对边疆和民族地区的支援实践。边疆和民族地区因其地处偏远,远离近代依托海运兴盛的沿海经济发达地区,加上复杂的历史政治和文化因素,在新中国成立前其公共产品生产函数多未建构而只能以产品注入方式实现高成本、低供给水平的替代。在之后的长时期内虽通过溢出效应和内地支援得以逐步建构相对独立的生产函数,但面临着因要素失能而导致的生产函数裂解情形。这一裂解的针对区域为特定区域,当前主要包括西藏、新疆两自治区以及青海等省的藏区。这些特定区域的公共产品生产中,当地已有可得要素包括劳动、土地和自然资源等,但其技术、人力资本和管理等要素在内地省域生产率快速提升条件下出现失能情形,导致省域间公共产品供给均等化难以实现。而要重构这些区域的公共产品生产函数,仅依赖财政转移支付会产生生产函数作用中的要素错配,只能诉诸针对性的缺位要素注入。

但注入要素来源于中央政府还是其他行政区域视中央政府的注意力约束和要素资源约束的共同影响。如果受援区域所需的注意力和/或注入要素量超越中央政府能力条件①,则可以中央政府与其他省域地方政府合力或者单独通过地方政府的方式提供注入要素,这表现在援藏、援疆等受援目标区域较大的支援情形下②。但如果要素注入量处于中央政府能力条件内,就可以不要求其他省区市地方政府参与要素注入,此类行为也可视为"对口支援"。例如,在2012年启动的中央机关及其所调配中央国有企业对赣南等革命老区的"对口支援"中,中央政府除给出差异化的宏观区域政策外,还借力中央国有企业提供了资本、技术、人力资本等要素。综上所述,我们可以将只针对特定区域且剥离/失能要素超越资本需求的情形定义为Ⅰ型"对口支援"。

表4-1　　　　　　　　生产函数裂解与对口支援的类型

序号	表征	针对区域	当地已有要素	剥离/失能要素	启动时间	是否"对口支援"	"对口支援"类型
1	内地对边疆和民族地区	特定区域	劳动、土地、自然资源等	技术、人力资本、管理资本等	西藏(1980年);新疆(1996年);其他省市藏区(2008年);贵州(2013年)	是	Ⅰ型
2	中央国家机关和中央企业对赣南等革命老区	特定区域	劳动、土地、自然资源等	技术、人力资本等	赣南等革命老区(2012年)	是	Ⅰ型
3	全国对重大灾害地区	非特定区域	劳动、土地、技术等	资本、人力资本、管理等	灾害发生年份汶川(2008年);玉树(2010年);武汉(2020年)	是	Ⅱ型

---

① 中央政府所负有的其他公共产品供给职能更多是通过财政支付或者转移支付并借助市场机制来实现的,直接投入要素的公共产品生产主要是安全和国防。

② 在中央政府的注意力和可直接调配要素约束内,可由中央政府遂行针对特定区域的要素注入,可产生类似"对口支援"的政策效果。这一行为是否属于"对口支援",要视中央政府的公共产品供给职能而定。一般而言,面对自然灾害和应急事件,当地方政府难以提供足量的公共产品供给时,大多数国家的中央政府会选择调派武装力量参与治安、救助等区域公共产品供给。因此,如果把中央政府直接投入要素生产并供给的公共产品供给职能限于国防和安全,则可认为超出这一范围的要素注入均可归入"对口支援"。

续表

序号	表征	针对区域	当地已有要素	剥离/失能要素	启动时间	是否"对口支援"	"对口支援"类型
4	东部省份对重大工程建设地	非特定区域	劳动	土地、资本等	工程开工年份 三峡库区（1992年）	是	Ⅱ型
5	发达地区对落后地区/卫生教育等领域	非特定区域	劳动、土地、资本等	技术、人力资本、管理等	不特定年份	是	Ⅲ型
6	中央政府对资源枯竭型地区（城市）	非特定区域	劳动、土地、技术等	自然资源、资本	首批资源枯竭型城市（2008年）	否	/
7	辖区内精准扶贫	非特定区域	劳动、土地等	资本、技术、管理等	不特定年份	否	/
8	军队参与重大自然灾害救援	非特定区域	资本、土地、技术等	劳动、技术、人力资本等	不特定年份	否	/

资料来源：作者的整理。

（2）生产函数裂解类型Ⅱ。它主要发生于自然力导致的单一或者成组生产要素被剥离的非特定区域。其最主要的表现是因地震等自然灾害对非特定区域公共产品生产函数的裂解，使其瞬时或者快速丧失资本、劳动、人力资本等要素，因之公共产品供给水平大幅下降。虽然这些非特定区域的初始公共产品生产函数及其要素边际生产率可能并不居于劣势，但外生的要素剥离所形成的"市场失灵"无法通过市场机制得以迅速矫正，此时需要的注意力资源、注入要素范围和规模可能大大超过中央政府所能供给的边界，而需求其他区域地方政府的多要素组合汇入，以短时内助力恢复原有公共产品生产函数运行。此类生产函数裂解的另一表现是资源枯竭型区域（城市）。此时导致生产函数裂解的唯一因素是自然资源的耗竭，因资源耗竭使原依托建立的要素市场消亡，市场化产品生产函数的裂解使得其他沉淀要素贬值，也失去为公共产品融资的能力。由于所需注入的资源要素很难从中央政府和其他地方政府获得配对供给，所导致的公共产品生产函数裂解主要是因其缺乏资本的缘故，故传统的财政转移支付，无论其来源于中央政府的纵向转移还是其他地方政府的横向转移，都是有效的①。其问题仅在于，此类区域面临贬值的要素如果映射到中央政府决策者处，被认为与待支付的转移支付量相比价值较小，则可采取要素折旧与要素流动的方式来应对资源枯竭型区域问题，而不涉及"对口支援"。综上所述，我们可将针对非特定区域和剥离/失能要素超越资本需求的情形定义为Ⅱ型"对口支援"。

（3）生产函数裂解类型Ⅲ。以上论及的两类"对口支援"类型系针对一般意义上的公共产品生产函数裂解，但实践中可能出现裂解仅发生在如卫生、教育等特定公共产品领域的情形。其产生原因较为复杂多样，但客观上均表现为在某一公共产品供给上呈现的发达地区和落后地区的明显发展差异。这一差异隐含着因单一或者多个要素失能导致的裂解情形。以医疗卫生为例，在城乡之间，尤其是单一省域内的省会（中心）城市与县乡之间，因长期的医疗资源向省会（中心）城市的偏向配置、低效率的医疗价格管制等政策，使得患者缺乏对基层医院的信任，基层医院难以通过市场机制获得要素注入维持其竞争力，形成了省会（中心）城市高等级医院拥堵和县乡医院资源闲置共存的市场扭曲情形（Sun et al.，2016）。县乡区域医疗服务可及性/公平性这一公共产品供给出现因资本、人力资本、管理等要素失能而导致的生产函数裂解。传统的转移支付可快速注入基层医院所缺乏的资本要素，但难以注入其缺乏的人力资本、管理等要素。卫生资源下沉改革就是以省域内不同地方政府间聚焦人力资本和管理要素的对口注入，来重构落后地区的医疗卫生服务生产函数。我们可将发生于特定公共产品领域的区域间要素注入定义为Ⅲ型"对口支援"。

需补充的是，存在两类用于应对生产函数裂解但难以归为"对口支援"的情形。其一为特定区域内由当地政府在本辖区内调配要素注入特定领域的公共产品生产，如中国近年来推行的扶贫攻坚战和精准扶贫政策，也同样聚焦了贫困地区生产函数裂解问题及注入其缺乏的资本、技术等要素，但从性质上看，针对本辖区的精准扶贫只是将政府的公共产品供给进一步微观化、精细化，而并非跨行政区域的"对口支援"②。其二则是虽然表现为要素在不同行政区域间的流动和注入，且这一过程中存在中央政

---

① 实践中也有极少的案例因中央政府和其他行政区域的支持重新获得本地已耗竭的资源得以重构其生产函数，如黑龙江省大庆市本地油田产量下降后获得俄罗斯进口石油的案例。
② 如果扶贫涉及跨行政区域，由中央和其他地方政府提供超越资本之外的要素注入，以应对生产函数裂解，则仍属于"对口支援"范畴。

府和地方政府的角色扮演,但所注入要素直接进入企业和市场化产品的生产函数,则并不能归为"对口支援"。

综上所述,我们将卫生资源下沉改革定位于Ⅲ型的生产函数裂解及对应的"对口支援"。它与中央政府动员和组织、发生于省域之间的"医疗组团式"援藏、援疆实践之差异在于,后者涉及的行政层级为中央和相关省域政府,前者则由省域或者(地级)市政府负责动员和组织并在其所辖区域间进行实施。但共性在于,它们都涉及将支援地的特定要素临时抽离并注入到受援地,而且,这一注入的目标不仅仅是嵌入受援地公共产品生产函数、增加受援地的区域公共产品供给水平,更在于以溢出效应推动受援地恢复其医疗卫生生产函数的效能及其对患者的吸引力,助力提升区域间医疗卫生公共产品的均等化水平。

4.2.2 卫生资源下沉改革的形成机理

医疗服务是典型的信任商品[①],"健康所系、生命相托"。为了克服信任商品导致的买方信息劣势,患者对不同服务提供者的选择首先来源于其先验的判断,当其已有就诊经验后,就可以其个人经历和所有可得信息调整其对不同服务提供者的预期,进而优化其就诊行为选择。为了说明卫生资源下沉改革的动因,我们讨论一个简单的博弈模型。设若在无政府管制情形下,患者可依其意愿选择任意服务提供者。但服务提供者的诊疗能力存在差异,假设存在两类服务提供者:即位于城市的高等级医院和位于基层的低等级医院。设不同医生的诊疗能力可分为三类:L、M 和 H,且 L < M < H,假设高等级医院仅分布有 M、H 两种类型,低等级医院则存在三种类型医生,且在高等级医院就诊患者遭遇 M 型医生的概率为 P'_3,低等级医院碰到 L 和 M 型医生的概率分别为 P_2 和 P_3;不失一般性,有 $P'_3 < P_2 + P_3$。又设患者选择低等级医院的概率为 P_1,所产生的交通成本和诊疗费用分别为 t 和 c;相对应,赴高等级医院就诊的概率为 $(1 - P_1)$,相应的交通成本和诊疗费用为 T 和 C[②]。我们可得到如图 4-3 所示的博弈结构。

---

① 经济学研究中(Dardy and Kami,1973)将卖家与买家间存在的严重信息不对称,买家需要依靠卖家判断的商品或者服务称为信任商品(Credence goods)。此类商品或者服务消费过程中,买家在事前或事后往往都不清楚其价值,这在医疗、法律服务、保健品等领域普遍存在。

② 需要说明,我们可将此处的交通成本理解为患者花费在差旅、排队等多方面的非诊疗支出的广义成本项。

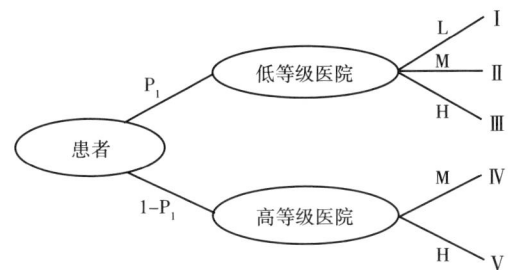

图 4-3 不同等级医院选择的博弈结构

资料来源：作者自行绘制。

令 R_L 和 R_H 分别表示选择低等级医院和高等级医院的预期收益，U_L 和 U_H 分别为低等级医院和高等级医院就诊带来的健康收益之效用，则由效用与成本之差值来衡量预期医疗服务之收益，则由图 4-3 可得：

$$\begin{cases} E(R_L) = U_L[L \times P_2 + M \times P_3 + H \times (1 - P_2 - P_3)] - (t+c) \\ E(R_H) = U_H[M \times P'_3 + H \times (1 - P'_3)] - (T+C) \end{cases} \quad (4-1)$$

由于 L < M < H，故有 $L \times P_2 + M \times P_3 + H \times (1 - P_2 - P_3) < M \times P'_3 + H \times (1 - P'_3)$，考虑到高等级医院一般位于城市，故平均而言 $T > t$，则患者的医院选择行为依赖于不同等级医院诊疗质量预期与诊疗成本和交通费用之比较。设初始状态下，$T \gg t$，又设不同等级医院诊疗费用给定，则因到高等级医院就诊之交通费用远高于低等级医院，以至于足够补偿后者较低的诊疗质量预期，则均衡为患者更多优先到低等级医院就诊（概率为 P_1）。仅对那些到高等级医院之交通成本较低者才选择优先到高等级医院就诊（概率为 $1-P_1$），这是按照交通成本形成的初始均衡状态。当然，如果首诊选择低等级医院后病种和病况超出后者之能力，则患者会评估转诊高等级医院的成本－收益状况后做出新的选择。

我们可开展以下两方面的比较静态分析。其一是假设基础设施的改善、高等级医院投资导致的容量上升和拥堵的下降。此时 T 趋向于不断下降，则相较于初始均衡状态，有趋于增加的患者优先选择高等级医院，亦即，P_1 下降而 $1-P_1$ 上升。其二是要素流动的激励和引致效应。设若医生收入与患者优先选择低等级医院或者高等级医院的概率相关，与患者数量正相关，则 P_1 的下降对应于低等级医院趋于减少的患者数量，那么医生收入会以相应比例下降，而高等级医院应随着患者就诊选择概率（$1-P_1$）之上升而提高，则不同等级医院之间的收入差异会形成并扩大，如同我们在 4.1.1 小节分析的那样，它激励医生向高等级医院的流动。当然，具有诊疗能力 H 的医生具有最强的流动性，随之为诊疗能力 M 的医生。那么于低等级医院而言，诊疗能力 H（以及可能的 M）的医生的要素流失会削弱低等级医院的平均诊疗能力，并被患者感知到转而形成低等级医院下降的诊疗质量预期。相比较，随着诊疗能力 H 的医生的流入，高等级医院医生的平均诊疗能力有所提升[①]，两者间诊疗质量预期之差异趋于拉大，会进一步降低患者优先选择低等级医院的概率。以上两方面比较静态分析会形成自我强化的单向要素流动和患者渐趋于稳定的诊疗质量预期和诊疗选择行为。

当然，随着患者不断流入高等级医院，如果后者之投资难以跟上患者流入增加的速度，则必然重现出以高等级医院拥堵呈现的交通成本（T）上升，它与同时期难以吸引患者但又面临市场退出约束的低等级医院之资源闲置并存，即为医疗市场上的结构性拥堵问题。如果我们再进一步将诊疗费用（c 和 C）纳入，如果 $C \gg c$，它可以起到前已分析的交通成本类似的作用，但如果不同等级医院之医疗服务价格趋同且不允许自由调整，则它就失去了激励患者优先选择低等级医院的作用，结构性拥堵仍将得以维持。

但以上述及的结构性拥堵并不是经济上有效率的均衡结果。其原因包括以下方面。其一，低等级医院诊疗能力为 H 乃至于 M 的医生的流失伴随着基层（县或者乡，等）医疗服务要素市场能级的下降，亦表现为当地以有质量医疗服务可得性为表征的区域公共产品供给下降，它作用于当地的居民效用函数和微观企业的生产函数，如同 4.1.1 小节所讨论的那样，驱动整个区域内居民的效用下降、企业的生产成本上升，成为区域发展差异扩大的推动因素。其二，即便居民不因当地预期之医疗服务水平下降而做出迁徙决策，相较于当地就诊，$t \to 0$，到（城市）高等级医院就诊的 $\sum (T-t)$ 是极其明显的附加成本项；我们还需要注意到 $\sum (T-t)$ 引致的包括高等级医院趋于恶化的医患关系、医疗暴力以及医疗市场的整体扭曲[②]，由于患者优先选择高等级医院是其不同等级医院间诊疗预期差异下的理性

[①] 虽然这一因素确实存在，但也存在学习效应、规模经济等其他导致高等级医院内诊疗能力提升的机制。需要补充的是，虽然诊疗能力 M 的医生之向高等级医院的流动并不推升后者的平均诊疗能力，但有助于其快速补充投资导致的要素缺口，进而降低广义交通成本 T。

[②] 中国卫生部（MOH of China，2010a）所做的调查表明，拥堵不仅导致了单人次不断缩短的诊疗时间，而且引致了大量的医患冲突和严重的暴力事件。根据中国卫生和计划生育委员会的统计数据，2013 年出现超过 70000 起医患冲突和超过 10000 起导致医护人员伤亡的暴力事件（Ning et al.，2014）。相关分析可参见 Sun et al.（2016）。

结果,则以上述及的整体扭曲非市场力可以解决。其三,低等级医院并非仅仅扮演医疗服务提供者的角色,它还是公共卫生网络的极重要组成部分,因而不能简单地以缺乏患者为由令其退出市场,这样,就必然意味着地方政府需要为其生存性提供额外的补贴,但如果没有提高低等级医院的诊疗能力,这一补贴却并不能带来患者的回归,因而补贴就会变成长期性、低效率的沉重财政负担。

此外,一种直觉上的推理是可以预期并推动高等级医院(在城市以及到基层)进行扩张以应对过度需求①。但是,在政府干预下的医院垂直一体化、超大型医院的出现会面临一些潜在的、难以预测的风险。主要的风险是,它会极大程度上降低医疗市场上的竞争,形成面对患者和政府的趋强的议价能力,医疗市场上的垄断对应于大幅下降的医疗服务水平是患者、政府和整个社会所极不乐见的结果②。同时,由于医院市场内高等级医院数量稀少而低等级医院数量极大,这种金字塔型的医院市场结构意味着,由高等级医院扩张、兼并低等级医院存在很高的注意力水平难以覆盖、进入规模不经济区间的低效率问题,尤其是在面对拥有较大比例农村地区、距离中心城市较远的县(乡)低等级医院时更会如此。因此,寻找替代的能导致向低等级医院要素注入的改革政策,以提升式(4-1)中低等级医院的诊疗质量预期,具有内在的驱动力,这是卫生资源下沉改革的主要形成机理。

4.2.3 分级诊疗体系与卫生资源下沉改革

前面的分析提供了以区域间医疗服务水平差异推动的结构性拥堵和要素注入需求的理论分析,但我们还需要知晓一个优化的医疗卫生资源空间格局是什么,以及中国如何从改革开放后的起始时期演化形成结构性拥堵问题,以便了解卫生资源下沉改革的目标指向及改革的现实成因。为做到这一点,我们从医疗卫生服务的性质和相应的空间布局切入

---

① 这一改革可能在短期内降低地方政府的财政补贴压力,似乎有助于改善低等级医院的资源利用率(主要是二级医院),但它主要适用于城市内而不适用于城乡间。根据 Cao(2014)的估计,截至 2011 年,床位数超过 800 张的医院已达到 827 家,有 10 家医院的床位数超过 4000 张。随着垂直一体化的推进,巨型医院的数量正快速增加。

② 中国政府已在其官方文件中认识到这一点,要求控制城市公立(高等级)医院快速扩张,"从严控制公立医院床位规模、建设标准和大型医用设备配备,对超出规模标准的公立医院,要采取综合措施,逐步压缩床位"。《国家卫生计生委关于控制公立医院规模过快扩张的紧急通知》(国卫发明电〔2014〕32 号)以及《国务院办公厅关于城市公立医院综合改革试点的指导意见》(国办发〔2015〕38 号)。

进行分析。

标准的卫生经济学教科书（孟庆跃，2013；Bhattacharya et al.，2019中译本）均强调了医疗卫生服务的时间和空间上的同一性及公共产品（和准公共产品）特征。因此，它不能像市场化产品那样以运输、流通、存储等方式实现生产与销售的分离和跨时空均衡。设政府的政策目标是令居民在居住地可获得较为均等化的医疗服务，以节省无谓的交通成本耗费并提升居民在本地生产、生活的效用水平。则不失一般性，设特定病种之发生率为 p_i，i = 1，2，…，n，且 $p_1 < p_2 < p_3 < \cdots < p_n$。又设不同区域居民数量为 n_j，j = 1，2，…，k。为简化起见，分析三类居民数量由低到高的区域类型：乡镇、县/区和城市，其人口规模满足 $n_1 < n_2 < n_3$。针对特定病种的规模经济的诊疗量为 Q_i，它主要受具特定诊疗能力的医生可得的诊疗时间约束。为简化起见，设不同病种诊疗的时间同质，即对任意 i = 1，2，…，n，$Q = Q_i$ 成立。

为充分利用医疗卫生资源的规模经济特征，因 $Q/n_3 < Q/n_2 < Q/n_1$，则以所在区域之居民数量为限度，可将 $p_i > Q/n_1$ 的病种（常见病/多发病）之诊疗配置到乡镇，将 $p_i < Q/n_2$ 的病种（重症/疑难杂症）之诊疗配置到城市，居间的 $p_i \in (Q/n_2, Q/n_1)$ 的病种之诊疗配置到县/区。以上配置对应于不同等级和区位布局的医院，具体的规模经济利用和分工格局显示在图 4-4 中。有几点特殊性需要做出说明：其一，对 $p_i < Q/n_3$ 的病种即便是城市三级医院也难以实现规模经济，此时需要比省域（或者中心城市）更大的人口规模方能实现规模经济，此时的分工格局在省域间或者中心城市间是不确定的。其二，对选择一级医院或者二级医院但被发现难以诊疗的病种，则应通过转诊到更高等级医院接受诊疗，如此患者可以节省交通成本，也可以避免高等级医院的结构性拥堵，实现医疗卫生资源的有效利用。这是中国诞生于改革开放前后的医院分类制度和分级诊疗体系的核心理由，也是被认知的优化的医疗卫生资源空间格局。

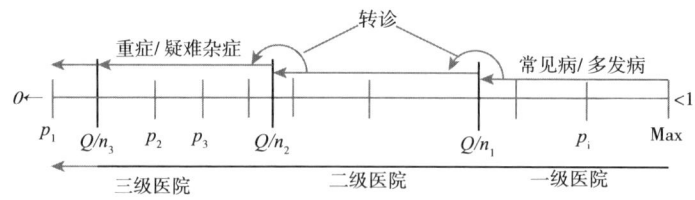

图 4-4　分级诊疗的规模经济和分工格局

资料来源：作者自行绘制。

除规模经济之外，医疗卫生资源空间格局还与范围经济的作用发挥有关。对图4-4给出的依托病种发生率的分工中，常见病/多发病的诊断难度往往较低，不需要较为复杂的检验、检查和辅助诊断的物质资本投入和相应的配套人力资本积累。但随着病种发病率的下降，对其进行识别和诊断的难度倾向于增加，此时需要更复杂的诊断相关的物质资本投入和配套人力资本积累。因此，高等级医院不仅包括前述的高诊疗能力（H）医生，还需要集聚医学影像、生化检验等支撑性人力资本和物质资本，以便协同供给对重症/疑难杂症的诊疗服务。显然，范围经济的存在性意味着高等级医院规模更大，可提供的医疗服务范围更广[1]。

在以上一般化的理论分析基础上，以下结合中国改革开放以后的医疗卫生体制改革来探讨其导致结构性拥堵的激励结构。在改革开放后的早期，中国已形成了不同等级医院的分类规则及其功能定位（见表4-2），它类同于我们前面的分析结果。但1978年以后的中国医疗卫生体制改革导致了偏离分级诊疗目标的扭曲激励结构[2]。从20世纪80年代开始（1985~2000年），改革特征是放权让利，扩大医院自主权，在政府直接投入逐步减少情形下，推行"以副补主""以工助医"，鼓励医院以三产和新业务、新设备使用等补偿其投入和成本。2000~2005年，则强调"鼓励各类医疗机构合作、合并，共建医疗服务集团。营利性医疗机构医疗服务价格放开"，开始出现公立医院产权改革的倾向。2005年以后，政府支出中医疗卫生比重开始明显上升，医疗保险覆盖面迅速扩大。低等级医院被鼓励/要求使用完全的收支两条线管理[3]，亦即，需要提交其所有收入到当地政府，其所有支出通过当地政府财政预算承担。

表4-2　　　　　　　　　　中国的医院分级制度

等级	床位数（n）	覆盖面	功能定位
一级	20≤n<100	社区/乡镇	直接为社区提供医疗、预防、康复、保健综合服务

---

[1] 如果存在扭曲的激励结构，则高等级医院可以将其服务范围扩展至图4-4中近乎全谱系病种，这就可能出现高等级医院对低等级医院的不对称竞争和对患者的虹吸效应。

[2] 1978~1984年的主要制度改革是允许个体医生进入医疗卫生市场并提出用经济管理手段管理卫生事业。

[3] 这一制度始于中国卫生部（2000），起初是针对县级及以上医院，他们所有的药品收入必须上缴给当局，后者再基于一个复杂的模型返还给医院。关键在于，具有最强赢利性的医院可以获得某一比例的他们所赚取的货币，而其余比例被配置给其他赢利性差的医院。这可以被视为不完全的收支两条线管理，因为医院仍能够通过赚得更多来实现拿得更多。

续表

等级	床位数（n）	覆盖面	功能定位
二级	100≤n<500	区/县	跨社区提供医疗卫生服务的地区性医院，接受一级转诊，对一级医院进行业务技术指导，并能进行一定程度的教学和科研
三级	500≤n	设区市/省会城市/直辖市	跨地区、省、市以及向全国范围提供医疗卫生服务，具有全面医疗、教学、科研能力

资料来源：中国卫生部和作者的整理。

在以上描述的中国医疗卫生改革进程中，有几点制度安排特别重要。首先，在政府投入不足情形下，强调公立医院的自主权意味着倒逼其寻求收支平衡和盈利增长点（Li et al., 2012）。其次，在药品和诊疗费价格强管制条件下，逐渐放开且鼓励医疗服务中的"工"和"副"，它对医疗卫生资源配置方向有显性的诱导作用。再次，由于对产权改革和集团化的强调，医疗卫生资源存在向高等级医院集中的激励。最后，对低等级医院来说，收支两条线管理严重降低了他们的医疗服务意愿，增加了其资源闲置率，因此进一步鼓励需求从低等级医院向高等级医院转移。以下区分两类主要的微观主体进行分析。

（1）患者的行为选择激励。由于缺乏强制或者受激励的转诊政策，患者可以自由选择不同等级医院。驱动病人医院选择的核心因素是类同于式（4-1）所表明的不同等级医院选择的成本—收益分析。因管制下的不同等级医院的诊疗费用较为接近，故决定病人医院选择的关键因素是不同等级医院的预期诊疗质量以及交通成本。由于不同等级医院的货币价格差异并不重要，且20世纪90年代后持续的交通基础设施改善降低了患者选择高等级医院的交通成本，使得患者有更强的意愿去高等级医院寻求更高的预期诊疗质量。2003年，非典（SARS）的暴发使得中国政府开始重新重视增加向低等级医院及其医疗基础设施的公共卫生投资。而且，这些增加的公共投资主要通过收支两条线的融资机制来实现①。但这一政策严重削弱了低等级医院提供医疗服务的激励，驱动其减少服务、驱使病人转至高

---

① 根据国务院（State Council of China, 2010），实行部分收支两条线管理的主要目的是防止医生通过过度开药和医疗检查而营利，也避免医院产生新的债务。根据国家卫生部2010年的调查，2008年时超过50%的社区/乡镇医院实行了收支两条线制度。2013年，中国政府继续强调在有条件的地区和基层医疗机构推行收支两条线政策。这些机构需要提交他们所有的收入给地方政府，其所有的初步卫生保健和公共医疗服务成本由地方政府承担，在预算内拨付（State Council of China, 2013）。因此，同时维持低等级医院的生存。

等级医院（MOH of China，2010）。

（2）医院和医生的行为选择激励。在20世纪90年代中国的医疗卫生体制改革中，不同等级医院都被迫寻求收入与支出的平衡，以及增加新的、不受规制的"工""副"等项目和医疗服务来寻求利润增长（Kuang et al.，2009）①。为充分利用新技术和新医疗服务的规模经济特征，需要较大的初始诊疗量来分摊其固定成本。从20世纪90年代的医疗卫生体制改革开始，公立医院都有很强的资本密集型投资激励。但是，仅有高等级医院因其初始门诊量大而拥有促使其成功盈利的先发优势。相反，不能吸引足够数量病人的低等级医院因不能覆盖其固定成本，此类投资是难以盈利的。盈利能力的缺乏削弱了低等级医院留住高诊疗能力医生的能力，使得这些医生向高等级医院流动。如同4.2.2小节分析的那样，医生的单向流动使得不同等级医院之间的预期诊疗质量差异迅速扩大。高等级医院继续从更先进的医疗设施和人力资本的流入中得以改善，而低等级医院持续衰败。即便在2003年后，政府增加了向低等级医院的投资，在缺乏门诊量和高水平人力资本条件下，这些投资又转成包括建筑、设备在内的低等级医院固定资产投资。

因此，以上所述的患者以及医院和医生的行为选择激励产生了相容但低效率的、以结构性拥堵为表征的医疗卫生资源配置结果。亦即，中国先前的市场导向的医疗卫生改革推动形成了一个促使患者和人力资本流向高等级医院的自激励结构。高等级医院容量约束下的更长候诊时间和拥堵与低等级医院的资源闲置共存，且难以由市场机制予以矫正。因此，由不同等级医院组成的分级诊疗体系已完全失效，需要市场力之外的创新政策来重建患者对低等级医院的信任。按照式（4-1），由于不同等级医院间诊疗费用差异较小，其调整面临巨大的政治阻力，则以高等级医院向低等级医院的人力资本注入为手段，来降低两者之间的诊疗质量差异预期，就成为实现城乡区域间医疗服务均等化、激励患者优先选择低等级医院的政策工具指向。

按照图4-3给出的博弈结构，卫生资源下沉改革的主要作用机理是

---

① 1985年，中国国务院和卫生部公布《关于卫生工作改革若干政策问题的报告》，鼓励医院利用市场机制和银行贷款来投资，并允许15%的药品加成定价来弥补财政补贴的下降。从1980年代中期开始，医疗服务和药品销售收入就占据医院总收入的80%~90%。同时，已有的压低卫生服务价格至低于其成本的规制大多数在20世纪80年代的改革后仍然得以保留。变化只是医院受到鼓励去通过扩展他们的业务到不受规制的新技术、设备使用上，甚至延伸到生产或者经销医药用品器械上。

通过将具有诊疗能力 H（或者 M）的医生短时期从所就职高等级医院抽离并进入低等级医院，由此产生两方面的效果：其一，使得在低等级医院得到 H 和 M 型医生诊疗的概率提升，从而推动患者认知的低等级医院的诊疗水平变化 $L \times \Delta P_2 + M \times \Delta P_3 + H \times (1 - \Delta P_2 - \Delta P_3)$，因 L＜M＜H，则在比较静态意义上，患者认知的低等级医院诊疗能力的提升会驱动其更多选择低等级医院。显然，高等级医院下沉医生的可及性成为影响患者不同等级医院选择的核心因素。其二，高人力资本的 H 和 M 型医生向低等级医院的下沉会带来人力资本（技术，等）溢出效应，它倾向于降低 L 型医生在低等级医院的比重，并增加 M 型医生的比重①，则会产生同样的逆转患者医院间选择的作用。更进一步，在卫生资源下沉改革制度设计中，如能够推动 L 型（以及 M 型）医生从低等级医院以反向短时期流动到高等级医院的方式（"上挂"）嵌入到高等级医院的生产函数并接受人力资本和技术溢出，也会产生降低不同等级医院间诊疗水平差异的效果，进而作用于合意的患者医院间选择行为。显然，以上述及的作用机理依托20世纪80年代即已形成的不同等级医院布局和分级诊疗体系，但通过政府力推动的高等级医院向低等级医院的医生（人力资本＋技术，等）下沉可实现对患者选择行为的新的激励，就可以缓解城乡、区域间存在的（医疗生产函数）要素剥离和失能，为医疗服务均等化提供明显的激励②。

4.3　卫生资源下沉改革的运行机理

前面章节提供了卫生资源下沉改革之定位及其生成机理的理论线索，但脱胎于对口支援政策的卫生资源下沉改革尚需要在微观上能自激励运行，才可能达致其再平衡患者诊疗选择行为、实现医疗卫生资源区域间均衡配置的目标。本节试图从作为企业家的政府之注意力配置和制度变迁及微观激励结构视角，为卫生资源下沉改革如何实现自激励运行进行尝试性

---

①　理论上，随着低等级医院的诊疗能力改善、患者的回归和有竞争力的工作回报，其从卫生人才市场上吸引 H 和 M 型医生的能力也会趋于增强，如果这些医院未来时期内能逐渐拥有足够的人力资本吸引力，则卫生资源下沉改革将不再具有明显的需求。

②　需要补充说明的是，卫生资源下沉改革虽然着力于对患者诊疗行为的影响，但也会对低等级医院的医疗资源供给侧产生明显影响。除之前已经说明的低等级医院收获的人力资本溢出和品牌植入外，因改革事项被置于地方政府的更优先位置，以及自身人才吸引力的增强和增加的供需适配需求，低等级医院可因此增加可使用的人力资源量，对应的物力等资源的使用效率也应有明显提升。

的理论分析。

4.3.1 注意力配置视角下的改革方式选择

包括卫生资源下沉改革在内的对口支援政策的实施，意味着在中央/上级政府组织下不同下级政府及其影响的微观主体间的配对以及伴随的要素抽离和注入过程。要理解这一改革的运行机理，我们需要以这一配对结构为起点展开探讨。在一般的对口支援实践中，不同下级政府间需要就配对结构达成共识，联合成立某种（较稳固）形式的承担计划、组织、协调、控制等职能的机构并任命管理者，它既是支援方的企业家要素向受援者的扩展式注意力资源投入①，也是受援方之注意力资源转移到联合机构的组织构建。支援者与受援者之间的配对结构隐含着前者将其注意力资源协同劳动、人力资本、资本等要素向后者配置的内涵。一般而言，对口支援情境下的"支援"并不限于特定时期的要素流动和注入，而旨在令支援者以要素注入重建受援方特定公共产品生产函数或提升其效能。总之，以上述及的将要素流动作为工具使用的政策内在要求支援方的注意力资源投入②。

从理论上归纳，包括医疗在内的区域公共产品供给的主体是政府，则与市场化产品生产一样，公共产品生产也必然依赖企业家的组织和管理及其注意力水平的配置。因此，对口支援情境下的配对结构就表现为（政府作为）企业家的注意力配置问题。我们从包括奥地利学派经济学家米塞斯和"创新理论"提出者熊彼特等人强调的"企业家才能"范畴出发，可分离出依附于自然人的独立的劳动和企业家要素，企业家要素范畴又可以从其生存性和注意力两个维度进行考察，前者旨在突出给定的企业规模下（包括1人企业），企业家能否使其经营企业之利润率（绩效）达致竞争性水平，后者则突出在不低于竞争性利润率（绩效）条件下，企业家能管理的最大企业规模限度（见专栏4.1）。设特定企业家注意力水平为 n_0，则其所经营企业的规模应为 $n[1, n_0]$。该企业家与劳动、资本等要素的适配受到前者的注意力水平约束，在其所经营企业规模 n 达致临界水平 n_0

---

① 作为稀缺要素的注意力资源已经引起经济学家的注意，它是生物共有之能力，随着先天因素和后天的人力资本积累而变化。汪丁丁：《"注意力"的经济学描述》，《经济研究》，2000年第10期；Simon A. F., Fagley N. S., Halleran J. G., "Decision Framing: Moderating Effects of Individual Difference and Cognitive Processing", Journal of Behavioral Decision Making, 2004, 17（2）.

② 社会学研究中探讨的政府"项目制"也强调了中央或者上级政府对下级政府的有效动员及其将资源与权力、责任和利益等要素关系的新整合，以达致提升特定公共产品供给的目标（陈家建，2013）。这类研究突出了"项目制"下作为（企业家和）管理者的政府运用计划、组织、协调、控制等手段的行政动员和绩效管理特征。

前,将可观察到被摊薄的企业家注意力使用 ($1/n$),这一递减成本项与其他可分要素的匹配对应于明显的生产规模经济。如果企业规模明显超出企业家注意力边界 n_0,则要素间的适配就会消失,导致生产效率的下降和单位生产成本的递增①。

我们现在将分析聚焦于卫生资源下沉改革。如果这一改革是由省(地)政府所驱动,则改革方式选择中仍需要考虑其注意力约束以及其持有或者可直接调配的要素类型和规模。如果特定省(地)政府可调配足够的要素类型和规模,且其注意力能覆盖改革涉及的地域范围(下级政府数量),则改革可完全依托自身推进。若改革涉及的地域范围(下级政府数量)超出其注意力边界,则特定省(地)政府还需要动员其他下级政府的参与,以避免出现注意力资源与其他注入要素间的错配。由此,在前一情形下,特定省(地)政府可调配的往往为省(市)属高等级医院,则这些高等级医院参与卫生资源下沉改革的边界是,在不明显影响自身生产函数运行条件下,延伸使用其注意力资源,对"+1"式受援地的低等级医院进行支援。受援地和受援医院数量受特定高等级医院之承担企业家角色的管理者注意力边界的约束,一般而言,应是有差异化的、也极为有限的②。对特定省(地)政府注意力边界外情形,则需要动员其他下级政府进入卫生资源下沉改革的配对结构,其所属的高等级医院也需要在其注意力边界内与受援地及其低等级医院建立支援关系。

与全国性对口支援中出现的支援地政府和受援地政府间联合机构类似,卫生资源下沉改革中也一般化地成立了作为政府之注意力资源延伸和使用的联合机构。在浙江的改革实践中,一般会建立由理事会(管委会)、监事会与医院管理层三部分组成的联合机构,理事会(管委会)一般由受援县政府分管官员、卫生当局及相关部门官员、受援医院管理者、支援医院管理者组成,实行理事会领导下的院长负责制(胡重明,2020)。支援医院一般派驻管理者到受援医院担任负责人,受援县政府则通过理事会参

---

① 本书强调的对企业家才能的多维度认知可以从奥地利学派的著述中找到依据。例如,米塞斯和追随者也认识到,"总是存在某个关键的规模,超过这个规模,有效地管理公司所需要的信息的数量和类型将会变得如此巨大和复杂,它将远超过管理者的解释和理解能力"(德索托,2010)。但他们的分析中使用的"企业家才能"概念无法解释"这个关键的规模"来源于哪里以及将会产生何等作用。

② 例如,在浙江推出的卫生资源下沉改革中,要求省市三级甲等综合医院、中医院和部分专科医院,至少支援1家县级医院。后期又要求扩大下沉覆盖面,要求省级综合性和专科医院分别与4家和2家以上县级公立医院建立支援关系。虽然存在指令性因素,但配对结构仍注意到了高等级医院的注意力约束和差异性。

与下沉相关的重大事项决策,并承担监督、考核、协调、激励等企业家职能。而作为组织者的特定省(地)政府需要对作为支援方的高等级医院进行组织、协调、考核和激励,并通过资金投入、人事管理等手段"奖优罚劣",同样体现其作为区域公共产品生产者的企业家角色,但这一角色主要用于其自身可调配资源的特定省(地)属高等级医院。对于超出其注意力边界、所动员的其他下级政府所属之高等级医院,则相应的企业家角色由该下级政府扮演,特定省(地)政府往往不通过前述的资金投入和人事管理等手段予以约束。

> **专栏4.1　企业家才能与企业家注意力**
>
> 一般而言,能成功经营小型企业的企业家其才能主要体现在深度维度上,他们可使得一家小型企业实现不低于乃至高于平均利润率的绩效;但一旦生产规模扩大,就可能导致管理技巧、方法以及决策判断力的颠覆性变化,适应小企业的企业家才能不一定适应于大规模生产企业。显然,对企业家的分析涉及不同维度。更一般地看,我们可区分两个维度上的企业家才能。其一是企业家可生存性(Survivability),即在给定的企业规模下,其经营使企业获得利润率能否达致竞争性水平,以及其能超过竞争性水平的程度。如能使得所经营企业达致竞争性利润水平,则该企业家具有生存能力;而超出竞争性水平的程度可用以衡量生存能力的强弱,它可被视为企业家才能的深度维度。其二是企业家注意力水平(Attention),即在使得所经营企业获得不低于竞争性水平利润率条件下,其所经营企业的最大规模,可被视为企业家才能的广度维度。
>
> 以上分类就可把奥地利学派称之为具企业家才能的"人"从要素意义上区分为劳动和企业家两类。假设若在一个竞争性市场上,令竞争性收益率为r_0,某一具企业家才能的"人"经营特定规模企业(n)所能获得的收益率为r,如果$n=1$,且$r<r_0$,则该"人"经营企业难以在市场上生存,他只能在劳动市场上作为劳动要素拥有者存在。如果$r=r_0$,则作为劳动者和自雇佣经营最小规模企业的企业家角色之间没有差异;如果$r>r_0$,则承担自雇佣经营最小规模企业的企业家角色是有利可图的;在任意给定的$n \geq 1$条件下,能获得$r \geq r_0$收益率的"人"都可被遴选出来承担企业家角色。因此,由最小企业规模下相比

竞争性收益率的边际条件为依据，通过劳动市场上企业家生存能力的显示性披露，就可分离出企业家和劳动两种要素。

资料来源：孙泽生和赵红军（2021）。

4.3.2 卫生资源下沉改革的动力机制

卫生资源下沉改革意味着之前作用于医疗卫生市场的"游戏规则"的改变，它人为施加了塑造医疗卫生市场诸关联者的新约束①。因之，它具有显著的制度变迁的含义。除极少数由中央政府（国家卫生健康委员会）管理的部委属医院外，中国的绝大多数高等级医院和低等级医院都归属于省、地、县/区等不同级别地方政府管理并从所在地方获得融资。如我们之前讨论的那样，作为区域公共产品的医疗服务可及性及其供给水平足以影响居民的效用函数并促使其调整、优化居住地选择，还会改变特定区域内微观企业的生产成本及其向医疗等公共产品供给的融资能力。因此，医疗等区域公共产品与市场化产品互动嵌套并决定特定区域竞争力的现实，是地方政府改革态度形成的关键依据。同样不容忽视的是，因地方政府为当地居民的医疗保险进行融资，即便居民不改变居住地，他们也会以脚投票选择异地高等级医院就诊，从而导致地方医疗保险融资向异地单向流出，它并不符合地方政府的利益②。因而，低等级医院所在地方政府有强动力对待并接受卫生资源下沉改革。不过，在以结构性拥堵为特征的不平衡医疗市场上，即便低等级医院及所依托的地方政府有竞争力倒逼的改革动机，但这种不平衡无法通过该地方政府的单一个体行为和市场机制得以改变。

相对照，集中较多高等级医院的核心城市（区域）则具有较复杂的改革认知和反应。其一是患者和异地医保融资的流入使得核心城市及其高等级医院成为受益者，对受益者角色的任何削弱都不会带来政治上的支持。

---

① 参见 North（1990）对制度变迁的分析。
② 虽然理论和实践中均可由地方政府通过行政手段，要求居民优先在当地医院就诊方能受益于当地医保融资，但居民的强烈政治反对和以"虚转诊"等为形式的绕开举措令此类行政手段大打折扣。如2011年上海市统计局社情民意调查中心发布的《上海市民医改意愿调查报告》中，反对医改的市民中近半数人担忧改革会使得自己失去选择医院的自由；2020年的一篇报道则揭示了受转诊限制的居民利用"虚"转诊绕开当地基层医院到更高等级医院就诊的现实。参见：王天鹅. 上海近7成居民不赞成医联体，解决医联体内利益分配是关键［N］. 中国社区医师，2011-07-15（23）；孙泽生，丁训超，南德红. 双向转诊需由"虚"落"实"［N］. 社会科学报，2020-10-08（2）。

其二则是结构性拥堵严重恶化了高等级医院的诊疗环境,未经识别、往往倾向于常见病/多发病的患者涌入不利于高等级医院获得可持续的诊疗能力提升;而且,拥堵导致的医患矛盾、冲突乃至于医疗暴力及其经媒体、公众的传播带来对高等级医院的负面评价和风险积累。它又会驱动核心城市和高等级医院不反对乃至支持改革。显然,以上述及的核心城市负向和正向改革态度的加总会导致其对改革的弱反对或者弱动力。不过,核心城市和高等级医院更理性的行为选择往往是通过扩张投资、新建设施来应对拥堵并舒缓医患矛盾和风险。但如果这一扩张不能实现,则会倾向于激发其支持改革的弱动力①。总体上看,核心城市和高等级医院并不会形成自激励的改革动力,促使其与异地政府和低等级医院共同实现促使后者诊疗能力提升的精准配对结构。

通过以上分析可知,面对不平衡的医疗卫生市场,需要有超越低等级医院和高等级医院及其所在地方政府的更高权威来建构非市场制度,以发掘医疗卫生资源再配置的潜在收益。需要说明的是,结构性拥堵、医患关系恶化和医疗暴力的高频发生等问题在跨区域和多核心城市的累积及其在全国层面的普遍性又构成负外部性,足以引起中央政府的关注。中央政府作为全国范围内公共产品供给的担保人,又会将其意图反馈给省域政府②,增强后者已具有的优化供给本省域公共产品的动力,使之兼顾作为中央政府代理人("守土有责")和本省域最高权威的双重角色,这一逻辑也反映在不同省域政府对其下级政府的意图反馈上。在此背景下,卫生资源下沉改革需要也能够由上级政府——往往是省/地政府扮演强制性制度变迁中的发起者角色。因作为支援方的高等级医院及其所在地方政府具有弱动力但数量较少,则上级政府既作为制度变迁的发起者也作为区域公共产品的生产者延伸使用其注意力资源,对数量有限的高等级医院进行动员和监督,以确保其充分遵从指令③。而低等级医院及所在地政府本身已具有强动力,则它们的角色就是充分接受并服从上级政府指令,在微观上接纳并导入下沉要素至当地医疗卫生生产函数,进而努力实现其效能提

---

① 在2015年国务院发布的文件中就要求"从严控制公立医院床位规模、建设标准和大型医用设备配备,对超出规模标准的公立医院,要采取综合措施,逐步压缩床位"(国办发〔2015〕38号)。浙江省发布的卫生资源下沉改革文件中(浙政发〔2015〕28号)规定"严格控制公立医院的单体规模";杭州市更规定"严格控制城市医院在主城区的不合理扩张。……市卫生局暂停审批部分市属医院在主城区内扩大床位规模的申请。"(杭政办函〔2014〕1号)。

② 这一反馈可能通过高层领导人讲话、批示或者针对性的指导文件来体现。

③ 有些省域政府还采取财政补贴和激励政策来强化高等级医院的改革动力,如浙江省对参与改革的省属高等级医院提供绩效挂钩的财政支持以补偿其改革成本。

升。至此，卫生资源下沉改革就获得了从中央政府到省域，以及不同下级政府及其管理的不同层级医院的政治支持和动力，有助于以改革来发掘医疗卫生市场中潜在的制度变迁收益。

4.3.3 卫生资源下沉改革的微观激励结构

要使得卫生资源下沉改革得以顺利推行并产生合意的结果，关联微观主体的激励相容机制设计必不可少。前面的分析中已经讨论了不同层级政府的改革动力及其对制度变迁的接受度，我们接下来继续深入支援方与受援方医院及关联微观主体上，讨论卫生资源下沉改革对其成本—收益的影响及其改革反应和选择行为。但作为分析的起点，我们有必要说明卫生资源下沉改革所牵动的支援方和受援方皆公立医院，它们与生产市场化产品的国有企业具有类似的行为模式和优势、特征①。便利于其参与卫生资源下沉改革的主要优势包括以下两个方面：其一为关系优势。亦即，虽历经较长时期的市场化改革和牟利动机驱动，但公立医院仍继承了与政府间的紧密关系和长期组织信任②。关系优势使得政府推动制度变迁时不需要与公立医院就当期的改革成本进行博弈，后者倾向于相信，改革推动者会通过跨期的补偿政策使得优先行动的微观主体收益上升直至超过其改革成本，改革推动者也有明示或者暗示的方式传递信号给改革参与者关系承诺的收益（"不让老实人吃亏"）③。由此，它就可以节省改革推动者逐一与参与者谈判的成本，避免出现时滞和高昂的启动成本。同时，参与者也具

---

① 主流的经济学文献往往强调国有企业对市场的响应比较缓慢这一特征，原因在于，兼具有政治家与企业家双重角色的政府倾向于延滞决策响应的速度，产生竞争性市场中国有企业对市场变动反应缓慢的组织劣势。但在公共产品生产领域，因市场需求变动并不剧烈，且又具有垄断供给特征，则相应的组织劣势并不明显。

② 从原由政府作为企业家的国营企业系统转型为企业家注意力与单体企业生产规模匹配的国有企业，继承了与政府、供应商、消费市场已形成的紧密关系。这一关系可使转型后的国有企业维持以较低的交易成本组织获取外部要素并对其进行生产集成后，销售给具有关系优势的市场。在新制度经济学家看来，这是一种所谓的"半结合"生产组织；但这一生产组织克服了私营企业为建立和维持"半结合"关系的庞大交易成本。尤其值得指出的是，国有企业与政府的关系优势虽然来源于所有权，但却超越了所有权本身：信任关系和渠道关系亦有助于国有企业在信息获取、传递和要素组织乃至市场交易上形成相对其他企业的优势。这一优势的滥用会产生软预算约束，但通过规制、预算的公开透明以及竞争披露的企业家注意力水平和企业绩效信号可予以克服。

③ 以浙江为例，改革早期并未明确对参与改革高等级医院的财政补贴强度，但后续的政策完善中即予以明示。但也存在其他的对改革参与者的直接激励。因为受援医院会从改革中得益，浙江省允许高等级医院可从受援医院获得不低于后者总业务收入3%的托管费用，《关于推进城市优质医疗资源下沉的实施意见》（浙政办发〔2013〕85号）。

有增强的激励和对有利的成本—收益的跨期平衡预期，这对高等级医院和低等级医院均成立。其二则为知识共享优势。公立医院、国有企业等组织间的临时/长期要素转移还会导致技术和知识要素的临时或者永久性溢出，使得技术和知识收益不仅限于转出组织本身，还可以扩大到将转入的生产组织。这一知识共享"俱乐部"大幅降低了私营企业就要素转移和知识溢出而必然出现的博弈过程和交易成本，有助于卫生资源下沉改革实现人力资本和诊疗能力在不同等级医院间的溢出。以上两方面优势是强化公立医院改革激励的重要制度特征，它内嵌在包括卫生资源下沉改革在内的所有对口支援类型中。

卫生资源下沉改革中最重要的关联主体是医生，尤其是高等级医院参与改革和"下沉"的医生。这一群体的效用函数既包括其作为居民受改革的影响，也包括其作为改革核心参与者的成本—收益变化。以作为居民的角色论，因其居住地决策已实现了对特定城市便宜性问题的优化，令其从自我选择的具备高便宜性的城市迁移到低便宜性的（异地）县/区，自然带来效用下降。但如果能将"下沉"时期予以限定，则这一效用下降的时期长度是有限的。以作为改革核心参与者的角色论，由原就职高等级医院"下沉"至低等级医院，需要不降低其收入水平并能够补偿"下沉"带来的差旅和生活成本增加，则成本—收益分析仍能复归平衡。如果更进一步，对"下沉"医生能通过当期的补贴政策弥补其感知到的城市间便宜性差异，则医生群体仍能实现自激励的改革参与。

以浙江等地的改革制度设计看，医生"下沉"期间会在原就职医院获得不低于平均水平的绩效收入，同时，接受下沉医院会提供相应的津补贴收入，两者之和要明显高于"下沉"前的收入水平。同时，由于低等级医院一般有较低的工作强度、较高的执业安全性和作为"下沉"专家的较高尊重程度，从马斯洛的需求层次理论进行考察，其安全需求、尊重需求亦有明显改善，则其参与"下沉"的效用水平当能不低于"下沉"前水平，由此施加了明显的改革参与激励。但浙江之外的其他省区市实践中，亦有仅通过行政动员和指令推动医生"下沉"的改革举措[1]，它当然会缩减高等级医院医生的改革参与激励。此外，虽然低等级医院医生并不需要物理意义上的"下沉"，但他们从"下沉"医生处获得人力资本和技能溢出的可能就可以激励其改革参与，实现帕累托改善。因

---

[1] 如同中国卫生部等组织的"万名医师支援农村卫生工程"那样，通过将下基层经历纳入职称评审等政策也可以强制性推动医生"下沉"，但缺乏激励的"下沉"会严重削弱其效果。

之,改革中对医生群体的足够激励需要考量对其便宜性和改革成本的适当补偿问题。

卫生资源下沉改革的另一关键主体是患者群体。如我们在4.2.3小节所分析的那样,改革前患者的有偏医院选择行为肇端于其观察到的不同等级医院间的诊疗能力差异,"下沉"医生的到来存在两方面的对患者预期的影响机制:其一,"下沉"医生的物理可及性会改变低等级医院的不同诊疗能力医生的分布及其对应的诊疗能力预期,由此会再平衡患者认知的医院间诊疗能力差异。其二,"下沉"医生和技术、管理等要素向低等级医院的注入必然会导致溢出效应,低等级医院接受溢出后其高、中诊疗能力医生的数量和比重也会倾向于改善,并通过到访患者、媒体等渠道传递,驱动改变患者群体对低等级医院诊疗质量的预期。因此,如果能实现"下沉"医生的较高可及性以及溢出效应,患者群体就可从卫生资源下沉改革中明显受益,其改革支持和参与是自激励的。

卫生资源下沉改革是政府力驱动的外生冲击,以上述及的医生和患者的自激励特征有赖于政府的改革成本支付和政治动员。但是,改革效果不仅仅依赖于医疗市场内的微观主体,还依赖于向医疗市场供给人力资本的医学生群体。如果医学生群体能够自激励地均衡流向不同等级医院,则医院间的人力资本和诊疗能力差异将会缩小至可由运输成本和诊疗价格所平衡的水平,进而在长期内实现市场力驱动的患者意愿选择和医疗市场资源配置的均衡。

对医学生而言,卫生资源下沉改革具有双重的从医意愿效应。其一,改革效果的提升会降低高等级医院的拥堵并提高低等级医院的诊疗能力,结构性拥堵问题的弱化、执业环境的改善会增加医学生的总体从医意愿,产生(医疗与)不同劳动市场间竞争的市场间效应。总体而言,市场间效应有利于增加可得的向医疗市场流动的人力资本量,还会促使医学生更均衡地在不同等级医院之间进行执业选择。其二,由于"下沉"往往由高等级医院(较为年轻)医生承担,医学生会权衡高等级医院执业会带来的改革成本,进而在不同等级医院之间进行选择,产生市场内效应。如果医学生不能获得关于改革成本承担的足够准确信息,则为了规避改革成本[①],医学生会更倾向于选择低等级医院;如果能借由改革(医联体等组织下)在低等级医院提供给医学生更多的技能获得和自我实现机会,则这一市场

---

① 另一个有利的因素是低等级医院往往有较低的医疗暴力发生率和较高的执业安全性。

内效应会趋向于加强①。但如果他们能够通过公开渠道知晓政府的改革成本补偿政策，则这一市场内效应又会趋于削弱。以上分析表明，卫生资源下沉改革总体上有利于低等级医院吸引医学生流入，如果地方政府能够以针对性的学费代偿等人才政策改变医学生选择低等级医院的成本－收益，则其对低等级医院的吸引力还会趋于加强。

但需要申明的是，以上分析提出了卫生资源下沉改革对医生（医学生）需求满足的影响方向，但影响程度还与紧密型医联体和松散型医联体制度设计有关，也与人力资本溢出和品牌植入强度有关。如果存在有效的具备强激励的医生"下沉"，且高等级医院与低等级医院之间有高效的人力资本溢出和品牌植入，则影响程度必然较高。如果医生"下沉"是软约束的，高等级医院的品牌植入也未能为患者所感知，则影响程度就较为有限。此外，还需要指出，改革只有被准确认知，才能被相关主体分离出其边际效应。这里，经由公开渠道的信息传递有利于信息向受众的无偏传导，并激励受众经由无偏信息而产生准确激励和改革反应。因此，卫生资源下沉改革对患者、医生和医学生的影响中同样应充分关注改革信息的传递和以上群体的认知问题。

4.4 小结

本章旨在回答卫生资源下沉改革为何重要、何以如此及如何运行之三方面问题。我们将卫生资源下沉改革置入到对口支援这一具中国特色的新型区域政策中展开分析，并借鉴区域科学和城市经济等理论，给出了区域间要素短时期抽离和嵌入以应对受援地公共产品生产函数裂解的新理论解释。这一生产函数裂解内在地要求其他区域超出资本之外的多要素抽离及向受援地的嵌入，它超出中央政府注意力约束及要素能力条件外，且难以依托实现获得。卫生资源下沉改革是对口支援政策及其作用机制在省域内空间尺度和医疗卫生公共产品供给上的新运用，它主要用于应对省域内城

---

① 诸如，在高等级医院和低等级医院间建立"下沉"与"上挂"相结合的双向人力资本和技术溢出机制，除在低等级医院接受溢出外，还可以令低等级医院医生能浸润式在高等级医院获得技能溢出。诸如，在广东等地的卫生资源下沉改革实践中，县域医共体尝试使用人才统招统管统用的内部流动机制，就大大增强了低等级医院对医学生的吸引力。《广东省人民政府办公厅关于印发广东省改革完善全科医生培养与使用激励机制实施方案的通知》（粤府办〔2018〕3号）；关注广东基层卫生（下）医向"深水区"更深处迈进［EB/OL］. http://med.china.com.cn/content/pid/247490/tid/1026，2021－03－26.

乡（区域）间因长时期扭曲激励结构而导致的医疗卫生资源配置失衡问题。我们通过一个简单的博弈模型及优化的医疗卫生资源配置格局分析，阐释了卫生资源下沉改革之生成机理及作用目标，还从纳入不同层级政府和患者、医生（医学生）在内的多关联主体之激励出发，分析了卫生资源下沉改革得以顺利运行的理论机制，为这一改革的推进及其效果显现和长效化提供了较系统的理论解释，也为后续章节的实证探讨和政策效应评估提供了理论基础。

第 5 章 卫生资源下沉改革的边际政策效应

本章开始评估卫生资源下沉改革的政策效应。我们首先评估这一改革是否在地级市/县域两个空间尺度上显现出促进患者及医疗卫生资源重新在区域间进行选择的边际政策效应，随后在第 6 章中探讨改革情境下医疗卫生资源的空间布局和收敛性。为了克服改革时期其他因素的影响，本章研究中主要使用双重差分方法来评估改革的边际效应。为此，我们选择两个改革较早、对照组较易选择的代表性案例，使用熵权法构造供给指数、需求指数和效率指标进行分析。我们开展的供需双侧和效率指标相结合的实证研究旨在综合分析卫生资源下沉改革是否产生影响及其影响方向和对象。

5.1 案例选择、方法与数据

如本书第 3 章所述，卫生资源下沉改革依托的医联体等载体有很长的历史，但这一改革迟至 2010 年后才渐次得以探索推行，而且不同省区市的改革启动时间不同，改革路径亦有明显差异。21 世纪后的医联体构建以 2000 年的北京大学人民医院医疗集团和 2011 年 1 月上海卢湾区签约启动区域医疗联合体为典型，但主要是城市经济体条件下的松散型医联体；而浙江省 2013 年全面启动的卫生资源下沉改革则主要建构紧密型医联体。由此，本节报告研究使用的案例以及实证方法和数据。

5.1.1 案例选择与说明

2010 年前后作为卫生资源下沉改革载体的医联体组织又重新得到重视，尤以北京、上海为代表。这两个城市经济体因地理面积和通勤成本较低、医疗资源总体丰沛的缘故，医联体组建成本较低，但松散型医联体对高等级医院医生等要素"下沉"的激励较弱，仍需要配套政策再激励患者和医生参与改革。而拥有广大乡村的浙江等省份,则必须面对通勤成本高、改革成本大的突出问题,使得其 2013 年启动的"双下沉、两提升"改革更多强调政府强力组织、动员和高成本支付下的改革路径。以下对本章选择的浙江和北京两地案例进行说明。

我们选择案例的依据是,改革启动时期较早且案例富有代表性。启动时期较早有利于我们在双重差分研究中容易找到合适的对照组,代表性则意味着它能够显现出不同类型的改革载体和路径特征。由于浙江、北京、上海等省市的改革经验得到中央政府认可,国务院办公厅先后下发《关于推进分级诊疗制度建设的指导意见》(2015 年 9 月)、《关于推进医疗联合体建设和发展的指导意见》(2017 年 4 月);2016 年 12 月,当时的国家卫计委发布《关于开展医疗联合体建设试点工作的指导意见》等文件,明确在全国建设医联体、促进优质医疗资源有序有效下沉并实现分级诊疗。因此,所选案例的改革启动时间应明显早于 2015 年,且数据可得。基于此,本章选择以紧密型医联体为特征的浙江强制性卫生资源下沉案例,和以松散型医联体下鼓励性卫生资源下沉为特征的北京为研究对象。

(1) 浙江案例说明。浙江是长三角地区的经济大省,但医疗卫生资源的结构性问题突出,省会杭州等地高等级医院密集,优质医疗资源集中;拥有广大乡村的地市和县域高等级医院较少,优质卫生资源稀缺。浙江改革的探索可回溯到 2010 年前后。例如,2009 年,浙江大学第一医院较早尝试"托管模式",帮扶建设浙大一院宁波北仑分院;2011 年,浙江省人民医院亦开展优质医疗资源下沉,先后托管海宁、淳安、天台、桐乡和南浔 5 家县级医院,通过精准帮扶提升基层医院医疗技术及服务能力。基于已有零散试点之成效,浙江省人民政府于 2013 年 6 月 18 日发布《关于推进城市优质医疗资源下沉的实施意见》,启动全省范围内的卫生资源下沉改革,要求城市优质医疗资源和优质医务人员下沉,并借助医院考核、成本支付、职称评定等举措予以强有力组织和动员。

(2) 北京案例说明。北京是全国医疗卫生资源最丰沛的直辖市。北京医改要满足不同群体的多层次、多样化需求,既要服务本市居民,还要服务全国疑难急重患者的来京就诊需求。其改革背景是,早在 2000 年 6 月 28 日,北京大学人民医院就与北京 8 所医院组建为跨城区的医联体(北大人民医院医疗集团)①,开始具备卫生资源下沉改革内涵的改革探索。2007 年,北京市卫生局开始着手建立全市统一的新社区卫生服务综合信

---

① 王向东,丁伟. "医疗航母"浮出水面 [N]. 人民日报,200-06-28 (5)。

息系统；在2009年前已有自激励的松散型医联体（区域医疗中心）的较普遍建构。2009年的新医改启动后，由市卫生局明确各区域医疗中心与对口支援的社区卫生服务机构配对，并依托新社区卫生服务综合信息系统搭建预约转诊平台，这是以供给侧—需求侧联动来提升卫生资源下沉改革效果、促进患者诊疗选择行为变化的新尝试。

2010年7月20日，北京市在原宣武区率先启动了区域内大型医院与基层卫生医疗机构定向转诊预约的试点工作①；为扩大转诊预约实施效果，当年9月25日，北京市启动第二批大型医院与基层医疗卫生机构转诊预约试点工作，实施范围扩大到全市除东城区、门头沟区、朝阳区外的9个郊区县和4个城区。北京市转诊预约平台的建设是以预约为突破口，实现预约挂号、预约检查、大型医院与社区基层卫生服务机构间信息的双向传输，以优先在低等级医院就诊之（高等级医院预约）成本下降来推动患者行为变化；同时，在供给侧使城区相对集中的优质医疗资源向社区、郊区县扩展，探索各城区高等级医院与周边社区服务中心联合的区域性松散型医联体建设，推动人力、物力、财力和患者的下沉。随后数年中，北京市多次发布文件推动医联体建设、公立医院综合改革和医药分开综合改革，直至最近的医耗联动综合改革②。对北京一系列改革的实施效果，魏宁等（2020）以北京朝阳医院联盟为例，采用双重差分法发现2015年医联体建设对引导慢性病患者回归社区起到一定作用；杨勇等（2021）则基于北京市39家中医类医院监测数据和基于分段回归的多元间断时间序列模型，分析了2017年北京市医药分开和2019年医耗联动综合改革对北京市中医类医疗服务及收入的影响。

与已有研究相互补，本章侧重探讨2010年下半年北京市以预约转诊平台建设为切入点的卫生资源下沉配套改革。这一改革倡导就诊者在北京市预约转诊平台提前挂号，要求保证80%以上的号源用于平台预约且可享受服务费的优惠政策等。其目的是通过资金倾斜投入、人力下沉帮扶等手段，畅通"转诊通道"和优化服务流程，激励患者选择基层医院就诊，以提高医疗卫生服务效率、改善医疗资源配置。已有文献尚缺乏针对该次改革之政策效应的评估。但需要补充的是，北京医改可能引致的患者再选择效应并不必然对应于高等级医院（以及所在城区）的需求缩减，这是因

---

① 参见《北京市卫生局关于在宣武区开展大型医院与基层医疗卫生机构转诊预约试点工作的通知》（京卫医字〔2010〕165号）。资料来源于北京政府网，2010年7月20日。
② 参见北京市人民政府办公厅关于印发《北京医耗联动综合改革实施方案》的通知（京政办发〔2018〕50号）。资料来源于北京政府网，2018年12月26日。

为,在本市居民需求转移的同时,所释放的高等级医院诊疗能力还需要满足全国疑难杂症患者的需求,两者结合可能在富集高等级医院的主城区呈现需求转移和需求释放叠加后的需求扩张效应。

5.1.2 研究方法

(1) 医疗卫生资源配置指标测算。医疗卫生市场具有多投入、多产出特征。为分别刻画卫生资源下沉改革的作用方向和对象,我们既需要分别考量其对于供给侧和需求侧的影响,还需要讨论其对于资源配置效率的影响。为此,我们首先使用熵权法来计算供给(投入)指数和需求(产出)指数,并使用比率法计算以投入产出比来衡量的医疗卫生资源配置效率。其中,熵权法是一种根据各项指标观测值所提供的信息量大小来确定指标权重系数的方法。其原理是根据各指标的变异程度,由信息熵计算出各指标的熵权,从而得出较为客观的指标权重。熵权法的优点是计算过程中数据信息的丢失量较少,能够更加客观地反映各区域卫生体系在配置效率方面的差异(俞佳立和杨上广,2021)。具体测算步骤如下:

选取代表各地级市(或县域)医疗卫生资源投入与产出水平的指标进行标准化:

$$Y_{ij} = \frac{x_{ij} - \min\limits_{1 \leq j \leq n}\{x_j\}}{\max\limits_{1 \leq j \leq n}\{x_j\} - \min\limits_{1 \leq j \leq n}\{x_j\}} \tag{5-1}$$

其次,用熵权法计算各区域医疗卫生服务的供给指数和需求指数:

$$P_{ij} = \frac{Y_{ij}}{\sum_{i=1}^{n} Y_{ij}} \tag{5-2}$$

$$E_j = -\frac{1}{\ln(n)} \sum_{i=1}^{n} P_{ij} \ln(P_{ij}) \tag{5-3}$$

$$W_j = \frac{1 - E_j}{n - \sum_{i=1}^{n} E_j} \tag{5-4}$$

$$T_i = \sum_{j=1}^{n} Y_{ij} \times W_j \tag{5-5}$$

其中,Y_{ij} 表示第 i 个样本 j 指标的值,E_j 表示第 j 个指标的信息熵,W_j 表示第 j 个指标的权重,T_i 表示第 i 个样本的供给指数或需求指数的值。

采用比率法将熵权法得到的医疗卫生资源需求指数与供给指数相除,可测算得到医疗卫生资源配置效率值(MRAE):

$$MRAE_i = \frac{MRD_i}{MRS_i} \qquad (5-6)$$

（2）双重差分模型（Difference in Difference，DID）。基于以上指标测算，构建如下双重差分模型：

$$y_{it} = \alpha + \delta treat_{it} + \gamma X_{it} + \mu_i + \eta_t + \varepsilon_{it} \qquad (5-7)$$

其中，y_{it} 为被解释变量，表示第 i 个样本在 t 年的医疗卫生资源配置指标，$treat_{it}$ 为反映第 i 个样本在 t 年是否发生"改革"的虚拟变量。模型中还包含了个体固定效应 μ_i 以及时间固定效应 η_t，ε_{it} 表示随机误差项。δ 即为我们要估计的双重差分系数，解释为"改革实施后，推行改革的区域与未推行改革区域在医疗卫生资源配置上的差异"。X 为在个体维度和时间维度上均有变化的控制变量向量。

（3）稳健性检验。为确保分析结论的可靠性，从平行趋势、更换倾向得分的匹配方法以及安慰剂检验等方面进行稳健性检验。

5.1.3 样本与数据

课题组通过电话、电邮等方式进行公开数据申请、单一县（区）的访谈等多种方式，在供给（投入）端，获取了地市/县域医疗卫生机构数、医疗卫生机构床位数、卫生健康支出和注册护士数的数据①；在需求（产出）端，获得了地市总诊疗人次、病床使用率和出院人次数据；还从相关统计年鉴处搜集到常住人口、公共预算收入和预算支出、地区生产总值等数据。根据数据可得性，剔除掉年度数据不全、变量数据不完整以及异常值样本。其他控制组的数据来自 2009~2017 年相关省区市的统计年鉴，部分缺失数据通过各城市统计年鉴以及所申请的公开信息进行补充，个别缺失数据通过插值法处理。

（1）浙江样本。本章使用的浙江样本数据包括地级（及以上）城市和县域两个空间尺度。对前者，因 2016 年 8 月国家卫健委宣布全面开展分级诊疗改革、推动资源下沉，故本研究选择的时间窗口为 2008~2016 年，并根据以下标准对地级（及以上）城市样本进行筛选。首先，因杭州市集中了省级医疗资源，是医疗资源丰沛的省会城市，故从处理组中剔除了杭州市并对其进行单独研究，以使得浙江案例的政策评估更为准确。相对应，为了数据的可比性，在控制组中也去掉江苏省会南京市的数据样

---

① 需要说明的是，因缺乏北京市的卫生健康支出数据，北京案例的实证分析中剔除了这一指标。

本。其次，考虑数据的可得性，因四川省德阳市、资阳市、甘孜藏族自治州以及凉山彝族自治州这四个地级市、州数据缺失较严重，故剔除这些城市的数据。最后，我们选择浙江省的10个地级市作为改革实施效应评估的实验组，但各个地级市推行改革政策的年份有所差异。由数据可得性出发，控制组中包含经济地理等方面较为近似的江苏省12个地级市、内陆河南省的17个地级市以及四川省17个地级市、州的面板数据（详见表5-1）。控制组中包括卫生资源较丰沛的徐州、成都和郑州等市，也包括卫生资源较弱的阿坝藏族羌族自治州等地区，具有较好的代表性。

对县域样本，因数据可得性的限制，我们只能收集到浙江省33个县域的供给侧数据，以及长三角区域内江苏、上海和安徽等省市的部分县（区）数据，我们只能使用这些数据展开卫生资源下沉改革之供给侧效应的实证研究，实验组和控制组样本信息、变量和数据特征将在5.3节中予以报告。

表5-1　　　　　　　浙江案例研究的实验组与控制组设定

	相关地区	地（市）
实验组	浙江省地级市（10）	宁波市、温州市、绍兴市、湖州市、嘉兴市、金华市、衢州市、台州市、丽水市、舟山市
控制组	江苏省地级市（12）	无锡市、徐州市、常州市、苏州市、南通市、连云港市、淮安市、盐城市、扬州市、镇江市、泰州市、宿迁市
	河南省地级市（17）	郑州市、开封市、洛阳市、平顶山市、安阳市、鹤壁市、新乡市、焦作市、濮阳市、许昌市、漯河市、三门峡市、商丘市、周口市、驻马店市、南阳市、信阳市
	四川省地级市州（17）	成都市、自贡市、攀枝花市、泸州市、绵阳市、广元市、遂宁市、内江市、乐山市、南充市、眉山市、宜宾市、广安市、达州市、雅安市、巴中市、阿坝藏族羌族自治州

（2）北京样本。选取2010~2019年北京（16个区/县）、广东（21个区/县）、河南（80个区/县）共计117个样本县区的面板数据。选择北京市16个区县为实验组，包括高等级医院集中的西城区、东城区、丰台区、朝阳区、石景山区和海淀区6个中心城区子样本，以及10个远郊区子样本。对照组中包括跟北京市发展水平类似、卫生资源亦较为丰沛的广东省，也包括经济发展程度中等、区域性差异性较大的河南省，既有发达的郑州主城区也有较为偏远落后的区/县，见表5-2。

表5-2　　　　　　　　北京案例研究的实验组和控制组设定

	相关地区	县（区）
实验组	主城区（6）	西城区、东城区、丰台区、朝阳区、石景山区、海淀区
	郊区（10）	房山区、通州区、顺义区、昌平区、大兴区、门头沟区、怀柔区、平谷区、密云县、延庆县
控制组	广东省（21）	广州11个，佛山5个，惠州5个
	河南省（80）	郑州市12个、开封市8个、平顶山8个、安阳市8个、新乡市12个、濮阳市6个、三门峡市4个、南阳市13个、商丘市9个

（3）指标。基于数量的可获得性，本章使用的产出变量选择诊疗量（总诊疗人次）以及住院服务中的出院人次和病床使用率三个指标（张晓溪等，2020；Boussemart et al.，2020）。投入变量中的物力投入用医疗卫生机构数和床位数衡量（于之倩等，2020），财力投入用卫生健康支出衡量，人力投入用执业（助理）医师数和注册护士数衡量[①]。控制变量有三个：人口规模（SIZE），用每平方公里内常住总人口数表示；财政自给率（GFC），用地方政府预算内收入与其预算内支出之比表示；经济发展水平（GDP），用人均GDP表示。为避免不同量纲对实证结果的影响，对指标数据进行了对数化处理（见表5-3）。随后，我们使用熵权法计算各指标的权重系数，浙江和北京样本的权重系数详见表5-4和表5-5。

表5-3　　　　　　供给/需求指标体系、变量名称和定义

变量	二级指标	符号	定义
供给指数（MRD）	物力投入	Institutions	医疗卫生机构数（个）
		Beds	医疗卫生机构床位数（个）
	财力投入	Medicalexp	卫生健康支出（亿元）
	人力投入	Doctors	执业（助理）医师数（个）
		Nurses	注册护士数（个）
需求指数（MRS）	门诊服务	Patients	总诊疗人次（万）
	住院服务	Beduse	病床使用率（%）
		Outpatients	出院人次（万）
效率	投入产出比	MRAE	投入指数/产出指数

---

① 需要说明，因数据统计口径和可得性的差异，5.3节的县域层面实证研究中供给侧指标和控制变量有所不同，详见5.3节的报告。

续表

变量	二级指标	符号	定义
控制变量	人口规模	SIZE	常住人口数量（万）的对数
	财政自给率	GFC	一般公共预算收入/一般公共预算支出
	人均GDP	GDP	地区生产总值/常住人口数量

表5-4　　基于熵权法计算的浙江样本权重系数

变量	维度	指标	权重	指标属性
供给指数	物力投入	医疗卫生机构数	0.154	+
		医疗卫生机构床位数	0.189	+
	财力投入	卫生健康支出	0.225	+
	人力投入	执业（助理）医师数	0.195	+
		注册护士数	0.238	+
需求指数	门诊服务	总诊疗人次	0.515	+
	住院服务	病床使用率	0.0162	+
		出院人数	0.470	+

数据来源：作者的计算。

表5-5　　基于熵权法计算的北京样本权重系数

变量	维度	指标	权重	指标属性
供给指数	物力投入	医疗卫生机构数	0.121	+
		医疗卫生机构床位数	0.242	+
	人力投入	执业（助理）医师数	0.276	+
		注册护士数	0.361	+
需求指数	门诊服务	总诊疗人次	0.547	+
	住院服务	病床使用率	0.029	+
		出院人数	0.425	+

数据来源：作者的计算。

5.2　浙江案例实证结果Ⅰ：地级市层面

本节报告以紧密型医联体为特征、由政府力推动高等级医院下沉低等级医院的浙江卫生资源下沉改革之边际效应。我们区分省会城市和非省会城市进行实证，以观察对异质性地区的影响差异。以下首先区分供给、需求和效率三个方面对研究时期内浙江卫生资源配置的特征事实进行说明，并对实验组和对照组进行比较，然后报告使用多时点双重差分模型的估计结果，并进行稳健性检验。

5.2.1 浙江卫生资源配置的特征事实

从表 5-6 报告的研究时期内浙江不同地级市的医疗卫生资源配置看，其供给指数之均值为 0.159，区间为（0.017，0.444），需求指数之均值为 0.179，区间为（0.126，0.487），与我们选择的控制组相比，后者之供给指数和需求指数区间分别为（0.008，1.000）和（0.011，1.000），显然，控制组样本可完全覆盖实验组，样本的代表性可得到验证。同样，实验组的效率指标之区间（0.740，1.533）也包含在控制组效率区间内（0.221，4.294）。以上事实也反映在我们纳入的用于构造供给指数和需求指数的不同指标内。总体上，实验组数据分布较为集中，控制组则分布范围较广且可完全涵盖实验组。但是，实验组各地级市的人均 GDP、注册护士数、执业（助理）医师数等较控制组之均值略高，但常住人口数、卫生机构数和出院人次之均值较对照组略低。

为更好了解浙江省医疗卫生资源配置，图 5-1 报告了杭州、宁波、温州和舟山 4 个地区的总诊疗人次以及供给、需求和效率指标之演变情形。其中，温州系杭州、宁波外因有医科研究生教育而医疗卫生资源较为丰沛的地区，舟山则系海岛地区，因较为偏远、通勤成本较大，是浙江省内医疗卫生资源最为薄弱的地级市。

可见，宁波和温州两地的总诊疗人次、产出指数、投入指数和效率指标的变化较为一致：两地的总诊疗人次曲线均在 2011 年有一个快速的上升，随后这一曲线转为较平稳的上升过程；两地的需求指数和供给指数均逐年上升，但仍可观察到 2010~2014 年有明显的增速上升。两地的效率指标变化有所差异，温州地区 2010 年前有逐年下降态势，但 2011 年有所增长，随后年份虽有波动，但总体较为平稳；宁波地区 2010~2012 年有所下降，但 2013 年恢复后也呈现小幅波动中的平稳态势。舟山地区的总诊疗人次、产出指数和投入指数虽然也呈现出上涨趋势，但相较于其他地区基数明显较低且增长态势较弱。至于省会城市杭州地区，其总诊疗人次在 2012 年前增速较大，2012~2016 年有所放缓，但随后时期又明显加快，供给指数和需求指数绝对值和增幅也明显高于其他 3 个地区，这说明我们研究设计中将杭州单独予以考虑的思路具有现实的必要性。但从效率指标看，杭州地区在 2012 年前处于增长态势，但随后时期波动中

表 5-6　浙江案例研究中主要变量的描述性统计

变量	最大值		最小值		均值		标准差	
	实验组	控制组	实验组	控制组	实验组	控制组	实验组	控制组
效率	1.533	4.294	0.740	0.221	1.154	1.051	0.156	0.422
供给指数	0.444	1.000	0.017	0.008	0.159	0.182	0.107	0.126
需求指数	0.487	1.000	0.026	0.011	0.179	0.182	0.111	0.126
总诊疗人次（万人）	9341.020	12762.240	571.473	239.716	3200.507	2600.755	2114.447	1786.000
出院人次（万人）	110.275	390.775	7.916	9.213	48.793	70.258	25.755	48.876
病床使用率（%）	99.990	113.470	80.310	14.990	91.917	88.630	4.882	9.723
医疗卫生支出（亿元）	88.720	113.760	4.210	2.140	24.080	23.760	18.560	17.680
医疗卫生机构数（个）	5568.000	9853.000	193.000	393.000	2073.556	3370.548	1462.962	1922.166
医疗卫生机构床位数（张）	35688.000	128058.000	3663.000	2615.000	16940.700	22089.190	8443.425	15842.570
执业（助理）医师数（人）	24976.000	54718.000	2296.000	1370.000	10362.610	9676.778	5757.893	6939.923
注册护士数（人）	23714.000	66724.000	1887.000	769.000	9395.478	8983.374	5479.935	8104.291
常住人口数（万人）	919.700	1591.760	106.100	88.640	457.080	506.545	243.769	264.202
人均 GDP（万元）	11.066	14.556	2.205	0.681	5.649	3.874	1.961	2.646

数据来源：作者自行计算得到。

下降，且已经接近于温州和宁波的水平。

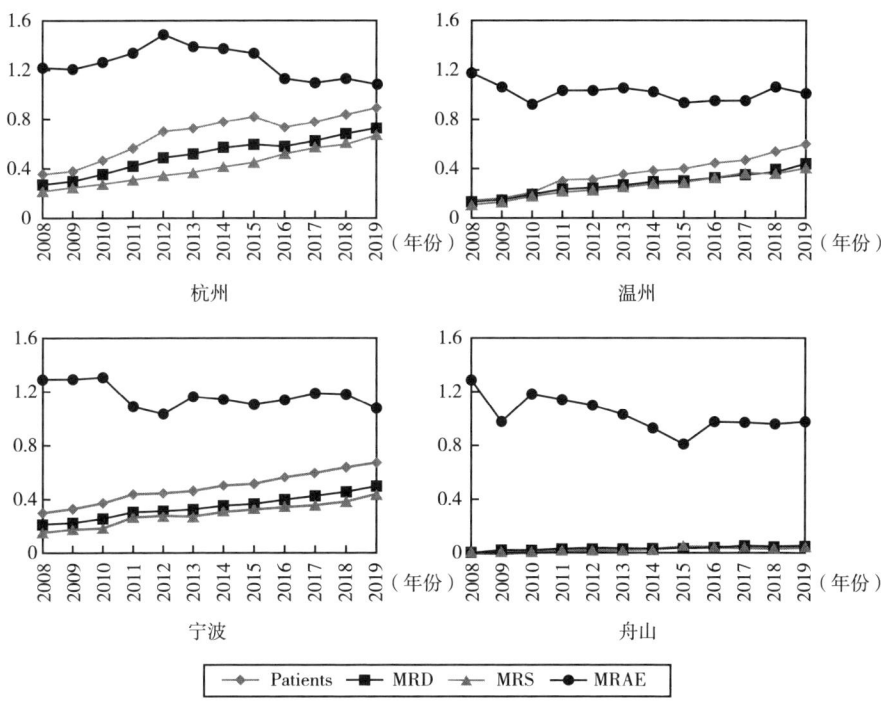

图 5-1　浙江选定城市的医疗卫生资源配置演化：2008～2019 年

数据来源：作者自行绘制。

5.2.2　政策冲击年份的选取

由于浙江省各个地级市实行卫生资源下沉改革的年份有所差异，表 5-7 进一步报告了所有实验组地区的供给指数和需求指数变化情形。同样可见，样本时期内杭州的供给指数和需求指数之极值和均值均明显高于其余地区，再一次凸显了杭州地区需要在实证中单独予以考虑的必要性。除前面已分析的宁波和温州地区外，嘉兴、湖州、绍兴、金华和台州等地区的医疗卫生资源配置也明显低于杭州，但也大大高于舟山，丽水和衢州则仅仅是小幅高于舟山地区。以上描述显现出了浙江省内不同地区间的医疗卫生资源配置之较大差异性，这与我们在控制组引入的江苏、河南和四川诸省之差异情形是颇为吻合的。

需要补充说明的是，表 5-7 还给出了浙江省内不同地区参与卫生资源下沉改革的时点，这一时点以各地官方文件中首次出现包括医联体、下沉在内的卫生资源下沉改革相关内容为依据。后续实证研究中，我们的冲

表 5-7 浙江省医疗卫生资源供给、需求指数变化及下沉改革时点

城市	需求指数				供给指数				政策发布时间
	最大值	最小值	均值	标准差	最大值	最小值	均值	标准差	
杭州	0.737	0.333	0.559	0.154	0.646	0.277	0.438	0.123	2013.11
宁波	0.487	0.264	0.376	0.076	0.444	0.208	0.336	0.087	2013.12
温州	0.404	0.173	0.288	0.084	0.436	0.147	0.293	0.099	2011.9
嘉兴	0.242	0.121	0.175	0.040	0.184	0.085	0.137	0.033	2011.12
湖州	0.166	0.073	0.122	0.034	0.130	0.059	0.092	0.026	2013.10
绍兴	0.256	0.106	0.183	0.052	0.238	0.098	0.152	0.045	2010.12
金华	0.315	0.127	0.225	0.071	0.297	0.104	0.200	0.070	2013.9
衢州	0.111	0.039	0.072	0.025	0.124	0.032	0.068	0.030	2013.8
舟山	0.058	0.026	0.042	0.011	0.057	0.017	0.037	0.014	2014.1
台州	0.292	0.146	0.221	0.054	0.280	0.108	0.185	0.060	2013.9
丽水	0.111	0.049	0.083	0.024	0.143	0.041	0.091	0.035	2013.10

击年份设定规则为：如果改革时点出现在当年7月1日前，则当年即为冲击年份；若改革时点出现在当年7月1日后，则下一年被认定为冲击年份，这样的处理是为了纳入政府在组织、动员和推动改革落实中存在的明显时滞因素。

5.2.3　多时点DID模型估计结果

如前所述，我们首先报告去除杭州样本的多时点DID模型实证结果。在表5-8中分别报告了基于供给指数、需求指数、效率指标的估计结果，为了进一步探讨卫生资源下沉改革对需求侧的可能差异化影响，还将单一需求指标总诊疗人次及出院人数作为被解释变量进行实证。同时，由于舟山地区的医疗卫生资源配置显著弱于浙江省其他地级市，我们可将其视为离群值，去除舟山后进行基于子样本的实证估计，以验证主要估计结果的稳健性。

由表5-8可见，在以医疗卫生资源供给指数、需求指数与效率指标作为被解释变量的模型中改革政策虚拟变量DID均不显著。由于浙江省的卫生资源下沉改革主要以高等级医院人力资本"下沉"带来的溢出效应、诊疗能力信号和品牌嵌入来影响患者的诊疗选择行为，因此，这一改革对各地区医疗卫生关联的物力、财力投入影响较弱，其对于供给指数的不显著影响合乎逻辑。但这一改革之目标就在于推动患者在本区域内就诊，因此，改革之出发点就是其要对需求侧产生影响。可是，我们所发现的需求指数并不存在显著影响的结论却令人费解。

如果我们进一步将需求分解为门诊服务和住院服务，则以总诊疗人次为被解释变量的DID估计结果在10%的显著性水平上显示出改革的正向效应，但这一显著正效应却没有反映在住院服务上。以上结果的解释是，虽然卫生资源下沉改革引致了高等级医院医生向低等级医院的"下沉"，它有助于影响居民以门诊服务为主的诊疗行为变化——有助于改变居民小病就到高等级医院就诊的习惯，也已有更多的居民选择了基层医院首诊；但对于倾向于重症的住院服务需求，因"下沉"而提升这一全方位聚合人力资本和技能的服务质量需要更久的时间和更大的溢出效应，则原有就诊观念、诊疗行为习惯等黏性因素仍在短期内维持，导致住院服务受改革影响不显著。以上总诊疗人次的显著正效应与住院服务之不显著结果之加总导致了我们观察到的改革之于需求指数的不显著估计结果。但即便如此，我们仍能发现卫生资源下沉改革之于需求侧产生影响的明显证据。

表 5-8　　　　　　　　　多时点双重差分模型回归结果

变量	效率	需求指数	供给指数	总诊疗人次	出院人次
DID	-0.028 (0.069)	-0.010 (0.016)	0.007 (0.013)	0.031* (0.018)	-0.018 (0.011)
财政自给率	-2.449*** (0.624)	0.057 (0.082)	-0.068 (0.078)	-0.070 (0.093)	-0.075 (0.079)
人口规模	1.856** (0.751)	0.305 (0.211)	0.420** (0.188)	0.375* (0.205)	0.483** (0.206)
人均GDP	-0.001 (0.027)	0.010 (0.007)	0.011 (0.006)	0.014* (0.007)	0.007 (0.006)
常数项	-8.924* (4.543)	-1.745 (1.323)	-2.373** (1.178)	-2.116 (1.285)	-2.767** (1.272)
样本量	504	504	504	504	504
时间固定	Yes	Yes	Yes	Yes	Yes
城市固定	Yes	Yes	Yes	Yes	Yes
R^2	0.537	0.939	0.954	0.950	0.947

注：*、**、***分别表示在10%、5%和1%水平下显著；括号中报告的是标准误。

5.2.4 稳健性检验

为了检验以上实证结果的稳健性，我们采取以下检验策略：（1）首先进行平行趋势检验，以满足双重差分模型应用的前提，即确保在卫生资源下沉实施之前，实验组与控制组的诊疗人次趋势是平行的。（2）使用安慰剂检验，其核心思想是虚构政策时间进行估计，如果虚构情况下DID系数仍然显著，则说明已有估计结果出现了偏误。（3）使用剔除离群值和更换被解释变量的方法进行稳健性检验（郭庆和吴忠，2020）。

首先，平行趋势检验。参照王班班等（2020）的做法，本节采用事件研究法进行检验。分别加入表示实验组参与改革前1~3年、参与改革当年、改革参与后1~2年的虚拟变量t-1、t-2、t-3、t、t+1和t+2表示特定年份实验组与控制组的差异。若参与卫生资源下沉改革前的处理分组和时期分组的交互项均不显著，则说明在卫生资源下沉试点前实验组和控制组并没有显著差异。由图5-2可见，在卫生资源下沉改革参与的前1~3年，交互项的回归系数在5%和1%的显著性水平下与0无差异，而从参与改革后，其回归系数均在5%的显著性水平下显著异于0，说明实验组和控制组满足了平行趋势假定。

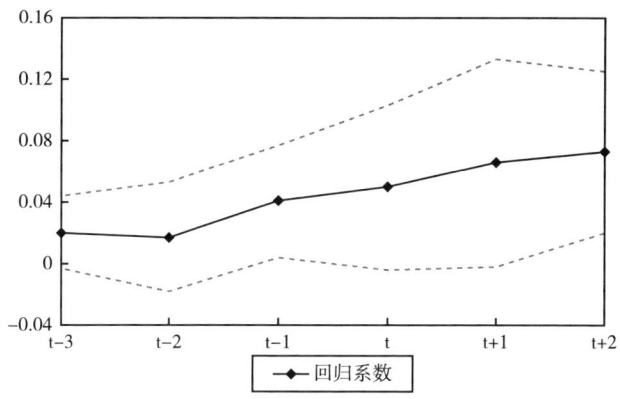

图 5-2　浙江省控制组与实验组的平行趋势检验结果

数据来源：作者使用 Stata 软件绘制。

其次，安慰剂检验。满足了平行趋势假定后，为了保证结果的稳健性，需要进行安慰剂检验排除本节的估计结果受其他政策变革或随机性因素影响而导致的估计结果偏误。参考夏杰长和刘诚（2017）、张阿城和于业芹（2020）的做法，将改革参与的年份提前一年、提前两年、提前三年，构造虚拟政策实施年份和实验组的交互项，并分别代入多时点双重差分模型进行回归。若虚拟政策实施年份和实验组的交互项不显著，则说明已估计的边际效应源于卫生资源下沉改革的参与，反之，则不能排除其他因素的影响，结果并不稳健。由表 5-9 报告的安慰剂检验结果可知，无论将卫生资源下沉改革冲击年份提前一年、两年还是三年，虚拟政策实施年份和实验组的交互项回归系数均不显著，说明总诊疗人次的增加是由于卫生资源下沉改革的实施，5.2.2 节报告的需求侧之总诊疗人次模型估计结果是稳健的。

表 5-9　　　　　　　　　　浙江省样本安慰剂检验结果

变量	被解释变量：总诊疗人次		
	（1）	（2）	（3）
提前一年参与	0.030（0.019）		
提前两年参与		0.025（0.019）	
提前三年参与			0.022（0.021）
控制变量	Yes	Yes	Yes
时间固定	Yes	Yes	Yes
城市固定	Yes	Yes	Yes

续表

变量	被解释变量：总诊疗人次		
	（1）	（2）	（3）
R^2	0.950	0.949	0.950
样本量	504	504	504

注：括号中报告的是标准误。

再次，我们报告剔除离群值的估计结果。在5.2.2回归样本的基础上剔除舟山，再将效率指标、供给指数、需求指数以及总诊疗人次和出院人次作为被解释变量纳入多时点DID模型进行回归。由表5-10可见，模型的主要实证结果都是稳健的。亦即，效率指标、供给指数、需求指数和出院人次模型的DID估计系数仍不显著，但总诊疗人次DID模型则在5%的显著性水平上显著，体现了卫生资源下沉导致不同地区的总诊疗人次显著增加的边际改革政策效应。

表5-10　　　　剔除离群值后多时点双重差分回归结果

变量	效率	产出指数	投入指数	总诊疗人次	出院人次
DID	-0.001 (0.069)	-0.004 (0.015)	0.013 (0.013)	0.039** (0.017)	-0.014 (0.011)
财政自给率	-2.487*** (0.637)	0.053 (0.082)	-0.073 (0.078)	-0.074 (0.092)	-0.081 (0.079)
人口规模	1.846** (0.755)	0.317 (0.210)	0.429** (0.187)	0.387* (0.204)	0.491** (0.205)
人均GDP	0.003 (0.028)	0.012* (0.007)	0.012* (0.006)	0.016** (0.007)	0.009 (0.007)
常数项	-8.907* (4.583)	-1.824 (1.319)	-2.444** (1.174)	-2.199* (1.288)	-2.826** (1.269)
样本量	495	495	495	495	495
时间固定	Yes	Yes	Yes	Yes	Yes
城市固定	Yes	Yes	Yes	Yes	Yes
R^2	0.538	0.940	0.955	0.952	0.948

注：*、**、***分别表示在10%、5%和1%水平下显著；括号中报告的是标准误。

最后，报告更换被解释变量的稳健性检验结果。我们选择使用数据包络分析（DEA）法来给出新的效率指标进行实证。其理由是，由于不同地区改革后患者的诊疗行为变化会引致所在地医疗卫生资源规模效率的提升。因此，我们首先使用DEA法对样本数据进行综合效率和规模效率测算。由于DEA所测算出的综合效率和规模效率指标中，有效单元以1表示，无效单元以大于0小于1的数字表示，使得无效单元的差异得以体现，但有效单元的差异并不能非常直观地以数字的形式体现。故本节引入了综合效率和规模效率的虚拟变量，若某样本为DEA模型测算出的有效单元，其综合效率值或规模效率值取1，若某样本为DEA模型测算出的无效单元，其综合效率值或规模效率值取0。更换被解释变量的回归结果可见表5-11。可见，样本地区的医疗卫生资源配置效率在其参与改革的时点后出现了显著的上升，亦即，卫生资源下沉导致了样本地区综合效率和规模效率的显著提升。与5.2.2小节中基于比率法构建的效率指标之不显著影响相比较，这一结果给出了更乐观的卫生资源下沉改革有助于推升医疗卫生资源配置效率的证据，因而，之前的证据是较为保守的。

表5-11 更换被解释变量的浙江样本多时点DID模型回归结果

变量	综合效率	规模效率
DID	0.294*** (0.110)	0.261** (0.112)
控制变量	Yes	Yes
时间固定	Yes	Yes
城市固定	Yes	Yes
R^2	0.533	0.515
样本量	504	504

注：*、**、***分别表示在10%、5%和1%水平下显著；括号中报告的是标准误。

5.2.5 杭州样本估计结果

现在我们单独报告作为省会城市的杭州样本实证结果（见表5-12）。可见，与其他地级市样本实证结果明显不同的是，除效率指标之DID回归系数仍不显著外，杭州样本下的供给指数、需求指数以及需求侧的总诊疗人次和出院人次模型中，DID回归系数均在1%的显著性水平下为正。按照卫生资源下沉改革的政策目标，因杭州市之外的其他地级市需求侧的患者选择行为变化，杭州市医疗服务需求应当有所缓解，但杭州样本的需求指数模型估计结果却显示了改革冲击后得以提升的医疗卫生服务需求。其解释一方面在于杭州市快速增长的人口流入和人口规模增加,另一方面在于之前被拥堵所抑制的未实现需求得以释放,但这些观点还需要进一步的实证证据。供给侧也存在改革正效应的解释在于,在同一时期内为缓解拥堵而激发的高等级医院投资激励下,杭州富集的高等级医院可获得大量的政府财政补贴以及为推动其参与"下沉"的激励政策,改革助力了杭州医疗卫生资源的投入增长。

表 5-12　　　　　　　　　杭州市双重差分回归结果

变量	效率	产出指数	投入指数	总诊疗人次	出院人次
DID	-0.034 (0.060)	0.094*** (0.020)	0.139*** (0.017)	0.205*** (0.018)	0.074*** (0.019)
财政自给率	-2.750*** (0.760)	0.101 (0.090)	-0.033 (0.089)	0.001 (0.010)	-0.077 (0.096)
人口规模	1.782** (0.771)	0.317 (0.214)	0.445** (0.192)	0.408* (0.215)	0.501** (0.208)
人均GDP	-0.006 (0.032)	0.015** (0.008)	0.014** (0.007)	0.018** (0.007)	0.010 (0.007)
常数项	-8.464* (4.701)	-1.858 (1.346)	-2.569** (1.210)	-2.375* (1.353)	-2.896** (1.291)
样本量	423	423	423	423	423
时间固定	Yes	Yes	Yes	Yes	Yes
城市固定	Yes	Yes	Yes	Yes	Yes
R^2	0.550	0.946	0.957	0.954	0.948

注:*、**、***分别表示在10%、5%和1%水平下显著;括号中为标准误。

为了判断以上杭州样本实证结果的稳健性,我们同样使用了安慰剂检验方法。通过分别以提前1~3年虚构改革政策实行时间,再次使用双重差分模型进行回归。由表5-13可见,所虚构的改革政策时间与施行地点虚拟变量之交互项仍在1%的显著性水平下显著,说明杭州市医疗卫生资源供给、需求以及总诊疗人次和出院人次受卫生资源下沉改革的正向影响并不稳健,其医疗卫生资源供给和需求的逐年大幅增长是因其医疗资源丰沛的省会城市的特殊性以及其他因素影响所致。这再次说明,在评估浙江省各地级市的卫生资源下沉改革边际效应时,去除杭州市样本进行实证是合乎逻辑的,也具有实证上的依据。

表 5-13　　　　　杭州样本的安慰剂检验结果

变量	交互项	控制变量	时间固定	城市固定	R^2	样本量
MRS	0.090[a,***] (0.019)	Yes	Yes	Yes	0.9457	423
	0.079[b,***] (0.020)	Yes	Yes	Yes	0.9451	423
	0.073[c,***] (0.020)	Yes	Yes	Yes	0.9447	423
MRD	0.154[a,***] (0.016)	Yes	Yes	Yes	0.9591	423
	0.173[b,***] (0.018)	Yes	Yes	Yes	0.9607	423
	0.175[c,***] (0.018)	Yes	Yes	Yes	0.9601	423
总诊疗人次	0.238[a,***] (0.017)	Yes	Yes	Yes	0.9579	423
	0.278[b,***] (0.019)	Yes	Yes	Yes	0.9620	423
	0.286[c,***] (0.019)	Yes	Yes	Yes	0.9612	423
出院人次	0.071[a,***] (0.018)	Yes	Yes	Yes	0.9479	423
	0.067[b,***] (0.019)	Yes	Yes	Yes	0.9478	423
	0.065[c,***] (0.019)	Yes	Yes	Yes	0.9476	423

注：*、**、***分别表示在10%、5%和1%水平下显著，括号中报告的是标准误；a, b, c 分别表示改革参与时点提前 1~3 年。

5.3　浙江案例实证结果Ⅱ：县域层面

虽然 5.2 节给出了浙江样本地市层面改革效果的实证证据，但地市层面的空间尺度仍偏大，且我们没有发现供给侧结构性改革效果的证据，本节依赖可得的浙江 33 个县域供给层面数据，给出补充性的卫生资源下沉改革效果评估的实证证据①。本节所使用的数据来源于向相关省区市卫生部门的公开数据申请及各地市的统计年鉴，研究时期为 2007~2016 年。但由于数据可得性的限制，人力投入指标选取了医疗卫生技术人员数及执业（助理）医师数，用医疗卫生技术人员数替换了注册护士数，与前类似的财力和物力投入指标一起衡量医疗卫生资源供给。同时，基于卫生资源供给总量和人均量使用熵权法分别测算绝对供给指数（MRDA）和相对供给指数（MRDR），相关指标与权重如表 5 – 14 所示。

表 5 – 14　　　基于熵权法计算的浙江县域样本权重系数

变量	维度	指标	权重	指标属性
相对供给指数（MRDR）	物力投入	每千人拥有医疗卫生机构数（个/千人）	0.250	+
		每千人拥有卫生机构床位数（张/千人）	0.166	+
	财力投入	人均医疗卫生支出（元）	0.272	+
	人力投入	每千人执业（助理）医师数（人/千人）	0.142	+
		每千人医疗卫生技术人员数（人/千人）	0.170	+
绝对供给指数（MRDA）	物力投入	医疗卫生机构数（个）	0.224	+
		卫生机构床位数（张）	0.192	+
	财力投入	医疗卫生支出（万元）	0.227	+
	人力投入	执业（助理）医师数（人）	0.191	+
		医疗卫生技术人员数（人）	0.166	+

数据来源：历年《中国县域统计年鉴》、各地市统计年鉴及作者的申请。

5.3.1　浙江县域样本范围与控制变量说明

限于数据的可得性，本节使用的实验组中包含浙江省 33 个县，对照组包括同处于长三角区域、具有可比性的江苏省 39 个县市、安徽省 42 个县市及上海市 9 个区。对照组样本包括经济发展水平较高、卫生资源较为丰沛的苏南地区，也包括发展相对滞后的安徽省北部地区若干县市，具有较好的代表性，相关县（区）的名单报告在表 5 – 15 中。与 5.2 节的控制变量相比，除人口规模、财政自给率和人均 GDP 之外，参考已有文献的做法（袁航和朱承亮，2018），我们还增加了政府财政支出能力和产业进步指数两个变量，其中前者以地方财政预算支出与 GDP 的比值来度量，

---

① 尽管我们付出了极大的努力以获得县域需求侧数据，但遗憾的是，因缺乏公开的统计披露，县域需求侧改革效果研究只能留待未来数据可得时再展开——笔者。

以反映县级政府所能支持的财政能力;后者以一二三产业所占比重分别乘以 1~3 并加权得到,以刻画相关县域由农业向工业和服务业演进的状况。

表 5-15　浙江县域案例研究的实验组与控制组设定

	相关地区	地(市)
实验组	浙江省县市(33)	桐庐县、淳安县、建德市、象山县、宁海县、余姚市、慈溪市、嘉善县、海盐县、海宁市、平湖市、桐乡市、德清县、长兴县、安吉县、新昌县、诸暨市、嵊州市、武义县、浦江县、磐安县、兰溪市、义乌市、东阳市、永康市、青田县、缙云县、遂昌县、松阳县、云和县、庆元县、景宁畲族自治县、龙泉市
控制组	江苏省县市(39)	江阴市、宜兴市、丰县、沛县、睢宁县、新沂市、邳州市、溧阳市、常熟市、张家港市、昆山市、太仓市、如东县、启东市、如皋市、海安市、东海县、灌云县、灌南县、涟水县、盱眙县、金湖县、响水县、滨海县、阜宁县、射阳县、建湖县、东台市、宝应县、仪征市、高邮市、丹阳市、扬中市、句容市、兴化市 靖江市、泰兴市、沭阳县、泗阳县、泗洪县
	安徽省县市(42)	怀远县、五河县、固镇县、当涂县、含山县、和县、濉溪县、怀宁县、太湖县、宿松县、望江县、岳西县、桐城市、潜山市、歙县、休宁县、黟县、祁门县、来安县、全椒县、定远县、凤阳县、天长市、明光市、临泉县、太和县、阜南县、颍上县、界首市、砀山县、萧县、灵璧县、泗县、霍邱县、舒城县、金寨县、霍山县、涡阳县、蒙城县、利辛县、东至县、石台县、青阳县
	上海市辖区(9)	黄浦区、徐汇区、浦东新区、闵行区、嘉定区、金山区、松江区、青浦区、奉贤区、崇明区

资料来源:作者自行整理。

5.3.2　浙江县域卫生资源配置的特征事实

从表 5-16 报告的研究时期内浙江不同县域的医疗卫生资源配置来看,其绝对供给指数之均值为 0.147,区间为 (0.013,0.536),相对供给指数之均值为 0.252,区间为 (0.066,0.545)。与我们选择的控制组相比,后者之绝对供给指数和相对供给指数区间分别为 (0.005,0.718) 和 (0.007,0.652),显然,控制组样本可完全覆盖实验组。以上事实也反映在我们纳入的用于构造供给指数和需求指数的不同指标内。总体上,实验组数据分布较为集中,控制组则分布范围较广且可完全涵盖实验组,样本具有较好的代表性。

表 5-16　　　　　　　　　主要变量的描述性统计

变量	最大值		最小值		均值		标准差	
	实验组	控制组	实验组	控制组	实验组	控制组	实验组	控制组
绝对供给指数	0.536	0.718	0.013	0.005	0.147	0.180	0.103	0.122
相对供给指数	0.545	0.652	0.066	0.007	0.252	0.178	0.111	0.098
医疗卫生机构数（个）	716	1091	25	16	200.105	231.817	167.792	191.379
医疗卫生机构床位数（个）	5459	22104	217	207	1722.203	2835.832	1041.037	2555.796
执业（助理）医师数（人）	3477	10955	67	39	820.261	1036.336	657.31	1251.824
医疗卫生技术人员数（人）	8450	30552	368	91	2664.582	3252.125	1719.021	3203.170
医疗卫生支出（亿元）	11.475	50.261	0.273	0.138	2.610	4.067	2.041	4.136
人均地区生产总值（万元）	13.588	30.771	1.051	0.325	5.183	4.056	2.524	4.219
户籍人口规模（万人）	108.211	550.100	11.140	9.425	50.742	98.959	23.221	60.520
地方财政预算收入/支出（％）	118.169	123.844	14.624	4.291	65.565	49.308	0.266	0.266
地方财政预算支出/GDP（％）	70.321	46.988	4.690	4.623	14.034	17.091	0.093	0.077
产业进步指数	2.586	2.435	1.931	1.264	2.205	1.960	0.107	0.243

数据来源：历年《中国县域统计年鉴》、各地市统计年鉴和作者的计算。

图 5-3 报告了实验组（浙江省）和对照组（安徽省、江苏省、上海市）所有样本县域绝对/相对医疗卫生资源供给指数之均值的演变情形。可见，实验组与对照组在研究时限内的医疗卫生资源供给均呈现上升趋势，且相对供给指数均高于绝对供给指数。同时，浙江省县域医疗卫生资源供给的增速在 2013 年后明显加快，其供给指数的数值在随后时期内高于江苏、安徽和上海。

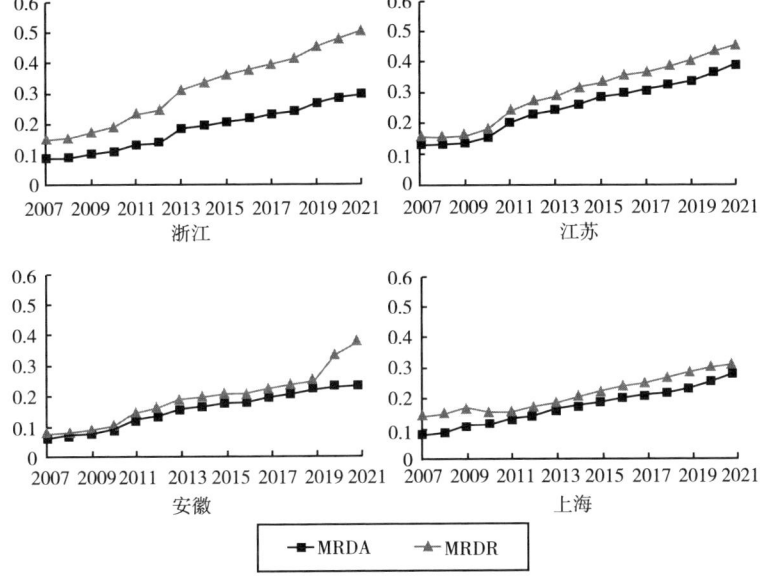

图 5-3　对照组与实验组的医疗卫生资源配置演化：2007~2021 年

数据来源：作者自行绘制。

5.3.3　多时点 DID 模型估计结果

表 5-17 中报告了基于绝对/相对供给指数的县域改革效应估计结果。考虑到作为对照组的上海市辖区的特殊性，我们在对照组中分别报告了加入和不加入上海样本的估计结果，以保证主要估计结果的稳健性。我们发现，对照组中包含与不包含上海样本的估计结果类似，说明了将上海样本加入对照组是合理的。

可见，以绝对供给指数为被解释变量的模型中，政策虚拟变量 DID 不显著，似乎再次证实了 5.2 节中卫生资源下沉改革并不影响供给侧的结论；但在以相对供给指数为被解释变量的模型中，政策虚拟变量 DID 显著为正，说明改革虽未对各县域的医疗卫生资源供给总量产生显著影响，但它确实提高了医疗卫生资源的人均供给水平。其解释是，改革固然以影响居民的诊疗行为为目标，但供需的自我匹配特性使需求的增加反作用于供给的增加。同时，由上而下的卫生资源下沉改革驱动了地方官员对辖区卫生资源供给的更多关注和重视，当地医疗服务需求的增长、高等级医院的品牌植入和对医疗卫生人才吸引力的增强，均有利于县域医疗卫生资源供给的改善。以上改革效果虽然未反映在总量上，但却反映在以人均度量的相对供给指标上，说明卫生资源下沉改革仍具有显著为正的供给侧效应。

表 5-17　县域多时点双重差分模型基准回归结果

变量	相对供给指数		绝对供给指数	
	纳入上海	不纳入上海	纳入上海	不纳入上海
DID	0.040*** (0.014)	0.038*** (0.014)	-0.008 (0.012)	-0.010 (0.013)
ln_GDP	0.015 (0.015)	0.004 (0.019)	0.052* (0.028)	0.014 (0.029)
ln_POP	-0.170*** (0.022)	-0.146*** (0.039)	0.093 (0.061)	0.129 (0.093)
ln_GFS	-0.040*** (0.011)	-0.041*** (0.012)	-0.001 (0.012)	-0.015 (0.012)
ln_GFC	0.000 (0.014)	-0.004 (0.066)	0.021 (0.018)	0.007 (0.020)
INS	-0.005*** (0.001)	0.045 (0.066)	-0.007*** (0.001)	0.029 (0.035)
Cons	2.188*** (0.361)	2.123*** (0.506)	-1.649* (0.935)	-1.978 (1.320)
Time FE	√	√	√	√
City FE	√	√	√	√
N	1260	1160	1260	1160
R^2	0.208	0.140	1260	0.068

注：*、**、*** 分别表示在10%、5%和1%水平下显著；括号中报告的是标准误。

接下来我们讨论医疗卫生资源供给单一指标的估计结果（见表5-18）。从人力指标来看，以人均医师数与人均卫生技术人员数为被解释变量的DID估计结果分别在1%与5%的显著性水平上显示出了改革的正向效应。但这一效应未反映在人均医疗卫生支出、人均病床数与人均卫生机构数上。以上人力资源供给的显著正向结果与卫生资源下沉改革所强调的高等级医院医生下沉及其溢出效应高度关联。其逻辑是，卫生资源下沉改革驱动的县域医院人力资本提升、诊疗能力改善既影响患者的就诊习惯，又影响存量和增量医疗卫生人力资源的提升，到县域医院就业、就职、发展的激励显著增强，引致我们估计发现的改革对于人力供给层面的正向效应。同时，由于改革是自上而下推动的，县级政府部门并不处于主体地位，改革过程中主要是刺激需求侧促进供给的匹配和能力增长，而不主要着眼于增加卫生支出或者增加物质资本等方式促进医疗卫生资源供给增长，因此，物力和财力相关供给指标的估计结果并不显著。

表 5-18 浙江县域医疗卫生资源单一供给指标的估计结果

模型	人均医师数	人均卫生技术人员	人均医疗卫生支出	人均病床数	人均卫生机构数
	（1）	（2）	（3）	（4）	（5）
DID	0.102***	0.044**	0.013	0.003	0.024
	（0.037）	（0.020）	（0.009）	（0.005）	（0.037）
ln_GDP	-0.017	-0.038	-0.036***	-0.011	0.130***
	（0.026）	（0.025）	（0.013）	（0.019）	（0.028）
ln_POP	-0.176***	-0.192***	-0.194***	-0.061**	-0.184***
	（0.033）	（0.033）	（0.39）	（0.024）	（0.051）
ln_GFS	-0.048***	-0.037***	-0.038***	-0.011**	-0.040*
	（0.015）	（0.011）	（0.010）	（0.005）	（0.023）
ln_GFC	0.002	-0.039*	-0.014	-0.010	-0.009
	（0.022）	（0.022）	（0.013）	（0.017）	（0.040）
INS	-0.008***	-0.008***	-0.010***	-0.007***	-0.010***
	（0.001）	（0.001）	（0.001）	（0.001）	（0.001）
Cons	2.578***	3.283***	2.828***	1.087***	1.382
	（0.574）	（0.561）	（0.339）	（0.031）	（0.914）
Time FE	√	√	√	√	√
City FE	√	√	√	√	√
N	1260	1260	1260	1260	1260
R	0.146	0.145	0.205	0.050	0.098

注：*、**、***分别表示在10%、5%和1%水平下显著；括号中报告的是标准误。

5.3.4 异质性与稳健性检验

（1）距离异质性。卫生资源下沉改革主要考量的是非中心城市县域诊疗需求的重构和能力的提升，特定县域与中心城市的地理距离是影响改革效果的重要因素。本节首先按照实验组县市与上级地级市以及区域中心城市（杭州市、宁波市、上海市）的距离进行分组，使用相对医疗卫生资源供给指数来检验距离差异对改革效果的异质性影响（见表5-19）。在与上级地级市距离的分组中，分别设定样本县域与上级地级市距离小于

50km（10个）、位于 50~100km 区间（18个）和大于 100km（5个）三组；与区域中心城市距离的分组中，结合样本实际情况，分别设定与三个中心城市距离均小于 200km（6个）、均大于 300km（5个）和距离适中县市（22个）。

由表 5-19 可见，与上级地级市距离分组的估计中，除距离小于 50km 的子样本外，其他两个分组模型的估计结果均显著；与三大中心城市距离分组的估计中也发现，除小于 200km 子样本回归结果不显著外，其他两个分组模型的估计结果均显著。以上结果说明，卫生资源下沉改革主要惠及距离上级地级市及三大中心城市较远的县域，而距离较近的县域则缺乏明显的改革正效应，这与改革的出发点相一致。从现实来看，距离上级地级市和三大中心城市较近的县域，经济发展条件较好、就诊成本低、效率损失小，并非卫生资源下沉改革的主要关注对象；偏远县市经济发展条件较差，患者就诊成本颇高，既有诊疗行为导致的效率损失极大，是医疗卫生资源区域间不平衡问题的主要症结所在，卫生资源下沉改革突出惠及这些县市正是改革的应有之义。

表 5-19　　　　　　　　基于距离差异分组的实证结果

变量	距离上级地级市距离			距离三大中心城市距离		
	（1）	（2）	（3）	（1）	（2）	（3）
DID	0.028 （0.030）	0.052*** （0.018）	0.054*** （0.018）	-0.013 （0.009）	0.059*** （0.018）	0.056*** （0.015）
ln_GDP	0.028* （0.017）	0.011 （0.015）	0.024 （0.017）	0.022 （0.016）	0.013 （0.016）	0.018 （0.016）
ln_POP	-0.157*** （0.226）	-0.175*** （0.022）	-0.161*** （0.022）	-0.169*** （0.022）	-0.169*** （0.022）	-0.186*** （0.022）
ln_GFS	0.246*** （0.008）	-0.036*** （0.011）	-0.025*** （0.008）	-0.023*** （0.008）	-0.033*** （0.010）	-0.029*** （0.008）
ln_GFC	-0.009 （0.139）	-0.004 （0.014）	-0.013 （0.013）	-0.010 （0.013）	-0.005 （0.015）	-0.014 （0.012）
INS	-0.003*** （0.001）	-0.004*** （0.001）	-0.003*** （0.001）	-0.003*** （0.001）	-0.004*** （0.001）	-0.003*** （0.001）
Cons	1.957*** （0.407）	2.310*** （0.360）	2.075*** （0.391）	2.334*** （0.403）	2.364*** （0.395）	2.617*** （0.390）
Time FE	√	√	√	√	√	√

续表

变量	距离上级地级市距离			距离三大中心城市距离		
	(1)	(2)	(3)	(1)	(2)	(3)
City FE	√	√	√	√	√	√
N	1030	1110	980	990	1150	980
R	0.200	0.233	0.264	0.234	0.236	0.282

注：*、**、***分别表示在10%、5%和1%水平下显著；括号中报告的是标准误。

（2）人口规模异质性。考虑到县域间人口规模的明显差异，其医疗卫生服务需求和供给以及改革的效应可能也明显不同，以下区分不同人口规模县市进行异质性检验。按照三分位数法，基于2021年的人口规模对样本县市进行分组，发现三分位的两个中断值分别为41.74万人和62.22万人。由此，定义2021年人口规模小于40万人的县为人口小县（共10个），人口规模在40万～60万人之间的县为中等规模县（共11个），人口规模大于60万人的县为人口大县（共12个）。由表5-20可见，人口小县与人口大县子样本的改革效应系数均正向显著，但中等规模县的改革效应不显著。对该现象的解释是，人口小县往往是较为偏远的山区县，这些地区发展基础薄弱，且位置偏远，当地居民无论在县域内还是前往上级医院就诊都较为不便，而改革带来的人力资本下沉和技能溢出、人才吸引力的增强有助于产生正的改革效应。而人口大县往往可以更好利用改革带来的人力资本下沉及技能溢出的规模经济，也有利于供给侧正效应的发挥。

表5-20　　　　　　医疗卫生资源供给人口分组结果

模型	人口≤400000	400000≤人口≤600000	人口≥600000
	(1)	(2)	(3)
DID	0.067*** (0.019)	0.012 (0.015)	0.060** (0.030)
ln_GDP	0.015 (0.016)	0.026 (0.016)	0.017 (0.017)
ln_POP	-0.188*** (0.022)	-0.165*** (0.022)	-0.167*** (0.023)
ln_GFS	-0.034*** (0.010)	-0.025*** (0.008)	-0.028*** (0.009)

续表

模型	人口≤400000	400000≤人口≤600000	人口≥600000
	(1)	(2)	(3)
ln_GFC	-0.008 (0.014)	-0.013 (0.013)	-0.003 (0.014)
INS	-0.004*** (0.001)	-0.003*** (0.001)	-0.004*** (0.001)
Cons	2.606*** (0.390)	2.248*** (0.396)	2.297*** (0.411)
Time FE	√	√	√
City FE	√	√	√
N	1030	1040	1050
R	0.302	0.225	0.214

注：*、**、*** 分别表示在10%、5%和1%水平下显著；括号中报告的是标准误。

（3）稳健性检验。为检验以上实证结果的稳健性，首先进行平行趋势检验，以满足双重差分模型应用的前提，确保在政策实施前，实验组与对照组的医疗卫生资源供给水平具有平行的变化趋势。然后使用安慰剂检验，随机抽取样本将其设定为伪处理组，由于样本是随机抽取的，因此安慰剂检验的政策交互项不会对模型因变量产生显著影响。采用蒙特卡洛模拟对该过程进行500次回归分析（吕越等，2019），以确保实证结果的稳健性。

图5-4（a）和（b）分别报告了平行趋势检验与安慰剂检验的分析结果。观察图5-4（a）可发现，参与卫生资源下沉改革前1~3年，交互项的回归系数在5%的显著性水平上与0没有显著差异，表明在推行医疗卫生资源下沉改革前，各县市的变化趋势是一致的。而改革及以后，其回归系数在5%的显著水平下显著差异于0，说明实验组和控制组满足了平行趋势假定。而图5-4（b）中回归系数的均值接近于0，且绝大部分p值大于0.1，同时，实际估计系数明显偏离安慰剂检验中的其他估计系数，综合来看，估计结果并没有因为遗漏变量导致偏误，模型的对照组选择是有效的，通过了安慰剂检验，以上检验结果证明，本节的县域供给侧实证结果是可靠的。

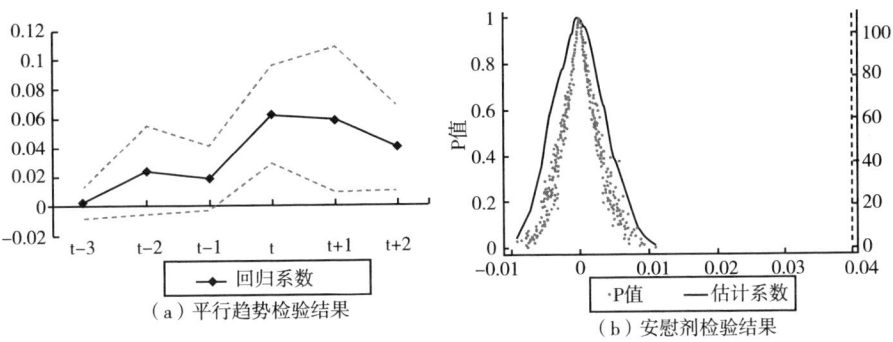

图 5-4 浙江县域样本的平行趋势与安慰剂检验结果

5.4 北京案例实证结果

本节中我们报告所选取的以松散型医联体为特征的北京改革案例的实证结果。北京市在2010年下半年分两批启动各区县大型医院与基层卫生医疗机构定向转诊预约试点工作,在2011年10月北京市卫生局发布《关于全面开展大型医院与基层医疗卫生机构转诊预约试点工作的通知》,本节选择的改革冲击年份分别为2011年和2012年。虽然这一细分改革不直接激励高等级医院医生"下沉",但它是卫生资源下沉改革的重要配套政策,有助于我们更好地认识关联改革举措的影响。

5.4.1 北京卫生资源配置的特征事实

从表5-21所示的北京样本数据看,样本时期内北京的医疗卫生资源供给指数为(0.262±0.219),样本区间为(0.031,0.916);而需求指数为(0.238±0.208),样本区间则为(0.043,0.795)。相对照,控制组的供给指数和需求指数的样本区间分别为(0.011,0.745)和(0.001,0.992),可见,除供给指数上控制组的最大值低于实验组外,总体上看,我们所选择的控制组样本基本能涵盖实验组样本区间。考虑到北京是中国医疗卫生资源最丰沛的地区,我们选择的控制组是较为合理的。从效率指标看,同样可发现,北京市的样本区间为(0.567,1.397),而控制组则为(0.045,2.484),同样可支持控制组选取较为合理的结论。从细分的供给指数和需求指数建构指标看,除执业(助理)医师数、注册护士数以及常住人口数3个指标上实验组高于控制组外，其余情形下控制组变量仍能涵盖实验组的样本区间。当然，这也提示我们，在后续的实证研究中，还需要考虑到实验组内部的异质性问题。

表5-21　　　　　　　　北京样本主要变量的描述性统计

变量	最大值		最小值		均值		标准差	
	实验组	控制组	实验组	控制组	实验组	控制组	实验组	控制组
供给指数	0.916	0.745	0.031	0.011	0.262	0.114	0.219	0.097
需求指数	0.795	0.992	0.043	0.001	0.238	0.131	0.208	0.123
效率	1.397	2.484	0.567	0.045	0.916	1.155	0.144	0.342
总诊疗人次（万人）	3954.700	4097.980	159.900	44.313	1172.156	510.249	1034.546	555.073
出院人次（万人）	54.700	91.190	1.900	0.321	14.577	10.758	14.800	11.033
病床使用率（%）	98.550	122.450	64.850	12.250	82.909	82.225	6.840	16.097
医疗卫生机构数（个）	1362.000	1705.000	86.000	36.000	593.531	456.436	302.844	275.540
医疗卫生机构床位数（张）	20075.000	26602.000	982.000	356.000	6386.990	3442.200	4942.955	3465.911
执业（助理）医师数（人）	17888.000	11782.000	819.000	165.000	4718.833	1738.652	4242.312	1632.451
注册护士数（人）	19085.000	17301.000	617.000	82.000	5073.469	1682.467	4886.883	2191.805
常住人口数（万人）	395.500	270.560	29.000	12.750	130.063	72.206	104.788	45.562
人均GDP（万元）	25.195	31.987	2.136	0.942	7.488	4.714	5.379	3.811

数据来源：作者自行整理。

我们通过区分主城区和郊区来反映北京样本的异质性。由图5-5（a）可见，北京主城区和郊区的医疗卫生资源供给指数和需求指数在2010年到2019年时期内呈现较明显的上升趋势。而且，无论是供给指数还是需求指数，主城区和郊区的变化趋势均具有高度的一致性，但前者的绝对值远远大于后者，这提示我们在后续的实证研究中应注意区分不同的子样本。相比较，主城区和郊区的医疗卫生资源配置效率指标则表现出不同的演化特征。由图5-5（b）可见，除2010年外，主城区的医疗卫生资源配置效率高于郊区，且前者在2014年前呈现上升态势，但2014年后呈现波动态势；而郊区的医疗卫生资源配置效率则在2011年有明显下降，随后呈现小幅波动态势。

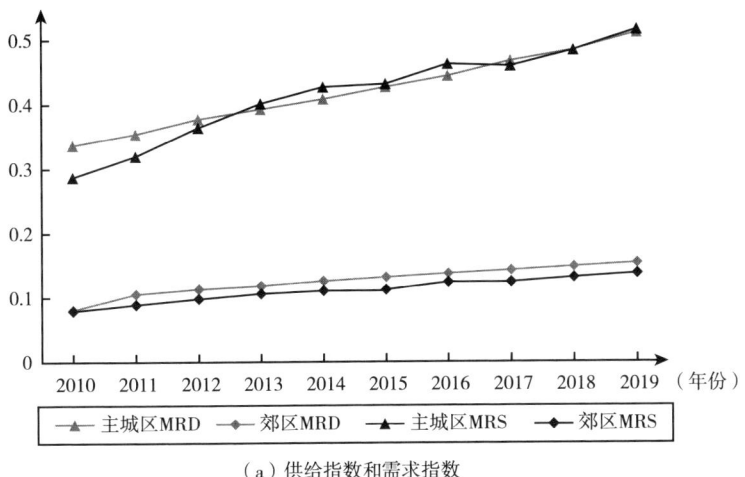

(a)供给指数和需求指数

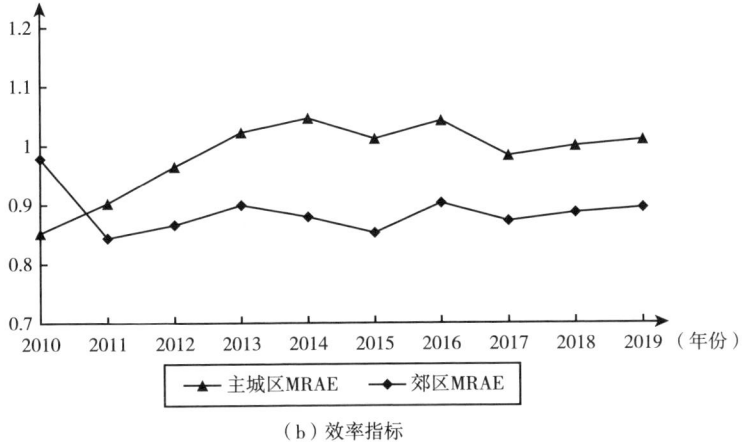

(b)效率指标

图 5-5 北京市主城区和郊区的医疗卫生资源配置

5.4.2 倾向得分匹配结果

考虑到北京样本在经济、人文和医疗卫生资源方面的独特性,为了能较大程度降低实验组和控制组中的样本"选择偏差"(谢海洋等,2017),提高实验组和控制组的对比合理性,我们先用倾向得分匹配法(Propensity Score Matching,PSM;Rosenbaum and Rubin,1983)对各年的实验组和控制组进行匹配。参考 Abadie 等(2004)做法,使用一对四邻近匹配的方法对样本进行 Logit 得分匹配,该方法可以在一定程度上平衡偏差和方差,使得匹配的标准误最小。匹配的基本思路如下:首先,选取协变量 X_i,为满足可忽略性假定,协变量应尽可能包括影响投入指数、产出指数、诊疗数量的相关变量。其次，使用 Logit 模型或者 Probit 模型通过协变量 X_i 估计出样本是否进入处理组的概率 $P_i(X)$，即倾向得分。最后，基于不同匹配方法对倾向得分进行匹配。倾向得分估计方法如下：

$$P_i(X) = \Pr(treat_{it} = 1 \mid X_i) = F[f(Xi)] \qquad (5-8)$$

其中，X_i 表示协变量，我们选取了经济水平（人均 GDP）等变量作为协变量。$f(Xi)$ 为线性函数；$F[\cdot]$ 表示 Logit 函数，本节选用 Logit 模型通过协变量计算得出样本 i 倾向得分 $P_i(X)$。

本节的研究选择北京市 16 个区县为实验组，其他省区市的区县作为控制组。根据已有文献（辛冲冲等，2020）和 R^2 最大原则，选用财政自给率、人口数量、经济发展水平（人均 GDP）作为匹配变量进行配对。表 5-22 和表 5-23 中的匹配结果显示，实验组与控制组经过了一比四邻近匹配后标准误差都控制在了 10% 以内，说明匹配的效果较好。我们还报告了实验组与控制组匹配前后的控制变量标准化偏差 t 检验结果，结果显示均通过了双侧 t 检验（p > 0.05），说明实验组与控制组不存在显著性差异，为后续的改革政策效应评估提供了良好的样本。

表 5-22　　　一对四邻近倾向得分匹配结果（2011 年）

变量名称	变量符号	logit 回归	分组	实验组	控制组	标准误差（%）	p 值	t 值
财政自给率	FA	-4.522*** (0.867)	U	0.484	0.525	-15.000	0.251	-1.150
			M	0.462	0.460	0.800	0.962	0.050
人口数量	population	0.018*** (0.003)	U	128.350	72.206	79.7***	0.000	8.700
			M	111.490	113.710	-3.200	0.841	-0.200
经济发展水平	per_GDP	0.205*** (0.038)	U	7.103	4.714	52.0***	0.000	4.800
			M	6.831	6.555	6.000	0.789	0.270

注：*、**、*** 分别表示在 10%、5% 和 1% 水平下显著；括号中为标准误。U 和 M 分别表示匹配前和匹配后的分组。

表 5-23　　　一对四邻近倾向得分匹配结果（2012 年）

变量名称	变量符号	logit 回归	分组	实验组	控制组	标准误差（%）	p 值	t 值
财政自给率	FA	-3.977*** (0.726)	U	0.524	0.525	-0.300	0.978	-0.030
			M	0.505	0.494	3.600	0.808	0.240

续表

变量名称	变量符号	logit 回归	分组	实验组	控制组	标准误差（%）	p 值	t 值
人口数量	population	0.016*** (0.002)	U	130.06	72.206	71.6***	0.000	9.190
			M	114.99	108.1	8.500	0.561	0.580
经济发展水平	per_GDP	0.210*** (0.034)	U	7.488	4.714	59.5***	0.000	6.220
			M	7.277	7.600	-6.800	0.739	-0.330

注：*、**、*** 分别表示在10%、5%和1%水平下显著；括号中为标准误。U 和 M 分别表示匹配前和匹配后的分组。

5.4.3 全样本回归结果

以下我们分别将供给指数、需求指数、效率指标以及细分的需求侧指标——总诊疗人次作为被解释变量进行回归分析。由表 5-17 可见，无论是 2011 年还是 2012 年，供给指数和需求指数模型中的 DID 估计系数均不显著，但细分的需求侧之总诊疗人次模型中却在两个冲击年份中均在 5% 的显著性水平下为正。

供给指数模型政策效应不显著的解释是，北京样本下的卫生资源下沉改革载体是松散型医联体，高等级医院医生的"下沉"并非强制性的，由此，2011~2012 年的预约转诊配套改革即使因资本投入改善了基层医院的硬件设施，但对其人力资本等要素的影响仍是微弱的。而在需求侧，由于需求指数为多指标合成，城市经济体下的基层医院在住院服务上与高等级医院相差甚远，卫生资源下沉相关的配套改革可能主要影响门诊服务，我们发现的总诊疗人次之显著改革影响为这一观点提供了证据。一个合理的推断是，卫生资源下沉配套改革作用下，包括郊区在内的常住居民会倾向于优先在当地（尤其低等级医院）就诊，由此产生需求转移效应；但北京的全国性医疗卫生中心地位又使得释放的供给被市外患者所填补，产生了需求扩张效应，两者之结合使得总诊疗人次模型的 DID 回归系数显著为正，但这一观点还需要更多的证据。

还需要补充说明的是，2012 年，配置效率模型中 DID 回归系数显著为正，似乎提供了转诊预约改革政策实施后，北京医疗卫生机构配置效率有所提升的证据。

表 5-24　　　　　　　　北京样本的 PSM-DID 回归结果

变量	配置效率		需求指数		供给指数		总诊疗人次	
	2011	2012	2011	2012	2011	2012	2011	2012
DID	-0.013 (0.064)	0.089** (0.037)	0.021 (0.017)	0.008 (0.012)	0.009 (0.010)	0.004 (0.006)	0.039** (0.019)	0.029** (0.014)
财政自给率	0.068 (0.138)	-0.003 (0.104)	-0.121** (0.046)	-0.125** (0.053)	-0.106*** (0.027)	-0.102*** (0.028)	-0.126** (0.049)	-0.128** (0.057)
人口规模	-0.003 (0.003)	-0.007** (0.003)	-0.001 (0.001)	0.001* (0.001)	0.002*** (0.001)	0.002*** (0.001)	0.001 (0.001)	0.002** (0.001)
人均 GDP	0.009 (0.008)	0.022*** (0.006)	0.013** (0.005)	0.010** (0.004)	0.004* (0.002)	0.005** (0.002)	0.012** (0.005)	0.009** (0.004)
常数项	1.347*** (0.238)	1.705*** (0.244)	0.209* (0.108)	0.057 (0.098)	0.024 (0.057)	0.035 (0.057)	0.170 (0.116)	0.018 (0.105)
样本量	193	242	193	242	193	242	193	242
时间固定	Yes	Yes	Yes	Yes	Yes	Yes	Yes	Yes
城市固定	Yes	Yes	Yes	Yes	Yes	Yes	Yes	Yes
R^2	0.940	0.940	0.990	0.990	0.990	0.990	0.990	0.990

注：*、**、*** 分别表示在 10%、5% 和 1% 水平下显著；括号中报告的是标准误。下同。

5.4.4　子样本回归结果

为了验证之前分析的主城区和郊区之显著异质性影响，现在我们将实验组分为主城区（西城区、东城区、丰台区、朝阳区、石景山区、海淀区）与郊区（其他的 10 个区县）两个子样本分别进行回归（见表 5-25 和表 5-26）。由表 5-25 报告的主城区子样本回归结果显示，2011 年和 2012 年两个政策冲击年份的估计结果中，配置效率和总诊疗人次模型中 DID 回归系数均显著为正。这说明，卫生资源下沉配套改革政策的实施使得主城区医疗卫生资源配置效率和总诊疗人次都有显著提升，为我们之前讨论的需求扩张效应提供了进一步的证据。

表 5-26 报告的郊区子样本回归结果显示，总诊疗人次模型中 DID 回归系数在 10% 的显著性水平上为正，提供了需求转移效应的证据。但与主城区估计结果有所差异的是，配置效率指标模型中的 DID 回归系数均为负，且 2011 年时在 1% 的显著性水平下成立。这说明，在预约转诊这一促进卫生资源下沉的配套改革作用下，所加大的针对郊区和基层医院的投入并没有获得相匹配的或者更强的需求侧转移效应，这是进一步改革深化中

需要关注的重要问题。

表 5-25　　北京主城区样本的回归结果

变量	效率		产出指数		投入指数		总诊疗人次	
	2011	2012	2011	2012	2011	2012	2011	2012
DID	0.190* (0.103)	0.249*** (0.079)	0.015 (0.019)	0.027 (0.023)	-0.007 (0.013)	-0.006 (0.011)	0.053* (0.029)	0.066** (0.029)
常数项	2.057** (0.891)	1.357*** (0.491)	-0.254 (0.271)	-0.176 (0.146)	-0.187 (0.126)	0.023 (0.055)	-0.423 (0.340)	-0.179 (0.172)
控制变量	Yes	Yes	Yes	Yes	Yes	Yes	Yes	Yes
时间固定	Yes	Yes	Yes	Yes	Yes	Yes	Yes	Yes
城市固定	Yes	Yes	Yes	Yes	Yes	Yes	Yes	Yes
样本量	44	77	44	77	44	77	44	77
R^2	0.960	0.940	0.990	0.990	0.990	0.990	0.990	0.990

表 5-26　　郊区子样本回归结果

变量	效率		产出指数		投入指数		总诊疗人次	
	2011	2012	2011	2012	2011	2012	2011	2012
DID	-0.220*** (0.048)	-0.167*** (0.054)	0.006 (0.009)	0.003 (0.004)	0.025*** (0.008)	0.026*** (0.006)	0.018* (0.010)	0.020** (0.006)
常数项	0.655** (0.249)	1.359*** (0.231)	0.121* (0.070)	0.040 (0.013)	0.052 (0.051)	0.276** (0.026)	0.067 (0.069)	0.016 (0.017)
控制变量	Yes	Yes	Yes	Yes	Yes	Yes	Yes	Yes
时间固定	Yes	Yes	Yes	Yes	Yes	Yes	Yes	Yes
城市固定	Yes	Yes	Yes	Yes	Yes	Yes	Yes	Yes
样本量	162	192	162	192	162	192	162	192
R^2	0.870	0.900	0.990	0.990	0.990	0.980	0.990	0.990

5.4.5　稳健性检验

为检验以上实证结果的可靠性，以下我们从更换倾向得分匹配方法、虚构实验组以及替换被解释变量三个方面进行稳健性检验（郭庆和吴忠，2020）。

首先，平行趋势检验。具备平行趋势是双重差分模型应用的重要前提，类同5.2节的做法，我们采用事件研究法进行平行趋势检验。我们分别加入表示处理组政策实施前1~2年、政策实施当年以及之后1~3年的虚拟变量，以刻画特定年份处理组与控制组的差异。设定政策实施当年为基准组,若政策实施前的处理分组和时期分组之交互项均不显著,则说明改革前处理组和控制组没有显著差异。由图 5-6 报告的平行检验趋势结果可见,总体上,政策实施前 DID 系数与 0 无差异,实验组和控制组满足平行趋势假定。

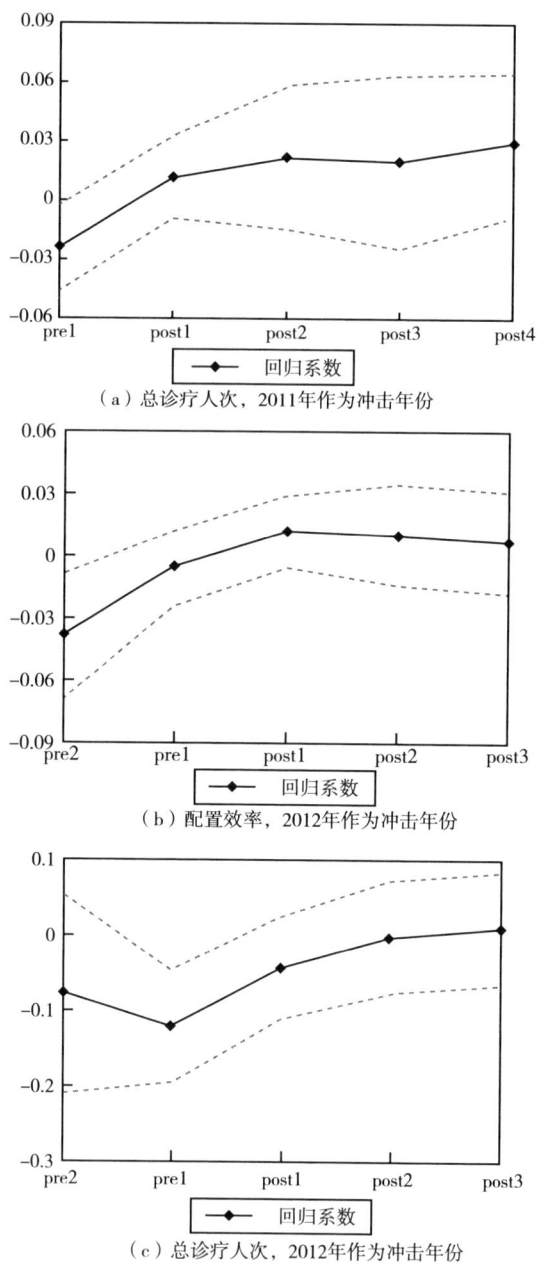

(a) 总诊疗人次,2011 年作为冲击年份

(b) 配置效率,2012 年作为冲击年份

(c) 总诊疗人次,2012 年作为冲击年份

图 5-6 北京样本的平行趋势检验结果

其次，更换匹配方法。如果不同匹配方法测算结果差异性较小，就说明匹配结果具有平稳性和可靠性（陈强，2014）。因而，本节分别使用一对三邻近匹配、一对五邻近匹配、一对六邻近匹配和核匹配对结果进行稳健性检验。由表5-27的检验结果可见，更换各种匹配方法之后不同模型的系数和显著性水平没有明显差异，说明主模型结论并不受匹配方法的影响。

表5-27　　　　　基于不同匹配方法的稳健性检验结果

匹配方法	配置效率		需求指数		供给指数		总诊疗人次		匹配成功样本数	
	2011	2012	2011	2012	2011	2012	2011	2012	2011	2012
一对三邻近匹配	0.007 (0.069)	0.069** (0.033)	0.023 (0.017)	0.010 (0.012)	0.008 (0.011)	0.003 (0.006)	0.043** (0.020)	0.030** (0.014)	170	236
一对五邻近匹配	-0.020 (0.064)	0.086** (0.035)	0.014 (0.015)	0.010 (0.012)	0.015* (0.009)	0.004 (0.006)	0.033* (0.018)	0.031** (0.013)	219	284
一对六邻近匹配	-0.007 (0.061)	0.080** (0.036)	0.017 (0.015)	0.011 (0.012)	0.017** (0.008)	0.005 (0.006)	0.036** (0.018)	0.031** (0.013)	234	305
核匹配	-0.035 (0.053)	0.060* (0.034)	0.015 (0.012)	0.017 (0.012)	0.018** (0.007)	0.009 (0.007)	0.035*** (0.013)	0.038*** (0.013)	675	664

注：*、**、***分别表示在10%、5%和1%水平下显著；括号中报告的是标准误。下同。

再次，安慰剂检验。类同5.2节的做法，我们虚构设定政策实施的年份提前一年，若虚构政策实施年份与实验组的交互项Fakedid不显著，说明特定模型中的政策效应是由于预约转诊这一卫生资源下沉配套改革的施行。但从表5-28的估计结果看，配置效率模型可以通过安慰剂检验，亦即，配置效率变化系因相关改革之实施而产生；但总诊疗人次模型却没有通过安慰剂检验，说明之前给出的改革推动不同区总诊疗人次上升的结果并不稳健，可能存在改革之外的其他因素的影响，还需要新的研究和实证证据。

需要说明的是，本节的主模型估计结果仍证实了改革前后时期内包括郊区在内的不同区域（已实现医疗服务）需求的显著增长，但是，总诊疗人次模型的不稳健影响削弱了改革之于需求侧影响的因果联系，这说明了松散型医联体载体下卫生资源下沉改革效果较弱的事实（魏妍炘等，2020），与廖晓诚（2019）基于北京市平谷区2014年的分级诊疗改革之准自然试验评估结果相互印证。

表 5-28　　　　　　　　　　北京市样本安慰剂检验结果

变量	配置效率	需求指数	供给指数	总诊疗人次
Fakedid	0.046 (0.059)	0.021 (0.013)	0.019 *** (0.007)	0.043 *** (0.015)
财政自给率	-0.052 (0.113)	-0.140 ** (0.054)	-0.115 *** (0.029)	-0.160 *** (0.059)
人口规模	-0.007 ** (0.003)	0.001 (0.001)	0.001 *** (0.001)	0.002 ** (0.001)
人均 GDP	0.023 *** (0.007)	0.010 ** (0.004)	0.005 *** (0.002)	0.009 ** (0.004)
常数项	1.667 *** (0.288)	0.069 (0.094)	0.049 0.050	0.031 (0.099)
时间固定	Yes	Yes	Yes	Yes
城市固定	Yes	Yes	Yes	Yes
R^2	0.940	0.990	0.990	0.990
样本量	242	242	242	242

最后，报告更换被解释变量的稳健性检验结果。类同 5.2 节的做法，使用数据包络分析法（DEA）来给出新的效率指标进行实证。更换被解释变量的回归结果可见表 5-29。可见，样本地区的医疗卫生资源配置效率仅在 2012 年为政策冲击时点的样本中出现显著影响，亦即，卫生资源下沉导致了样本地区规模效率有显著的提升。与表 5-24 中基于比率法构建的效率指标在 5% 显著性水平下为正结果相比较，这一结果给出了类似的卫生资源下沉改革有助于推升医疗卫生资源配置效率的证据。

表 5-29　更换被解释变量的北京样本 PSM-DID 模型回归结果

变量	综合效率				规模效率			
	A (2011)	B (2011)	A (2012)	B (2012)	A (2011)	B (2011)	A (2012)	B (2012)
DID	0.063 (0.040)	0.037 (0.099)	0.049 ** (0.022)	0.107 (0.070)	0.068 (0.034)	0.074 (0.113)	0.061 *** (0.017)	0.140 * (0.073)
控制变量	Yes	Yes	Yes	Yes	Yes	Yes	Yes	Yes
时间固定	Yes	Yes	Yes	Yes	Yes	Yes	Yes	Yes
城市固定	Yes	Yes	Yes	Yes	Yes	Yes	Yes	Yes
R^2	0.928	0.757	0.911	0.766	0.929	0.732	0.935	0.734
样本量	193	193	242	242	193	193	242	242

注：A 和 B 分别表示 DEA 测算效率指标以及将其取 0~1 变量后的指标。

5.5 小结

本章使用双重差分方法来检验卫生资源下沉改革的边际政策效应。我们选择了以紧密型医联体和政府力作用下的浙江样本以及松散型医联体和更多依赖市场作用的北京样本展开实证研究。研究发现，浙江地级（及以上）城市样本中，杭州之外的其他地区存在显著的以总诊疗人次受改革驱动的边际政策效应，且这一结果可通过平行趋势和安慰剂等稳健性检验；但我们构建的需求指数模型则未显现出显著的边际政策效应，这说明卫生资源下沉改革主要作用于门诊而非住院服务。尽管地级市（及以上）城市样本实证说明卫生资源下沉改革对医疗卫生资源供给及资源配置效率的影响有限，但浙江县域层面的实证研究则证明，卫生资源下沉改革也具有供给侧正效应，且这一效应主要发生在人力投入上，距离中心城市较远的县域收益更明显。以上结果给出了卫生资源下沉改革有效的证据。北京样本研究虽然给出了2011~2012年预约转诊这一卫生资源下沉相关的配套改革后的总诊疗人次存在显著增长的结论，改革之于资源配置效率的影响也获得支持，但却难以给出改革作用于需求的因果关系结论，这说明松散型医联体载体下的卫生资源下沉改革效果较为有限。

但我们需要说明本章研究的若干局限性。其一，因2016年后医联体载体下的卫生资源下沉改革开始在全国推行，为获得足够的对照组，我们只能选择较早期启动改革的省（市）样本展开研究，以本章研究发现解释全国范围内改革的政策效应需要适当的谨慎。其二，由于数据的限制，我们仅关注了浙江和北京两个样本，涉及浙江样本下的地级市、部分县域和北京样本下的主城区和郊区，由于卫生资源下沉改革更多关注县域层面的患者诊疗行为变化，如果未来县域需求侧数据可得，应进一步深入县域层面展开研究。其三，尽管双重差分方法适合于探讨改革政策的边际效应并提供因果联系和证据，但却无法提供改革之于医疗卫生资源空间布局和收敛性的动态影响证据，这需要新的实证工作，我们将在下一章的研究中予以探讨。

第6章 医疗卫生资源空间布局与收敛性估计

第5章给出了卫生资源下沉改革对需求侧有显著影响的实证证据,但这一边际效应评估尚无法给出改革情境下我国医疗卫生资源空间布局及收敛性变化的充分证据。2015年后这一改革在全国推行,因为难以找到合适对照组,使用双重差分法不能覆盖更大的地域范围和改革启动较晚区域,所以本章使用"省—地—县"三重空间尺度数据和引入区域间空间互动的面板模型来探讨空间布局和收敛性问题,并估计改革加诸于医疗卫生资源配置的影响,以更全面地认知卫生资源下沉改革的宏观层面政策效应。

6.1 方法、变量与数据

为全面分析医疗卫生资源配置的空间布局、区域差异及其收敛特征,本节报告全章研究使用的方法和数据。基于第5章中使用熵权法分别构造的供给侧、需求侧指数以及用比率法构造的效率指标,本章首先报告能直观给出医疗卫生资源空间分布的多个空间统计分析指标,然后报告测度医疗卫生资源配置收敛性的面板计量模型设定以及对应的变量和数据。

6.1.1 方法

(1) 空间布局测度指标。根据在第5章给出的医疗卫生资源供给指数(MRS)和需求指数(MRD)以及配置效率指标(MRAE),可首先使用以下方法进行空间统计分析。一方面,本章将分别通过测算基尼系数(Gini)和变异系数(CV)来分析地区差异。变异系数被定义为 $CV = 100\% \times (\sigma/\mu)$,其中 σ 和 μ 分别为标准差和均值,基于变异系数的空间均衡性分析也被称为 σ 收敛。令 G 代表基尼系数,i、r 代表不同省份,n

代表省份总数，y_i（y_r）代表第 i（r）省份的医疗卫生资源配置（供给指数/需求指数/效率值）水平，y 代表医疗卫生资源配置水平的算术平均值。可得到以下测度方程：

$$G = \frac{1}{2n^2 y}\left(\sum_{i=1}^{n}\sum_{r=1}^{n}|y_i - y_r|\right) \qquad (6-1)$$

另一方面，本章采用核密度估计法来探究中国医疗卫生资源配置的空间分布动态。核密度估计是常用的描述经济分布运动的一种方法，具有参数估计难以比拟的优点：函数的形式可以任意设定；解释变量和被解释变量的分布也很少限制等，为确定回归函数的参数表达式提供了有用的工具。

(2) 收敛性估计。一般的收敛性分析方法中多使用 σ 收敛和 β 收敛估计（Islam，2003）。前一估计不依赖计量模型而使用变异系数来度量，它实际上可印证之前的基尼系数测度结果。β 收敛可分为绝对 β 收敛和条件 β 收敛。前者是在不考虑经济规模、财政自给率等地区异质性因素情形下，评估各地区医疗卫生资源配置水平是否将收敛到同一个稳态均衡点。而条件 β 收敛则将异质性变量考虑在内，从边际上识别不同区域间趋向稳态水平的收敛性特征。

绝对 β 收敛的模型设定为：

$$\ln\left(\frac{y_{i,t+1}}{y_{i,t}}\right) = \alpha + \beta\ln(y_{i,t}) + \mu_i + \eta_t + \varepsilon_{it} \qquad (6-2)$$

其中，i 表示省份，t 表示时间；$y_{i,t+1}$、$y_{i,t}$ 分别表示 i 省份在 $t+1$ 时期和 t 时期的医疗卫生资源配置水平；$\ln(y_{i,t+1}/y_{i,t})$ 表示 i 省份在 t 至 $t+1$ 时期跨度内医疗卫生资源配置水平的年度增长率；β 为待估收敛参数，若 $\beta<0$ 意味着存在绝对 β 收敛趋势，反之则说明存在发散趋势，收敛速度计算公式为 $v = -\frac{1}{TS}\ln(1+\beta)$，其中 TS 代表时间跨度；α 为常数项；μ_i 和 η_t 分别表示地区与时间效应；ε_{it} 表示随机干扰项。

将经济发展状况、人口老龄化水平和政府财政能力等异质性因素纳入模型，条件 β 收敛的模型设定为：

$$\ln\left(\frac{y_{i,t+1}}{y_{i,t}}\right) = \alpha + \beta\ln(y_{i,t}) + \gamma\ln(X_{i,t}) + \mu_i + \eta_t + \varepsilon_{it} \qquad (6-3)$$

其中，X 为控制变量，γ 为控制变量待估参数，其他变量含义与式（6-2）相同。

考虑医疗卫生政策对条件 β 收敛的影响，将其模型设定为：

$$\ln\left(\frac{y_{i,t+1}}{y_{i,t}}\right) = \alpha + \beta\ln(y_{i,t}) + \gamma\ln(X_{i,t}) + \delta P_{i,t} + \tau[\ln(y_{i,t}) \times P_{i,t}]$$
$$+ \mu_i + \eta_t + \varepsilon_{it} \quad (6-4)$$

其中，P_{it} 为政策虚拟变量，i 地区在 t 时期开始实施该项政策，则时期 t 及之后 P 赋值为 1，时期 t 之前 P 赋值为 0；δ 表示政策对医疗卫生资源配置水平增长率的影响；τ 表示政策对医疗卫生资源配置收敛性的影响。

（3）空间收敛性估计。在确定是否使用空间计量模型时，首先需要考察的是数据样本间是否存在空间效应。若样本数据间确实存在显著的空间效应，则应当使用空间计量模型；如若不存在，则使用传统经典模型便可。Moran's I 指数最早被用来验证截面邻近区域同一变量间是否存在空间相关性，是构建空间计量模型的前提和基础。本项目采用 Moran's I 指数考察中国医疗卫生配置指标的空间相关性，Moran's I 值为 [-1, 0)、0 和 (0, 1] 时，分别表示负相关、不相关和正相关。

如果区域间存在医疗卫生资源配置的空间关联性，我们构建 β 收敛估计的空间计量模型。为了确定空间效应进入面板模型的准确形式，我们首先在绝对 β 收敛研究中分别估计以下三种常用的空间计量模型：

$$\ln\left(\frac{y_{i,t+1}}{y_{i,t}}\right) = \alpha + \beta\ln(y_{i,t}) + \rho\sum_{j=1}^{N}W_{ij}\ln\left(\frac{y_{i,t+1}}{y_{i,t}}\right) + \mu_i + \eta_t + \varepsilon_{it} \quad (6-5)$$

$$\ln\left(\frac{y_{i,t+1}}{y_{i,t}}\right) = \alpha + \beta\ln(y_{i,t}) + \mu_i + \eta_t + \varepsilon_{i,t}, \varepsilon_{i,t} = \lambda\sum_{j=1}^{N}W_{ij}\varepsilon_{j,t} + \sigma_{i,t}$$
$$(6-6)$$

$$\ln\left(\frac{y_{i,t+1}}{y_{i,t}}\right) = \alpha + \beta\ln(y_{i,t}) + \rho\sum_{j=1}^{N}W_{ij}\ln\left(\frac{y_{i,t+1}}{y_{i,t}}\right) + \theta\sum_{j=1}^{N}W_{ij}\ln(y_{i,t})$$
$$+ \mu_i + \eta_t + \varepsilon_{it} \quad (6-7)$$

式（6-5）为空间自回归 β 收敛模型（SAR），式（6-6）和式（6-7）分别为空间误差 β 收敛模型（SEM）和空间杜宾 β 收敛模型（SDM）。其中，ρ 表示被解释变量的空间效应系数，反映邻近省份被解释变量的影响。λ 表示误差项的空间效应系数，反映随机冲击。θ 表示解释变量的空间效应系数，反映邻近省份解释变量的影响。W_{ij} 表示空间权重矩阵，本书采用反距离权重矩阵。

在估计了以上三种空间面板模型后，参照 Elhorst（2015）进行空间计量模型的检验和选择。首先，基于传统面板模型进行拉格朗日乘数（LM）检验，如果其显著则使用 SDM 模型，再用 Hausman 检验判断固定/随机效应；其次，通过 LR 检验和 Wald 检验判断 SDM 模型是否可以退化为 SEM

或 SAR 模型，若退化结果与 LM 检验结果不一致，则选择 SDM 模型。在条件 β 收敛估计中，我们也采用以上策略确定空间计量模型的具体形式。

6.1.2 变量与数据

在我们研究的不同空间尺度对象中，省域层面研究对象为中国的 31 个省区市（除港澳台）。由于中国医改可以追溯到 2003 年非典疫情时期，省域层面研究起点设定为 2002 年，研究时序为 2002~2020 年。市域层面缺乏系统完善的医疗卫生统计数据，经过不同地（市）年鉴查询和数据公开申请等方式，我们得到浙江、江苏全部地级市数据，故地（市）层面研究对象为江浙沪 25 个地（市）。因 2007 年前个别指标数据不可得，且 2020 年数据受疫情影响波动较大，故研究时序为 2007~2019 年。在县域层面，我们主要通过数据公开申请的方式来获取数据。因所得数据中河南省的数据较为完整，故研究对象为河南省 158 个县（市、区），研究时序为 2010~2019 年。除第 5 章已予以说明的医疗卫生资源配置指标和表 6-1 报告的数据外，本章研究中使用的变量及数据报告如下。

表 6-1　医疗卫生资源供/需指数的评价指标体系

测度指数	维度	指标	权重 省域	权重 市域	权重 县域
医疗卫生资源供给指数（MRS）	财力	人均医疗卫生财政支出（元）	0.300	0.374	\
		医疗卫生支出占地区财政支出比重（%）			
	物力	单位面积卫生机构床位数（张/平方公里）	0.456	0.381	0.647
		每千人拥有卫生机构床位数（张/千人）			
	人力	每千人执业（助理）医师数（人/千人）	0.243	0.245	0.353
		每千人注册护士数（人/千人）			
医疗卫生资源需求指数（MRD）	门诊	人均诊疗人次（人/次）	0.493	0.386	0.307
	住院	每千人入院人数（人/千人）	0.376	0.481	0.647
		医院病床使用率（%）	0.131	0.133	0.046

数据来源：历年《中国卫生健康统计年鉴》《中国统计年鉴》《中国县域统计年鉴》以及各省、地市统计年鉴以及课题组的公开信息申请。

注：县域层面缺乏医疗卫生财政支出指标等财力相关数据。

（1）控制变量。选取人口规模、经济发展水平、城市化水平、老龄化水平、政府财政能力和政府财政自给率 6 个指标作为控制变量加入条件 β 收敛模型中，"省—地—县"三重空间尺度上所使用的控制变量报告在表 6-2 中。需要说明的是，由于数据不可得，地（市）域层面缺乏老龄化水平数据;在县域层面,则缺乏城市化水平和老龄化水平数据;而且,根据多重共线性检验结果,剔除市域层面的政府财政能力指标。为了消除量纲差异,我们对控制变量数据取对数处理。

表6-2 条件β收敛控制变量的定义及选择

变量	符号	变量定义	省域	市域	县域
人口规模	SIZE	地区常住人口总数（万人）	√	√	√
经济发展水平	GDP	人均地区生产总值（元）	√	√	√
城市化水平	UR	城镇人口比重（%）	√	√	
老龄化水平	AG	人口老龄化水平（%）	√	√	
政府财政能力	GFC	地方财政预算支出/GDP（%）	√		√
政府财政自给率	GFS	地方财政预算收入/支出（%）	√	√	√

数据来源:历年《中国统计年鉴》《中国县域统计年鉴》以及各地市统计年鉴。

注:老龄化水平为65岁及以上人口占比,2010年和2020年数据为人口普查数据,其余年份为抽样数据。

(2)政策变量。本章将样本时期内包括卫生资源下沉改革在内的主要医疗卫生改革纳入实证模型。三个层面纳入的改革政策变量报告在表6-3中。由于不同("省—地—县")区域的改革启动时间存在明显差异,我们以不同区域政府首次发布文件提及该医改政策作为改革时点(见附录1至附录3),依此设定虚拟变量。其中,因新疆和西藏存在长期的医疗对口支援政策,与其余省份的改革举措存在明显差异,故改革政策回归样本中不纳入这两个省域。考虑到改革组织、动员等存在的时滞,若以上改革在当年7月1日前推出,则当年赋值为1,若改革在当年7月1日后推出,则下一年起赋值为1。

表6-3 政策变量说明

医疗卫生改革	变量符号	赋值依据	省域	市域	县域
2009年新医改	NHR	首次提及2009年3月国务院发布的新医改政策	√		
卫生资源下沉改革	MTC	首次发布卫生资源下沉改革政策或首个医联体组建		√	√
省级综合医改试点	PCHR	2015年2月,江苏、安徽、福建、青海四省为第一批试点省份,2016年5月,新增上海、浙江、湖南、重庆、四川、陕西和宁夏7省区市	√		

续表

医疗卫生改革	变量符号	赋值依据	省域	市域	县域
县域综合医改试点	CCHR	河南省发布的《关于开展县域综合医改试点的指导意见》			√

6.2 省域层面医疗卫生资源空间布局和收敛性估计

卫生资源下沉改革主要是由省级政府发动并后续得到中央政府认可，进而在全国推行的创新改革举措。虽然这一改革旨在解决省域内不同区域和不同等级医院间的资源配置差异和患者有偏诊疗选择行为，但改革也必然映射和呈现为省域间的医疗卫生资源空间布局和收敛性变化。本节以省域样本为研究对象，从空间布局和收敛性估计中给出明确的经验观察和改革情境下的实证证据。

6.2.1 医疗卫生资源配置的特征事实

我们首先测算医疗卫生资源供给指数、需求指数和配置效率这三个指标的基尼系数（Gini）。由图 6 – 1 (a) 可见，供给和需求指数及效率值的基尼系数在样本时期内均呈下降态势，表明中国医疗卫生资源配置的空间均衡性趋于提升。供给指数早期的基尼系数最大，但其下降趋势最强，到 2019 年已低于需求指数和效率的基尼系数，显示医疗卫生资源在供给侧配置有较大改善。相对照，配置效率的基尼系数在样本时期内变化最小，在 2016 年达到最小值后在后续年份趋于上升，表示配置效率的空间均衡性在最近时期内有所下降。类似的特征也出现在图 6 – 1 (b) 所报告的变异系数（CV，σ 收敛）测算结果中，卫生资源配置的 σ 收敛性给出了 2002~2020 年时期内中国省域医疗卫生资源趋于均衡配置的明显证据。

为了进一步捕捉中国医疗卫生资源配置的空间动态，我们使用核密度估计方法给出了选定年份的医疗卫生资源供给/需求指数及配置效率值的核密度曲线图（见图 6 – 2）。可见，供给指数和需求指数的核密度曲线图的中心位置均逐渐右移，而效率值的核密度曲线图的中心位置呈现先右移再左移的态势，说明中国医疗卫生资源供给和需求明显上升，而医疗卫生资源配置效率先提升后有所下降。

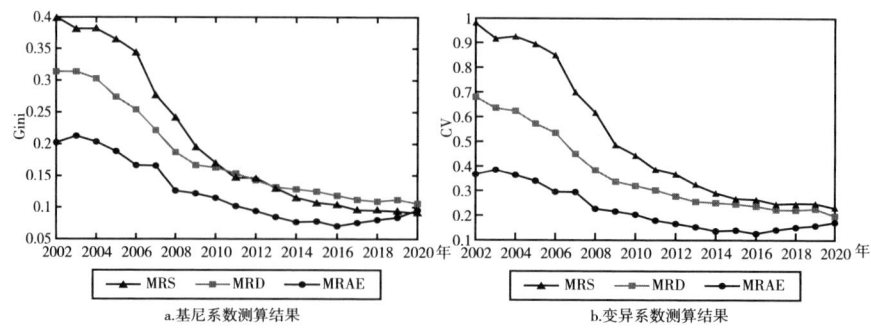

图6-1 省域层面基尼系数及变异系数测算结果：2002~2020年

注：使用MATLAB软件测算并绘制。

从分布形态、延展性和极化现象来看，医疗卫生资源供给指数的核密度曲线高度先变高再变低，宽度先变窄再变宽，说明全国医疗卫生资源供给的离散程度先下降后上升，在样本时期内其多极分化现象一直存在且较为明显。医疗卫生资源需求指数的核密度曲线高度整体呈下降态势，而宽度呈变宽态势，其极化现象有微弱改善。配置效率的核密度曲线高度逐渐变高、宽度变窄，说明集聚特征逐渐显现，延展性有明显改善，且无极化现象。

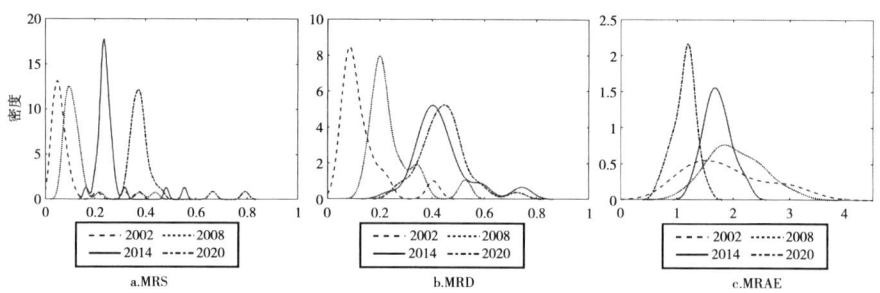

图6-2 省域层面核密度分布

注：通过MATLAB软件绘制。

为考察中国医疗卫生资源配置水平的空间相关性，我们使用Moran's I 指数进行检验。由表6-4可见，大多数年份的供给侧Moran's I 指数值在5%水平下显著为正，说明供给侧存在显著的空间正相关；但是需求指数仅在2002年在10%水平下显著为正，在往后时期大多表现为空间负相关，且在统计上不显著。医疗卫生资源配置效率前期呈显著正相关，而后期呈现负向的空间相关性。以上Moran's I 指数之显著性估计结果为后续实证研究中纳入空间因素提供了初步证据。

表6－4　中国医疗资源配置的 Moran's I 指数测算结果：2002～2020 年

年份	MRS	MRD	MRAE	年份	MRS	MRD	MRAE
2002	0.062** (−2.240)	0.025* (1.326)	0.087** (−2.365)	2012	0.043** (1.866)	−0.051 (−0.337)	−0.069 (−0.740)
2003	0.061** (−2.207)	−0.011 (0.531)	0.130*** (3.253)	2013	0.039** (1.787)	−0.040 (−0.102)	−0.080 (−0.938)
2004	0.055** (−2.066)	−0.004 (0.668)	0.157*** (3.709)	2014	0.036** (1.713)	−0.019 (0.322)	−0.120** (−1.816)
2005	0.046** (−1.850)	0.005 (0.865)	0.159*** (3.757)	2015	0.020* (1.270)	−0.013 (0.461)	−0.126** (−1.912)
2006	0.048** (1.918)	0.010 (0.951)	0.175*** (4.033)	2016	0.022* (1.347)	−0.001 (0.704)	−0.130** (−1.966)
2007	0.044** (1.828)	−0.004 (0.671)	0.137*** (3.362)	2017	0.001 (1.808)	−0.006 (0.597)	−0.193*** (−3.373)
2008	0.050** (2.027)	−0.006 (0.633)	0.103*** (2.678)	2018	−0.005 (0.662)	−0.006 (0.575)	−0.183*** (−3.286)
2009	0.069** (2.500)	−0.018 (0.372)	0.109*** (2.893)	2019	−0.019 (0.316)	−0.030 (0.057)	−0.199*** (−3.596)
2010	0.046** (2.010)	−0.034 (0.045)	0.035* (1.458)	2020	−0.029 (0.070)	−0.001 (0.604)	−0.007 (0.516)
2011	0.040** (1.846)	−0.040 (−0.080)	−0.025 (0.227)				

注：使用 GeoDa 软件计算；***、**、* 分别表示在 1%、5%、10% 的水平上显著，括号内为 Z 值。

6.2.2　收敛性估计结果

在报告面板模型估计结果前，我们首先需要确定空间效应进入面板模型的准确形式。医疗卫生资源配置 β 收敛空间模型检验结果报告在表 6－5 中。MRS 和 MRD 的绝对 β 收敛模型中 LR 和 Wald 检验结果显示 SDM 可以退化为 SEM，且 LM 指向 SEM，故采用双向固定效应的 SEM 模型。其余模型的 LM 检验均在 5% 的显著性水平下拒绝原假设，表明存在空间效应，空间 Hausman 检验结果显著建议我们应使用固定效应的空间面板模型；LR 和 Wald 检验结果拒绝原假设，表示 SDM 不可退化为 SAR 或 SEM，故其余模型均采用双向固定 SDM 模型。由此，我们确定随后估计中使用空间绝对 β 收敛和空间条件 β 收敛模型。

表 6-5　　中国医疗卫生资源配置 β 收敛空间模型检验结果

检验项	MRS		MRD		MRAE	
	绝对 β 收敛	条件 β 收敛	绝对 β 收敛	条件 β 收敛	绝对 β 收敛	条件 β 收敛
LM spatial lag	561.13*** (0.000)	533.89*** (0.000)	740.34*** (0.000)	851.24*** (0.000)	866.78*** (0.000)	655.11*** (0.000)
Robust LM spatial lag	23.47*** (0.000)	18.44*** (0.000)	0.81 (0.368)	10.45 (0.001)	12.70*** (0.000)	9.55*** (0.002)
LM spatial error	712.40*** (0.000)	566.32*** (0.000)	998.94*** (0.000)	903.54*** (0.000)	934.52*** (0.000)	688.81*** (0.000)
Robust LM spatial error	174.73*** (0.000)	50.86*** (0.000)	259.40*** (0.000)	62.75*** (0.000)	80.44*** (0.000)	43.25*** (0.000)
Spatial Hausman	58.89*** (0.000)	177.05*** (0.000)	34.89*** (0.000)	461.38*** (0.000)	94.85*** (0.000)	168.25*** (0.000)
LR spatial lag	5.44** (0.020)	25.53*** (0.001)	0.05 (0.829)	65.55*** (0.000)	24.03*** (0.000)	54.47*** (0.000)
LR spatial error	3.44* (0.064)	20.21*** (0.005)	0.05 (0.817)	64.81*** (0.000)	14.69*** (0.000)	45.96*** (0.000)
Wald test spatial lag	5.51** (0.019)	26.21*** (0.001)	0.05 (0.829)	69.68*** (0.000)	24.79*** (0.000)	57.18*** (0.000)
Wald test spatial error	3.41* (0.065)	19.94*** (0.006)	0.05 (0.817)	67.52*** (0.000)	14.60*** (0.000)	46.86*** (0.000)
选择模型	SEM	SDM	SEM	SDM	SDM	SDM

注：***、**、*分别表示在1%、5%、10%的水平上显著，括号内为标准误。

现在我们使用方程6.1.1的实证模型进行回归。在表6-6中报告了不纳入省域异质性的面板模型 β 收敛估计结果。可见，中国医疗卫生资源的供给、需求和配置效率的 β 值均小于零且在统计上显著，说明中国医疗卫生资源配置水平的增长率与初始均等化水平呈现负相关，即存在绝对 β 收敛，收敛速度分别为0.60%、0.83%和1.52%。考虑中国省际间的空间相关性，我们将空间效应纳入 β 收敛模型估计中，估计结果也报告在表6-6中。可见，中国医疗卫生资源供给/需求/配置效率仍存在显著的收敛性特征，收敛速度分别为0.63%、0.83%和1.97%。同时，由刻画空间效应的参数 ρ/λ 的估计结果可见，医疗卫生资源供给和医疗卫生资源配置效率的空间效应显著为正，需求指数的空间效应为负但不显著，表明空间溢出效应会加速周边城市医疗卫生资源供给和配置效率改善，这一结论与前面报告的中国医疗卫生资源配置的特征事实基本吻合。

表 6-6　中国医疗卫生资源配置的绝对 β 收敛模型估计结果

模型	MRS		MRD		MRAE	
	经典绝对 β 收敛	空间绝对 β 收敛	经典绝对 β 收敛	空间绝对 β 收敛	经典绝对 β 收敛	空间绝对 β 收敛
β	-0.103*** (0.014)	-0.107*** (0.014)	-0.139*** (0.033)	-0.139*** (0.019)	-0.240*** (0.052)	-0.299*** (0.027)
W×β						0.313*** (0.063)
ρ/λ		0.176* (0.094)		-0.004 (0.095)		0.299*** (0.082)
个体固定效应	√	√	√	√	√	√
时间固定效应	√	√	√	√	√	√
N	558	558	558	558	558	558
R^2	0.493	0.086	0.653	0.215	0.571	0.045
收敛速度	0.60%	0.63%	0.83%	0.83%	1.52%	1.97%

注：***、**、*分别表示在1%、5%、10%的水平上显著，括号内为标准误。

在绝对 β 收敛模型中引入 6 个异质性控制变量构建条件 β 收敛模型，可得到如表 6-6 所示的条件 β 收敛估计结果。可见，无论是否纳入空间因素，医疗卫生资源供给/需求和配置效率的 β 系数均显著为负，说明在控制省域差异条件下，中国医疗卫生资源配置水平的增长率仍与初始均等化水平呈现负相关，表明存在条件 β 收敛。在纳入空间效应后，供给和配置效率的空间效应显著为正，表明医疗卫生资源的供给和配置效率存在空间溢出效应。

就控制变量而言，人口规模（SIZE）在供给侧和需求侧收敛模型中的估计系数均显著为负，说明人口增加会加剧医疗卫生资源供给压力，同时会因对医疗卫生资源的挤占而抑制总需求。经济发展水平（GDP）和政府财政能力（GFC）在供给和需求收敛模型中的估计系数均显著为正，说明经济发展水平和政府财政能力的提升均有利于特定省份医疗卫生资源供给/需求的改善。其解释是，更快的经济发展一方面会促进居民对包括医疗卫生资源在内的区域公共产品的需求，也使特定省份有更多的资金可用于增加其供给。另一方面，政府财政能力的提升意味着特定省份政府有更大的政府财政支出能力可用于医疗卫生资源等区域公共产品的融资，使居民对医疗卫生资源的需求得到满足,其对于医疗卫生资源供给/需求的正向效应不言而喻。在医疗卫生资源配置效率的收敛模型中,GFC 在 10% 的水平上显著为负,但是在纳入空间效应后,该变量变得不显著,而 GDP 在 10% 的水平上显著为负,说明政府财政能力提升和人均 GDP 的增加无助于配置效率提升。

此外,在纳入空间效应的收敛模型中,邻近省份的人口规模(SIZE)和经济发展水平(GDP)均对特定省份医疗卫生资源需求和配置效率的增长具有正向作用,说明经济发展更好省份的居民更有支付能力对医疗卫生资源进行选择,可能通过异地就诊来利用相邻省域的医疗资源,进而促进该省份医疗资源的利用效率。而邻近省份的政府财政能力(GFC)提升对特定省份医疗卫生资源供给和需求的增长均表现出负向效应,可以解释为具有较高政府财政能力的省份能提供更高水平的医疗卫生服务,其对于高水平医疗卫生人员也更具吸引力,因而形成医疗资源集聚效应而降低邻近省份医疗资源供给和需求。

表 6-7 中国医疗卫生资源配置的条件 β 收敛模型估计结果

模型	MRS		MRD		MRAE	
	经典绝对 β 收敛	空间绝对 β 收敛	经典绝对 β 收敛	空间绝对 β 收敛	经典绝对 β 收敛	空间绝对 β 收敛
β	-0.172*** (0.025)	-0.221*** (0.022)	-0.314*** (0.060)	-0.355*** (0.030)	-0.252*** (0.060)	-0.304*** (0.028)
ln_SIZE	-0.148** (0.070)	-0.239*** (0.086)	-0.350** (0.157)	-0.468*** (0.088)	0.046 (0.105)	0.004 (0.095)
ln_GDP	0.131*** (0.036)	0.124*** (0.032)	0.169*** (0.046)	0.122*** (0.033)	-0.068 (0.052)	-0.068* (0.040)
ln_UR	-0.023 (0.015)	-0.025 (0.021)	0.028 (0.020)	0.016 (0.021)	0.031 (0.026)	0.037 (0.027)
ln_AG	-0.020 (0.038)	0.025 (0.039)	0.012 (0.048)	0.027 (0.038)	0.063 (0.038)	-0.016 (0.052)
ln_GFC	0.121** (0.047)	0.145*** (0.037)	0.066 (0.052)	0.107*** (0.038)	-0.112* (0.059)	-0.068 (0.049)
ln_GFS	-0.031 (0.055)	-0.004 (0.037)	0.013 (0.084)	0.045 (0.035)	0.051 (0.053)	0.036 (0.048)
W×β		0.178*** (0.065)		0.099 (0.108)		0.341*** (0.087)

续表

模型	MRS		MRD		MRAE	
	经典绝对β收敛	空间绝对β收敛	经典绝对β收敛	空间绝对β收敛	经典绝对β收敛	空间绝对β收敛
W×ln_SIZE		0.077 (0.377)		1.517*** (0.361)		1.176*** (0.410)
W×ln_GDP		-0.158* (0.090)		0.309*** (0.090)		0.382*** (0.103)
W×ln_UR		0.184** (0.086)		-0.057 (0.084)		-0.223** (0.113)
W×ln_AG		-0.044 (0.162)		0.416*** (0.149)		0.408* (0.210)
W×ln_GFC		-0.242** (0.110)		-0.421*** (0.117)		-0.201 (0.147)
W×ln_GFS		-0.194 (0.126)		-0.516*** (0.122)		-0.213 (0.165)
ρ/λ		0.188** (0.093)		-0.157 (0.100)		0.221** (0.086)
个体固定效应	√	√	√	√	√	√
时间固定效应	√	√	√	√	√	√
N	558	558	558	558	558	558
R^2	0.522	0.003	0.683	0.007	0.580	0.013
收敛速度	1.05%	1.39%	2.09%	2.44%	1.61%	2.01%

注：***、**、*分别表示在1%、5%、10%的水平上显著，括号内为标准误。

6.2.3 稳健性检验

为检验以上实证结果的稳健性，以下采用不同的医疗卫生资源需求指标或变换不同权重矩阵（苏聪文和邓宗兵等，2021）进行面板模型实证检验。首先，考虑到之前估计的医疗卫生资源需求指标中采用了一个门诊指标和两个住院指标，可能会增加住院的权重，使医疗卫生资源需求指数存在偏差。因此，我们各选取一个指标来构建新医疗卫生资源需求指数，人均门诊人次和每千人入院人数指标权重分别为0.567和0.433。从表6-8的估计结果来看，新需求指数的绝对β收敛系数和条件β收敛系数均显著为负，与表6-7的估计结果相似，而空间效应为负的结果变得显著。此外，需要说明的是，因疫情导致2020年的需求指数急剧下降，还可以在剔除2020年异常值数据后,对医疗卫生需求指数的收敛性进行稳健性检验,仍可以得到需求侧存在β收敛特征的稳健结论,空间效应也显著为负。

表6-8 变换被解释变量的稳健性检验结果

模型	新需求指标				变换样本时期			
	绝对β收敛		条件β收敛		绝对β收敛		条件β收敛	
β	-0.126*** (0.027)	-0.125*** (0.014)	-0.229*** (0.055)	-0.246*** (0.021)	-0.154*** (0.034)	-0.156*** (0.018)	-0.340*** (0.062)	-0.360*** (0.030)
ln_SIZE			-0.401** (0.157)	-0.479*** (0.098)			-0.508*** (0.163)	-0.524*** (0.088)
ln_GDP			0.136*** (0.045)	0.084** (0.038)			0.106** (0.044)	0.113*** (0.033)
ln_UR			0.043* (0.023)	0.030 (0.025)			0.009 (0.018)	0.008 (0.020)
ln_AG			-0.007 (0.050)	0.027 (0.046)			0.015 (0.046)	0.015 (0.038)
ln_GFC			0.079* (0.043)	0.091** (0.043)			0.104** (0.044)	0.113*** (0.040)
ln_GFS			0.083 (0.094)	0.099** (0.043)			0.039 (0.078)	0.034 (0.036)
W×β				-0.043 (0.088)				-0.081 (0.112)
ρ/λ		-0.238** (0.104)		-0.334*** (0.108)		-0.194* (0.104)		-0.268** (0.109)
个体固定效应	√	√	√	√	√	√	√	√
时间固定效应	√	√	√	√	√	√	√	√
N	558	558	558	558	527	527	527	527
R^2	0.522	0.198	0.609	0.002	0.470	0.171	0.527	0.000

注:***、**、*分别表示在1%、5%、10%的水平上显著,括号内为标准误。

其次,由于前面使用的空间反距离权重矩阵可能会受特定城市地理面积的影响,两个相邻城市的距离可能比不相邻城市的距离更大,故以下采用邻接权重矩阵进行稳健性检验。由表6-9的估计结果可见,采用邻接权重矩阵后得到的收敛系数均显著为负,供给和效率的空间效应系数均显著为正，与表6－7的估计结果相似，表明使用空间反距离矩阵所得到的估计结果是稳健的。

表6－9　　　　变换空间权重矩阵的稳健性检验结果

模型	空间绝对β收敛			空间条件β收敛		
	MRS	MRD	MRAE	MRS	MRD	MRAE
β	－0.111*** (0.014)	－0.141*** (0.019)	－0.311*** (0.027)	－0.231*** (0.023)	－0.360*** (0.031)	－0.325*** (0.029)
ln_SIZE				－0.161* (0.091)	－0.509*** (0.104)	－0.223** (0.110)
ln_GDP				0.139*** (0.031)	0.113*** (0.032)	－0.097** (0.038)
ln_UR				－0.016 (0.020)	0.025 (0.020)	0.040 (0.026)
ln_AG				0.002 (0.039)	0.012 (0.040)	－0.011 (0.053)
ln_GFC				0.150*** (0.036)	0.118*** (0.038)	－0.057 (0.047)
ln_GFS				－0.001 (0.036)	0.029 (0.036)	0.032 (0.047)
W×β			0.246*** (0.042)	0.192*** (0.039)	0.036 (0.063)	0.308*** (0.051)
ρ/λ	0.231*** (0.056)	0.064 (0.058)	0.245*** (0.053)	0.253*** (0.055)	－0.028 (0.060)	0.235*** (0.053)
个体固定效应	√	√	√	√	√	√
时间固定效应	√	√	√	√	√	√
N	558	558	558	558	558	558
R^2	0.086	0.215	0.037	0.008	0.000	0.000

注：***、**、*分别表示在1%、5%、10%的水平上显著，括号内为标准误。

6.2.4　医疗卫生改革政策的影响

为考察样本时期内医疗卫生改革对医疗卫生资源配置的影响，且考虑到这一影响可能在改革启动时点产生跳跃效应，会影响改革后的收敛速度,我们将改革虚拟变量及其与收敛系数交互项纳入实证模型进行估计。由表6-10可见,2009年的新医改既没有产生供给侧的跳跃效应,也不显著影响其收敛速度,且这一结果在纳入和不纳入空间效应的模型中是稳健的。对于需求侧,其影响仅在纳入空间效应的模型中呈现出对需求增速有正向促进作用、但对收敛性有负向作用的结果。另外,新医改有助于提高医疗卫生资源配置效率且促进其收敛。其解释是,虽然2009年的新医改强调增加医疗卫生资源以促进均等化,但这一改革举措之效果难以在短期内反映。因新医改扩大了医保覆盖面,会推动居民尤其是低收入居民更多涌向发达省份的高等级医院就诊,可负担性改善反而增加了医疗卫生服务需求,进一步拉大了省域间差异。此外,以有限之医疗卫生资源满足更多的医疗需求也使得医疗卫生资源配置效率有一定提升。

表6-10 参与2009年新医改异质性条件 β 收敛回归结果

模型	MRS		MRD		MRAE	
β	-0.162*** (0.023)	-0.208*** (0.022)	-0.313*** (0.069)	-0.363*** (0.030)	-0.207*** (0.038)	-0.261*** (0.026)
NHR	0.022 (0.058)	0.037 (0.054)	0.043 (0.057)	0.104** (0.043)	0.072** (0.032)	0.027 (0.041)
NHR×β	0.007 (0.032)	0.017 (0.026)	0.033 (0.044)	0.081*** (0.028)	-0.142*** (0.041)	-0.070* (0.040)
W×β		0.296*** (0.078)		-0.047 (0.125)		0.308*** (0.110)
W×NHR		0.030 (0.205)		0.375 (0.245)		-0.164 (0.181)
W×NHR×β		-0.080 (0.090)		0.257* (0.154)		-0.077 (0.160)
ρ/λ		0.098 (0.113)		-0.142 (0.132)		0.278*** (0.106)
控制变量	√	√	√	√	√	√
个体固定效应	√	√	√	√	√	√
时间固定效应	√	√	√	√	√	√
N	522	522	522	522	522	522
R^2	0.582	0.000	0.735	0.041	0.640	0.018

注:***、**、*分别表示在1%、5%、10%的水平上显著,括号内为标准误。

我们还关心 2015 年启动的省级综合医改试点的影响。表 6-11 中报告了纳入改革虚拟变量及其与 β 交互项的估计结果。可见，虽有证据显示省级综合医改虚拟变量对医疗卫生资源供给和需求的提升均有正向影响，但是对两者的收敛性均没有正向促进作用，且当加入空间效应后，这一效应变得不显著。无论是改革虚拟变量还是其与 β 的交互项都没有对医疗卫生资源配置效率产生显著影响。这些结果没有给出省级综合医改显著影响医疗卫生资源配置的稳健证据。其原因可能在于，这一改革重在省域内资源统筹配置，对省际间医疗卫生资源的均衡配置没有带来显著的正面效应；同时，该改革强调通过医疗卫生价格、医疗保险和药品采购及政府补贴等改革推动诊疗费用下降，进而推动患者选择大城市和高等级医院就诊（孙广亚和张征宇等，2021），反而拉大了省域间差距。

表 6-11　参与综合医改试点异质性条件 β 收敛回归结果

模型	MRS		MRD		MRAE	
β	-0.169*** (0.025)	-0.218*** (0.023)	-0.317*** (0.059)	-0.355*** (0.031)	-0.252*** (0.060)	-0.306*** (0.028)
PCHR	0.034** (0.016)	0.005 (0.049)	0.051** (0.023)	0.005 (0.037)	0.022 (0.021)	0.010 (0.055)
PCHR × β	0.041*** (0.012)	0.015 (0.044)	0.089** (0.034)	0.036 (0.054)	-0.049 (0.053)	-0.032 (0.113)
W × β		0.172*** (0.065)		0.109 (0.108)		0.340*** (0.088)
W × PCHR		-0.030 (0.272)		0.128 (0.210)		0.113 (0.249)
W × PCHR × β		-0.063 (0.244)		0.171 (0.317)		-0.236 (0.501)
ρ/λ		0.189** (0.094)		-0.155 (0.100)		0.221** (0.087)
控制变量	√	√	√	√	√	√
个体固定效应	√	√	√	√	√	√
时间固定效应	√	√	√	√	√	√
N	558	558	558	558	558	558
R^2	0.523	0.003	0.685	0.008	0.580	0.013

注：***、**、* 分别表示在 1%、5%、10% 的水平上显著，括号内为标准误。

6.3 地（市）层面医疗卫生资源配置空间布局和收敛性估计

由于高等级医院往往富集在省会和中心城市，而其余地（市）往往少有分布高等级医院。这种医疗卫生资源空间布局的不均衡现象以及对应的患者有偏诊疗选择行为是卫生资源下沉改革的核心作用指向之一。本章以具有代表性且数据可得的长三角区域之江苏、浙江和上海 25 个地（市）为研究对象，探讨地（市）层面的医疗卫生资源空间布局和收敛性变化。特别是，我们还将卫生资源下沉改革引入空间计量模型来估计其可能的政策冲击效应。

6.3.1 医疗卫生资源配置的特征事实

基于江浙沪地（市）案例和数据，我们首先测算其医疗卫生资源供给侧、需求侧和配置效率三方面的基尼系数。由图 6-3（a）可见，与省域层面医疗卫生资源配置的空间均衡性变化趋势类似，供给侧、需求侧和效率指标的基尼系数在样本时期内整体呈下降态势。其中，供给侧早期的基尼系数最大，但其下降趋势最强，说明地（市）域层面医疗卫生资源供给侧配置也有较大改善。相对照，配置效率的基尼系数在样本时期内波动比较明显，需求侧的基尼指数在样本后期有所增大，说明需求的空间均衡性在最近时期内有所下降。类似的特征也出现在图 6-3（b）所报告的变异

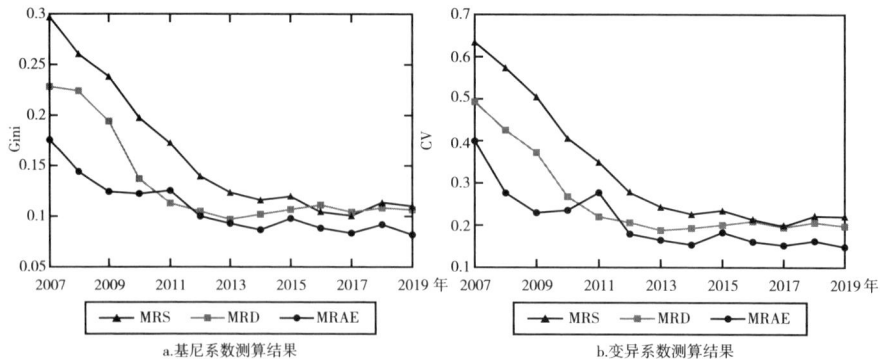

a.基尼系数测算结果　　　　　　b.变异系数测算结果

图 6-3　地（市）层面基尼系数及变异系数测算结果：2007~2019 年

注：使用 MATLAB 软件测算并绘制。

系数测算结果中,总体上表明样本时期内市域层面卫生资源配置存在 σ 收敛特征,但 2013 年后的时期内变化较小。

同样,我们还使用核密度估计方法给出选定年份的医疗卫生资源供给侧/需求侧及配置效率指标的核密度曲线图(见图 6-4),以刻画地(市)层面医疗卫生资源配置的演化动态。可见,供给指数和需求指数的核密度曲线图的中心位置均逐渐右移,而效率值的核密度曲线图的中心位置呈现先右移再左移的态势,这与省域层面研究结果一致,说明江浙沪医疗卫生资源供给和需求明显上升,医疗卫生资源配置效率则在先提升后有所下降。

从分布形态、延展性和极化现象来看,医疗卫生资源供给指数的核密度曲线高度逐渐变低,宽度变宽,说明样本时期内医疗卫生资源供给的离散程度上升,其多极分化现象一直存在且较为明显。医疗卫生资源需求指数的核密度曲线先变高再变低,宽度先变窄后变宽,其极化现象有微弱改善。配置效率的核密度曲线高度逐渐变高、宽度变窄,说明集聚特征逐渐显现,极化现象和延展性有明显改善。

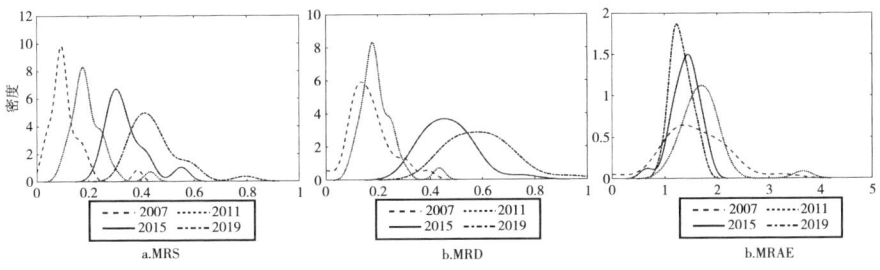

图 6-4 地(市)层面核密度分布

注:通过 MATLAB 软件绘制。

接下来,我们使用 Moran's I 指数对地(市)层面医疗卫生资源配置的空间相关性进行检验。由表 6-12 可见,医疗卫生资源供给指数的 Moran's I 指数值在样本前期呈显著的空间正相关,但是在 2013 年及之后之期内不显著;需求指数的 Moran's I 指数值在大部分时期内显著为正,配置效率的空间相关性不太稳定,仅在部分时期内呈现出空间相关性。但总体而言,需要在后续的实证分析中充分关注空间效应问题。

表 6-12　江浙沪医疗资源配置的 Moran's I 指数测算结果

年份	MRS	MRD	MRAE	年份	MRS	MRD	MRAE
2007	0.239 *** (3.168)	0.278 *** (3.074)	-0.267 ** (-2.199)	2014	0.096 (1.387)	0.224 *** (2.616)	0.196 ** (2.183)

续表

年份	MRS	MRD	MRAE	年份	MRS	MRD	MRAE
2008	0.206*** (2.963)	0.269*** (2.993)	-0.213* (-1.696)	2015	0.078 (1.166)	0.194** (2.301)	0.106 (1.426)
2009	0.233*** (3.067)	0.219** (2.541)	-0.059 (-0.162)	2016	0.006 (0.495)	0.244*** (2.788)	0.112 (1.428)
2010	0.205*** (2.656)	0.076 (1.159)	0.135* (1.743)	2017	0.031 (0.723)	0.227*** (2.621)	0.091 (1.230)
2011	0.219*** (2.714)	0.207** (2.500)	0.138** (2.166)	2018	0.021 (0.636)	0.254*** (2.927)	0.124 (1.514)
2012	0.151** (1.994)	0.213*** (2.613)	0.278*** (2.979)	2019	0.051 (0.945)	0.321*** (3.486)	0.227** (2.505)
2013	0.073 (1.168)	0.208** (2.504)	0.265*** (2.819)				

注：使用 Stata 软件计算；***、**、* 分别表示在 1%、5%、10% 的水平上显著，括号内为 Z 值。

6.3.2 收敛性估计结果

如前所述，在报告地（市）层面面板模型估计结果前，需要首先确定具体的空间面板模型形式。由表 6-13 可见，MRAE 的绝对 β 收敛模型中 LR 和 Wald 检验结果均显示 SDM 可以退化为 SEM，且 LM 指向 SEM，故采用双向固定效应的 SEM 模型。其余模型的 LM 检验均在 5% 的显著性水平下拒绝原假设，表明存在空间效应，空间 Hausman 检验结果显著建议我们应使用固定效应的空间面板模型。LR 和 Wald 检验结果拒绝原假设，表示 SDM 不可退化为 SAR 或 SEM，故其余模型均采用双向固定 SDM 模型。因此，我们确定随后估计中使用空间 β 收敛模型。但作为对照，我们还报告了使用经典 β 收敛模型的估计结果。

表 6-13　江浙沪医疗卫生资源配置 β 收敛空间模型检验结果

检验项	MRS		MRD		MRAE	
	绝对 β 收敛	条件 β 收敛	绝对 β 收敛	条件 β 收敛	绝对 β 收敛	条件 β 收敛
LM spatial lag	7.95*** (0.005)	7.77** (0.005)	27.80*** (0.000)	9.84*** (0.002)	6.19** (0.013)	1.72 (0.190)

续表

检验项	MRS 绝对β收敛	MRS 条件β收敛	MRD 绝对β收敛	MRD 条件β收敛	MRAE 绝对β收敛	MRAE 条件β收敛
Robust LM spatial lag	5.95** (0.015)	1.21 (0.271)	75.43*** (0.000)	37.78*** (0.000)	2.53 (0.112)	7.68*** (0.006)
LM spatial error	17.37*** (0.000)	12.78*** (0.000)	6.55** (0.011)	17.82*** (0.000)	84.88*** (0.000)	18.27*** (0.000)
Robust LM spatial error	15.36*** (0.000)	6.23** (0.013)	54.18*** (0.000)	45.76*** (0.000)	81.23*** (0.000)	24.24*** (0.000)
Spatial Hausman	13.00*** (0.005)	108.28*** (0.000)	21.17*** (0.000)	141.10*** (0.000)	29.14*** (0.000)	50.72*** (0.000)
LR spatial lag	14.25*** (0.000)	14.17** (0.015)	19.38*** (0.000)	24.20*** (0.003)	10.71*** (0.000)	21.74*** (0.001)
LR spatial error	9.09*** (0.003)	12.04** (0.034)	33.12*** (0.000)	27.31*** (0.008)	-1.24 (1.000)	26.25*** (0.000)
Wald test spatial lag	14.96*** (0.000)	14.57** (0.012)	20.96*** (0.000)	25.93*** (0.002)	14.58*** (0.000)	22.42*** (0.000)
Wald test spatial error	8.91*** (0.003)	11.89** (0.036)	35.81*** (0.000)	28.73*** (0.000)	1.16 (0.281)	26.05*** (0.001)
选择模型	SDM	SDM	SDM	SDM	SEM	SDM

注：***、**、*分别表示在1%、5%、10%的水平上显著，括号内为标准误。

由表6-14可见，在不纳入地（市）异质性的面板模型绝对β收敛估计结果中，江浙沪医疗卫生资源供给、需求和配置效率的β值均小于零且在统计上显著，说明存在绝对β收敛，其收敛速度分别为4.16%、8.68%和16.27%。纳入空间相关性后，三个医疗卫生资源配置指标仍存在显著的收敛性特征，收敛速度分别为5.45%、9.14%和16.38%。同时，根据刻画空间效应的参数ρ/λ的估计结果，三个医疗卫生资源配置指标的空间效应均显著为正，表明空间溢出效应会加速周边城市医疗卫生资源供给、需求和配置效率改善。

表6-14 江浙沪医疗卫生资源配置的绝对β收敛模型估计结果

模型	MRS 经典绝对β收敛	MRS 空间绝对β收敛	MRD 经典绝对β收敛	MRD 空间绝对β收敛	MRAE 经典绝对β收敛	MRAE 空间绝对β收敛
β	-0.393*** (0.058)	-0.480*** (0.038)	-0.647*** (0.051)	-0.666*** (0.012)	-0.858*** (0.037)	-0.860*** (0.013)

续表

模型	MRS 经典绝对β收敛	MRS 空间绝对β收敛	MRD 经典绝对β收敛	MRD 空间绝对β收敛	MRAE 经典绝对β收敛	MRAE 空间绝对β收敛
W×β		0.246*** (0.064)		0.244*** (0.053)		
ρ/λ		0.202** (0.091)		0.216*** (0.081)		0.297*** (0.082)
个体固定效应	√	√	√	√	√	√
时间固定效应	√	√	√	√	√	√
N	300	300	300	300	300	300
R^2	0.454	0.300	0.912	0.656	0.929	0.796
收敛速度	4.16%	5.45%	8.68%	9.14%	16.27%	16.38%

注：***、**、* 分别表示在1%、5%、10%的水平上显著，括号内为标准误。

现在引入异质性控制变量构建条件β收敛模型。由表6-15可见，无论是否纳入空间因素，三个医疗卫生资源配置指标的β系数均显著为负，说明在控制地（市）间异质性条件下仍存在条件β收敛。在纳入空间效应后，需求侧指标的空间效应显著为正，表明医疗卫生资源需求存在空间溢出效应，这与省域层面的研究结果有所不同。就控制变量而言，人口规模（SIZE）在供给和需求的收敛模型中的估计系数均显著为负，与省域医疗卫生资源配置收敛性估计结果一致，同样表现出了人口摊薄效应。城市化水平（UR）在供给侧收敛模型中的估计系数均显著为正，但是在配置效率收敛模型中的估计系数均显著为负，说明城市化水平越高越有利于改善特定城市医疗卫生资源供给，但是不利于城市医疗卫生资源配置效率的改善。其解释是，城市化水平并不意味着收入水平和人口量上升对应的需求提升，因之供给侧的单向上升于效率改善并无贡献。

表6-15　江浙沪医疗卫生资源配置的条件β收敛模型估计结果

模型	MRS 经典绝对β收敛	MRS 空间绝对β收敛	MRD 经典绝对β收敛	MRD 空间绝对β收敛	MRAE 经典绝对β收敛	MRAE 空间绝对β收敛
β	-0.599*** (0.083)	-0.655*** (0.048)	-0.682*** (0.046)	-0.681*** (0.015)	-0.832*** (0.032)	-0.828*** (0.014)

续表

模型	MRS 经典绝对β收敛	MRS 空间绝对β收敛	MRD 经典绝对β收敛	MRD 空间绝对β收敛	MRAE 经典绝对β收敛	MRAE 空间绝对β收敛
ln_SIZE	-0.758*** (0.242)	-0.872*** (0.255)	-0.981*** (0.328)	-0.763*** (0.178)	-0.218 (0.347)	0.101 (0.297)
ln_GDP	0.045 (0.132)	-0.071 (0.124)	0.023 (0.126)	0.168* (0.088)	-0.056 (0.182)	0.311** (0.147)
ln_UR	0.509** (0.222)	0.501*** (0.173)	-0.016 (0.238)	-0.152 (0.113)	-0.830** (0.351)	-0.821*** (0.184)
ln_GFS	0.083 (0.099)	0.214** (0.103)	-0.032 (0.110)	-0.062 (0.073)	-0.144 (0.139)	-0.328*** (0.121)
W×β		0.076 (0.118)		0.193*** (0.060)		0.096 (0.085)
W×ln_SIZE		-0.403 (0.563)		-0.313 (0.412)		-0.198 (0.665)
W×ln_GDP		0.140 (0.204)		-0.436*** (0.149)		-0.812*** (0.249)
W×ln_UR		0.113 (0.391)		0.299 (0.262)		0.370 (0.393)
W×ln_GFS		-0.388** (0.155)		-0.010 (0.114)		0.444** (0.194)
ρ/λ		0.128 (0.096)		0.167** (0.081)		0.042 (0.098)
个体固定效应	√	√	√	√	√	√
时间固定效应	√	√	√	√	√	√
N	300	300	300	300	300	300
R²	0.513	0.094	0.927	0.294	0.939	0.734
收敛速度	7.61%	8.87%	9.55%	9.52%	14.86%	14.67%

注：***、**、* 分别表示在1%、5%、10%的水平上显著，括号内为标准误。

6.3.3 稳健性检验

与 6.2 节类似，可转换采用邻接权重矩阵对收敛性模型进行稳健性检验。表 6-16 的估计结果表明，三个医疗卫生指标的收敛系数均显著为负，绝对β收敛中的空间效应均显著为正，条件β收敛中仅有需求的空间效应显著为正,与表6-7的估计结果相似,总体上表明前面使用空间反距离矩阵所得到的估计结果是稳健的。

表6-16 变换空间权重矩阵的稳健性检验结果

模型	空间绝对β收敛			空间条件β收敛		
	MRS	MRD	MRAE	MRS	MRD	MRAE
β	-0.483*** (0.038)	-0.660*** (0.013)	-0.860*** (0.013)	-0.659*** (0.047)	-0.679*** (0.015)	-0.828*** (0.014)
ln_SIZE				-0.860*** (0.256)	-0.870*** (0.180)	-0.004 (0.298)
ln_GDP				0.007 (0.124)	0.149* (0.090)	0.197 (0.148)
ln_UR				0.478*** (0.179)	-0.179 (0.121)	-0.766*** (0.196)
ln_GFS				0.179* (0.106)	-0.086 (0.077)	-0.313** (0.126)
W×β	0.240*** (0.059)	0.187*** (0.048)		0.023 (0.103)	0.169*** (0.055)	0.150** (0.070)
ρ/λ	0.179** (0.078)	0.148** (0.074)	0.286*** (0.072)	0.110 (0.081)	0.160** (0.074)	0.104 (0.081)
个体固定效应	√	√	√	√	√	√
时间固定效应	√	√	√	√	√	√
N	300	300	300	300	300	300
R^2	0.298	0.645	0.796	0.104	0.250	0.777

注:***、**、*分别表示在1%、5%、10%的水平上显著,括号内为标准误。

6.3.4 医疗卫生改革政策的影响

现在我们将卫生资源下沉改革虚拟变量纳入实证模型进行估计。由表6-17可见,卫生资源下沉改革对需求侧和配置效率之收敛性没有产生显著影响,且这一结果在引入和不引入空间效应的模型中是稳健的。但其对医疗卫生资源供给改善具有减缓作用,MTC×β的系数显著为负,显示改革后区域内医疗卫生资源供给收敛速度加快。其解释是,卫生资源下沉改革主要通过政府强制和成本补贴激励(城市)高等级医院人力资本等要素向低等级医院的流动和溢出,有利于促进不同地(市)区域间医疗卫生资源配置的均等化。这一结果为第5章发现的改革之于需求侧影响的结果提供了互补性的改革政策效应证据。

表 6-17 参与卫生资源下沉改革异质性条件 β 收敛回归结果

模型	MRS		MRD		MRAE	
β	-0.592*** (0.072)	-0.661*** (0.046)	-0.683*** (0.046)	-0.688*** (0.014)	-0.834*** (0.032)	-0.830*** (0.014)
MTC	-0.190** (0.080)	-0.220*** (0.065)	0.060 (0.062)	-0.059 (0.044)	0.048 (0.053)	0.064* (0.038)
MTC × β	-0.114** (0.046)	-0.129*** (0.047)	0.070 (0.067)	-0.066 (0.046)	-0.003 (0.071)	-0.034 (0.062)
W × β		0.0211 (0.101)		0.161*** (0.055)		0.135* (0.071)
W × MTC		0.252** (0.126)		0.280*** (0.075)		-0.042 (0.068)
W × MTC × β		0.215** (0.097)		0.341*** (0.079)		0.132 (0.143)
ρ/λ		0.113 (0.081)		0.157** (0.075)		0.098 (0.081)
控制变量	√	√	√	√	√	√
个体固定效应	√	√	√	√	√	√
时间固定效应	√	√	√	√	√	√
N	300	300	300	300	300	300
R^2	0.530	0.155	0.927	0.226	0.939	0.704

注：***、**、* 分别表示在 1%、5%、10% 的水平上显著，括号内为标准误。

6.4 县域层面医疗卫生资源空间布局和收敛性估计

卫生资源下沉改革的主要政策目标是以患者回归推动县域层面的医疗卫生资源空间布局优化和收敛，本节以包括广大乡村地区且数据可得的河南全部县（区）为研究对象，来估计改革情境下的县域层面医疗卫生资源配置均衡性问题。同前，我们仍首先开展基尼系数、变异系数和核密度估计并报告医疗卫生资源配置的特征事实，随后在空间效应检验基础上，使用空间面板模型进行实证。

6.4.1 医疗卫生资源配置的特征事实

基于河南县域数据,我们同样测算其医疗卫生资源供给侧、需求侧和配置效率三方面的基尼系数。由图 6-5(a)可见,与省域、地(市)层面医疗卫生资源配置的空间均衡性变化趋势有所不同,河南省供给侧和效率指标的基尼系数在样本时期内整体呈下降态势,但是需求侧指标的基尼系数整体呈微弱上升态势。供给侧的基尼系数在样本时期内始终比需求侧和效率指标的基尼系数大,说明河南省县(市、区)域层面医疗卫生资源供给侧配置均衡性有待改善。需求侧指标的基尼系数早期为最小,而后超过效率指标的基尼系数,说明需求的空间均衡性在最近时期内有所下降。类似的特征也出现在图 6-5(b)所报告的变异系数测算结果中,总体上表明样本时期内县域层面卫生资源的供给和配置效率存在较微弱的 σ 收敛特征,但卫生资源的需求未表现出 σ 收敛特征。

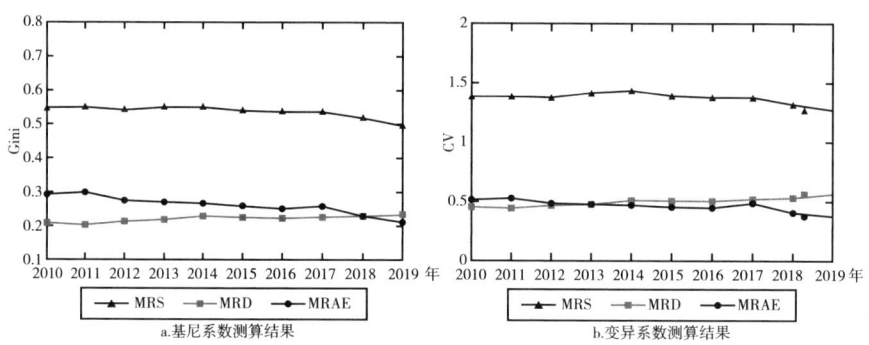

图 6-5 河南县域层面基尼系数及变异系数测算结果:2010~2019 年

注:使用 MATLAB 软件测算并绘制。

接着,我们使用核密度估计方法给出选定年份的医疗卫生资源供给侧/需求侧及配置效率指标的核密度曲线图(见图 6-6),以刻画县(市、区)域层面医疗卫生资源配置的演化动态。可见,供给指数和需求指数的核密度曲线图的中心位置均逐渐右移,而效率值的核密度曲线图的中心位置呈现逐渐左移的态势,这说明河南省医疗卫生资源供给和需求有小幅度上升,但医疗卫生资源配置效率却有所下降。

从分布形态、延展性和极化现象来看,医疗卫生资源供给指数的核密度曲线高度逐渐变低,宽度变宽,说明样本时期内医疗卫生资源供给的离散程度上升,其多极分化现象一直存在且较为明显。医疗卫生资源需求指数的核密度曲线先变低再变高，宽度先变宽后变窄，其多极化现象长期存在且右拖尾存在拉长现象，分布延展性存在拓宽趋势。配置效率的核密度曲线高度逐渐变高、宽度变窄，虽然显现出一定的集聚特征，但是两极分化现象更明显。

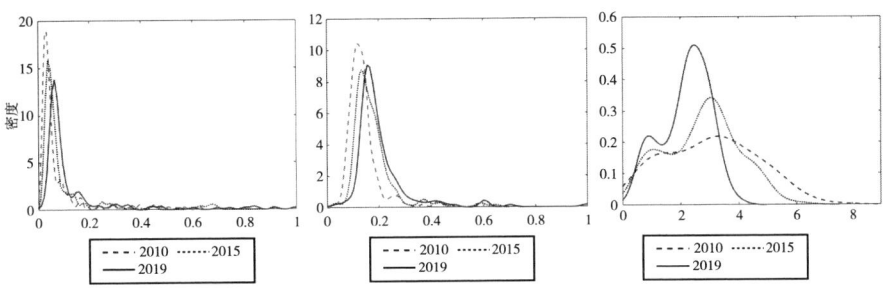

图6-6 河南县域层面核密度分布

注：通过MATLAB软件绘制。

莫兰指数测算结果表明，供给、需求和效率指标都呈现出较为明显的空间正相关特征，其中需求侧指数的莫兰指数数值较小且在2014年后不再显著，空间相关特征不及需求与效率指标突出。莫兰指数在统计上显著的结果说明，本节研究的河南县域样本存在空间效应，在进行回归分析时，应考虑空间效应，采用空间计量模型进行研究。

表6-18 河南省医疗资源配置的Moran's I 指数测算结果

年份	MRS	MRD	MRAE	年份	MRS	MRD	MRAE
2010	0.398*** (6.799)	0.123** (2.305)	0.442*** (7.610)	2015	0.337*** (5.847)	0.039 (0.774)	0.412*** (7.103)
2011	0.383*** (6.594)	0.112** (1.968)	0.438*** (7.531)	2016	0.341*** (5.910)	0.060 (1.134)	0.426*** (7.352)
2012	0.369*** (6.360)	0.151*** (2.692)	0.443*** (7.627)	2017	0.287*** (4.996)	0.023 (0.582)	0.432*** (7.520)
2013	0.346*** (6.004)	0.162*** (2.885)	0.417*** (7.185)	2018	0.265*** (4.619)	0.001 (0.123)	0.429*** (7.425)
2014	0.338*** (5.868)	0.010** (1.821)	0.405*** (6.986)	2019	0.283 (4.924)	0.015 (0.376)	0.496*** (8.612)

注：使用Stata软件计算；***、**、*分别表示在1%、5%、10%的水平上显著，括号内为Z值。

6.4.2 收敛性估计结果

首先对空间效应的具体形式进行检验以确定空间模型，模型选择方法同上一节，检验结果报告在表6-19中。供给侧（MRS）模型的绝对β收敛模型中LR和Wald检验结果显示SDM可以退化为SAR，但LM指向SEM，故采用双向固定效应的SDM模型。MRS的条件β收敛模型和MRAE的绝对β收敛模型中LR和Wald检验结果不一致，均采用SDM模型。MRAE的条件β收敛模型中LR和Wald检验结果均显示模型既可退化为SAR，也可退化为SEM，但LM检验中滞后项和误差项均显著，故选择SDM模型。MRD的β收敛模型的LR和Wald检验结果拒绝原假设，表示SDM不可退化为SAR或SEM，且LM检验均显著，表明存在空间效应，空间Hausman检验结果显著表明应使用固定效应的空间面板模型，故后面实证中采用双向固定SDM模型。

表6-19　　河南省医疗卫生资源配置β收敛空间模型检验结果

检验项	MRS		MRD		MRAE	
	绝对β收敛	条件β收敛	绝对β收敛	条件β收敛	绝对β收敛	条件β收敛
LM spatial lag	2.70* (0.100)	1.29 (0.257)	214.41*** (0.000)	142.45*** (0.000)	24.18*** (0.000)	8.94*** (0.003)
Robust LM spatial lag	6.70*** (0.010)	8.70*** (0.003)	36.90*** (0.000)	7.86*** (0.005)	26.62*** (0.000)	1.21 (0.271)
LM spatial error	4.81** (0.028)	0.35 (0.552)	190.97*** (0.000)	137.74*** (0.000)	42.10*** (0.000)	7.82*** (0.005)
Robust LM spatial error	8.80*** (0.003)	7.76*** (0.005)	13.47*** (0.000)	3.15* (0.076)	44.53*** (0.000)	0.08 (0.783)
Spatial Hausman	596.37*** (0.000)	770.47*** (0.000)	420.03*** (0.000)	498.04*** (0.000)	944.92*** (0.000)	15.93*** (0.007)
LR spatial lag	0.31 (0.579)	36.40*** (0.000)	35.38*** (0.000)	59.30*** (0.000)	7.58*** (0.006)	9.56* (0.089)
LR spatial error	6.06** (0.013)	34.82*** (0.000)	5.79** (0.017)	21.25*** (0.001)	10.88*** (0.001)	10.88* (0.053)
Wald test spatial lag	0.30 (0.582)	0.97 (0.325)	36.02*** (0.000)	32.66*** (0.000)	7.61*** (0.006)	0.01 (0.933)

续表

检验项	MRS		MRD		MRAE	
	绝对β收敛	条件β收敛	绝对β收敛	条件β收敛	绝对β收敛	条件β收敛
Wald test spatial error	5.92** (0.015)	0.46 (0.499)	5.72** (0.017)	6.39** (0.012)	10.90 (0.001)	0.34 (0.557)
选择模型	SDM	SDM	SDM	SDM	SDM	SDM

注：***、**、*分别表示在1%、5%、10%的水平上显著，括号内为标准误。

表6-20给出了河南省医疗卫生资源配置的绝对β收敛模型估计结果。由估计结果可知，河南省医疗卫生资源供给、需求与效率的回归系数β均显著小于0，表明河南省医疗卫生资源供给、需求与效率的增长速度均与初始值存在着负相关关系，存在着绝对β收敛特征。同时，从回归结果中可发现，空间滞后收敛系数与空间自回归系数在供给侧、需求侧与效率侧均显著为正，说明各县域之增速均受到相邻县域初始水平的正向影响，医疗卫生资源供给，需求与效率的增长均存在着正向溢出效应。就收敛速度来说，县域间医疗卫生资源需求的收敛速度明显快于医疗卫生资源供给的收敛速度，说明医疗卫生需求空间不均衡问题有所改善——需求增速快于医疗卫生资源供给增长速度。

表6-20　河南省医疗卫生资源配置的绝对β收敛模型估计结果

模型	MRS		MRD		MRAE	
	经典绝对β收敛	空间绝对β收敛	经典绝对β收敛	空间绝对β收敛	经典绝对β收敛	空间绝对β收敛
β	-0.293*** (0.034)	-0.292*** (0.018)	-0.356*** (0.064)	-0.333*** (0.019)	-0.411*** (0.027)	-0.421*** (0.022)
θ (W×β)		0.367*** (0.025)		0.212*** (0.032)		0.655*** (0.054)
ρ/λ		0.205*** (0.074)		0.434*** (0.066)		0.484*** (0.073)
个体固定效应	√	√	√	√	√	√
时间固定效应	√	√	√	√	√	√
N	1422	1422	1422	1422	1422	1422

续表

模型	MRS		MRD		MRAE	
	经典 绝对β收敛	空间 绝对β收敛	经典 绝对β收敛	空间 绝对β收敛	经典 绝对β收敛	空间 绝对β收敛
R^2	0.211	0.161	0.284	0.200	0.271	0.226
收敛速度	3.85%	3.84%	4.89%	4.50%	5.88%	6.07%

注：***、**、*分别表示在1%、5%、10%的水平上显著，括号内为标准误。

现在纳入经济发展水平，财政自给率等地区异质性因素来估计河南县域的条件β收敛特征（见表6-21）。可见，河南省医疗卫生资源的供给、需求及效率的收敛系数β均显著小于0，说明均存在条件β收敛特征。亦即，在考虑县域间异质性因素后，各县（市、区）之间仍然向各自的稳态水平收敛。其中，供给侧与需求侧空间滞后系数W×β由显著为正变化为显著为负，供给侧空间自回归系数ρ显著为负，需求侧空间自回归系数变得不显著。这表明，某县域之医疗卫生资源供给与需求增速受到周边地区供需变化的负向影响，医疗卫生资源供给增速也受到周边县域增速的负向影响。显然，在供给侧与需求侧，不同县域的医疗卫生资源配置表现出空间竞争关系。

就控制变量而言，无论是否纳入空间因素，人口规模（SIZE）的回归系数在医疗卫生资源的供给侧与需求侧均显著为负，这与省域、地（市）域层面的研究结果一致。经济发展水平（GDP）和政府财政支出能力（GFC）的回归系数在医疗卫生资源供给侧显著为正，经济发展水平和政府财政能力的提升有助于增加医疗卫生资源的供给的观点再次得到证实，但是在效率侧这两个系数均显著为负，可能是由于经济发展较好的县域其医疗卫生资源配置效率的初始水平较高。此外，经济发展水平的空间滞后系数W×GDP在供给侧与需求侧均显著为正，表明经济发展水平较好的县域对相邻地区医疗卫生资源供给与需求均具有正向带动作用。

表6-21　河南省医疗卫生资源配置的条件β收敛模型估计结果

模型	MRS		MRD		MRAE	
	经典 条件β收敛	空间 条件β收敛	经典 条件β收敛	空间 条件β收敛	经典 条件β收敛	空间 条件β收敛
β	-0.332*** (0.034)	-0.339*** (0.019)	-0.371*** (0.021)	-0.409*** (0.020)	-0.455*** (0.031)	-0.457*** (0.022)

续表

模型	MRS 经典条件β收敛	MRS 空间条件β收敛	MRD 经典条件β收敛	MRD 空间条件β收敛	MRAE 经典条件β收敛	MRAE 空间条件β收敛
ln_SIZE	-0.256*** (0.095)	-0.259*** (0.069)	-0.270*** (0.070)	-0.242*** (0.062)	-0.034 (0.098)	-0.044 (0.120)
ln_GDP	0.123*** (0.037)	0.128*** (0.032)	0.074 (0.046)	0.042 (0.028)	-0.098** (0.043)	-0.087*** (0.032)
ln_GFC	0.104*** (0.025)	0.100*** (0.016)	-0.015 (0.022)	-0.012 (0.015)	-0.141*** (0.026)	-0.138*** (0.017)
ln_GFS	0.020 (0.035)	0.019 (0.021)	-0.025 (0.025)	-0.025 (0.019)	-0.042 (0.027)	-0.038** (0.022)
W×β		-0.413*** (0.123)		-0.774*** (0.115)		0.428*** (0.125)
W×ln_SIZE		-0.572 (0.476)		-0.535 (0.442)		-0.838 (0.550)
W×ln_GDP		0.611*** (0.112)		0.552*** (0.070)		0.029 (0.066)
W×ln_GFC		0.054 (0.044)		0.394*** (0.049)		0.145*** (0.050)
W×ln_GFS		-0.388*** (0.070)		-0.089 (0.065)		-0.000 (0.075)
ρ/λ		-0.204** (0.092)		-0.094 (0.085)		0.245** (0.096)
个体固定效应	√	√	√	√	√	√
时间固定效应	√	√	√	√	√	√
N	1422	1422	1422	1422	1422	1422
R^2	0.253	0.227	0.300	0.293	0.313	0.295
收敛速度	4.48%	4.60%	5.15%	5.84%	6.74%	6.78%

注：***、**、*分别表示在1%、5%、10%的水平上显著，括号内为标准误。

6.4.3 稳健性检验

考虑到距离较远县域间的关联强度较弱，且人们可能倾向于在所属地市内进行诊疗地选择，故可采用邻接矩阵进行稳健性检验。由表 6-22 的估计结果可知，采用邻接矩阵后得到的收敛系数显著为负，需求侧空间滞后收敛系数显著为正,且估计系数与表 6-20 和表 6-21 中的估计结果基本相似。因此,可认为前面采用空间反距离矩阵所得出的回归结果是稳健的。

表 6-22　　　　变换空间权重矩阵的稳健性检验结果邻接

模型	空间绝对 β 收敛			空间条件 β 收敛		
	MRS	MRD	MRAE	MRS	MRD	MRAE
β	-0.253*** (0.018)	-0.328*** (0.018)	-0.375*** (0.021)	-0.327*** (0.019)	-0.395*** (0.020)	-0.441*** (0.022)
ln_SIZE				-0.244*** (0.070)	-0.275*** (0.065)	-0.079 (0.073)
ln_GDP				0.159*** (0.031)	0.066** (0.027)	-0.140*** (0.031)
ln_GFC				0.101*** (0.016)	-0.010 (0.015)	-0.137*** (0.017)
ln_GFS				-0.019 (0.021)	-0.045** (0.019)	-0.021 (0.022)
W×β	0.265 (0.020)	0.139*** (0.024)	0.411*** (0.032)	0.054 (0.037)	-0.046 (0.041)	0.210*** (0.042)
ρ/λ	0.154 (0.032)	0.132*** (0.036)	0.221*** (0.032)	0.074 (0.033)	0.073** (0.037)	0.100*** (0.036)
个体固定效应	√	√	√	√	√	√
时间固定效应	√	√	√	√	√	√
N	1422	1422	1422	1422	1422	1422
R^2	0.131	0.200	0.187	0.199	0.248	0.273

注:***、**、* 分别表示在 1%、5%、10% 的水平上显著,括号内为标准误。

接下来考虑市辖区和有否医学院对收敛性的影响。对于县级行政区来说,设区地级市的中心辖区与周边外围县(区)存在着明显的不同。设区地(市)的中心辖区一般人口密度大,经济发展水平较好,城市化水平也较高,然而其财政自主权较小,经济社会管理权限也较小。同时,有无医学院校也可能会导致地区间的差异。医学院校的毕业生可给设立医学院校的地区提供更多的要素投入,其附属高等级医院有助于从供给和需求两个层面影响所在地医疗卫生资源配置。

因此,表 6-23 报告了将研究样本区分市辖区和非市辖区子样本的稳健性检验结果。可见,在不同子样本下,医疗卫生资源供给、需求与效率的条件β收敛系数均显著为负,说明区分子样本后,仍然具有较为稳健的收敛特征。与此同时,相比市辖区,我们发现非市辖区子样本的医疗卫生资源供给、需求与效率的收敛速度更大,这可能是由于市辖区与非市辖县域间的医疗卫生资源配置水平初始差距较大,因此后者的收敛速度更快。值得注意的是,非市辖区子样本的医疗卫生资源在供给侧、需求侧与效率侧的空间自回归系数均显著为正,而市辖区子样本在5%水平下均不显著,这与基准回归结果不同。它说明非市辖县域医疗卫生资源配置的空间效应更明显,且在供给侧、效率侧与需求侧均出现正向溢出效应。

表6-23　　　　　区分市辖区子样本的稳健性检验结果

模型	非市辖县域			市辖区		
	MRS	MRD	MRAE	MRS	MRD	MRAE
β	-0.407*** (0.024)	-0.412*** (0.023)	-0.469*** (0.025)	-0.285*** (0.034)	-0.388*** (0.038)	-0.441*** (0.048)
ln_SIZE	-0.510*** (0.074)	-0.425*** (0.052)	0.087 (0.076)	0.299* (0.178)	0.060 (0.213)	-0.644*** (0.180)
ln_GDP	0.201*** (0.038)	0.108*** (0.026)	-0.115*** (0.039)	0.078 (0.072)	0.010 (0.088)	-0.045 (0.074)
ln_GFC	0.194*** (0.029)	0.053*** (0.020)	-0.157*** (0.031)	0.059 (0.049)	-0.093 (0.060)	-0.101* (0.052)
ln_GFS	0.028 (0.024)	-0.013 (0.017)	-0.049** (0.025)	0.036 (0.043)	-0.039 (0.055)	-0.016 (0.047)
W×β	0.093 (0.146)	-0.188 (0.157)	0.505*** (0.127)	-0.150 (0.180)	-0.429** (0.197)	-0.247 (0.211)
W×ln_SIZE	1.096* (0.601)	-0.935** (0.462)	-2.185*** (0.699)	-0.544 (0.692)	0.584 (0.820)	0.229 (0.064)
W×ln_GDP	0.059 (0.141)	0.054 (0.062)	0.107 (0.094)	0.300** (0.147)	0.394** (0.019)	0.091 (0.152)
W×ln_GFC	0.062 (0.114)	0.202** (0.091)	-0.043 (0.119)	0.047 (0.066)	0.250*** (0.089)	0.131* (0.075)
W×ln_GFS	-0.283*** (0.095)	0.133* (0.071)	0.178** (0.103)	-0.271** (0.129)	0.053 (0.156)	0.299* (0.170)
ρ/λ	0.395*** (0.106)	0.509*** (0.097)	0.239* (0.134)	-0.226 (0.154)	0.059 (0.133)	-0.213* (0.122)
个体固定效应	√	√	√	√	√	√

续表

模型	非市辖县域			市辖区		
	MRS	MRD	MRAE	MRS	MRD	MRAE
时间固定效应	√	√	√	√	√	√
N	999	999	999	423	423	423
R^2	0.305	0.368	0.335	0.173	0.235	0.274

注：***、**、*分别表示在1%、5%、10%的水平上显著，括号内为标准误。

区分有否医学院子样本的估计结果也显示出基准回归结果的稳健性（见表6-24）。可见，拥有医学院的县域在供给侧、需求侧和效率侧均拥有更快的收敛速度，这说明医学院校对所在地医疗卫生资源配置具有正向影响，与一般的经验观察一致。

表6-24　　　　区分医学院子样本的稳健性检验结果

模型	无医学院			有医学院		
	MRS	MRD	MRAE	MRS	MRD	MRAE
β	-0.336***	-0.416***	-0.438***	-0.371***	-0.545***	-0.516***
	(0.021)	(0.022)	(0.027)	(0.059)	(0.064)	(0.070)
ln_SIZE	-0.282***	-0.320***	-0.058	-0.058	-0.184	-0.192*
	(0.082)	(0.075)	(0.087)	(0.149)	(0.126)	(0.110)
ln_GDP	0.140***	0.088***	-0.094***	0.172*	0.096	-0.167**
	(0.034)	(0.030)	(0.035)	(0.092)	(0.074)	(0.070)
ln_GFC	0.114***	0.021	-0.129***	0.024	-0.019	-0.051*
	(0.019)	(0.018)	(0.021)	(0.041)	(0.035)	(0.031)
ln_GFS	-0.006	-0.031	-0.016	0.075	-0.002	-0.055
	(0.023)	(0.021)	(0.025)	(0.059)	(0.049)	(0.046)
$W \times \beta$	0.008	-0.183***	0.094**	-0.178	-0.268	-0.907***
	(0.040)	(0.046)	(0.045)	(0.229)	(0.224)	(0.270)
$W \times $ ln_SIZE	-0.036	-0.484***	-0.323*	0.283	1.070***	0.112
	(0.172)	(0.157)	(0.184)	(0.667)	(0.538)	(0.457)
$W \times $ ln_GDP	0.185***	0.130***	-0.130***	0.244	0.396*	0.069
	(0.047)	(0.049)	(0.039)	(0.240)	(0.220)	(0.115)
$W \times $ ln_GFC	0.072**	0.148***	0.035	0.071	0.206**	0.087*
	(0.032)	(0.029)	(0.033)	(0.090)	(0.089)	(0.051)
$W \times $ ln_GFS	-0.131***	-0.029	0.075*	0.060	0.226	0.408***
	(0.036)	(0.034)	(0.039)	(0.151)	(0.141)	(0.123)

续表

模型	无医学院			有医学院		
	MRS	MRD	MRAE	MRS	MRD	MRAE
ρ/λ	0.025 (0.037)	-0.153** (0.068)	0.060 (0.039)	-0.497** (0.198)	0.097 (0.145)	0.254* (0.140)
个体固定效应	√	√	√	√	√	√
时间固定效应	√	√	√	√	√	√
N	1224	1224	1224	198	198	198
R^2	0.218	0.271	0.288	0.185	0.345	0.350

注：***、**、*分别表示在1%、5%、10%的水平上显著，括号内为标准误。

6.4.4 医疗卫生改革政策的影响

表6-25给出了加入医疗卫生资源下沉改革哑变量后的收敛性估计结果。收敛系数 β 均显著为负，说明结果仍稳健。在供给侧和需求侧，医疗卫生资源改革系数 MTC 与 MTC×β 在10%水平下均显著为正，说明医疗卫生资源下沉改革显著增加了医疗卫生资源供给和需求，但是减缓了医疗卫生资源供给和需求的收敛速度。在效率侧，在不纳入空间效应的模型中医疗卫生下沉改革政策变量系数不显著，且其与 β 的交互项也不显著，但是在空间模型中，政策变量系数显著为负，其与 β 的交互项显著为正，说明考虑空间效应后，医疗卫生下沉改革对收敛性具有负向影响。

表 6-25 引入卫生资源下沉改革的条件 β 收敛回归结果

模型	MRS		MRD		MRAE	
β	-0.309*** (0.046)	-0.327*** (0.018)	-0.377*** (0.064)	-0.399*** (0.019)	-0.416*** (0.031)	-0.425*** (0.022)
MTC	0.509* (0.317)	0.561*** (0.093)	0.596*** (0.137)	0.730*** (0.091)	-0.225 (0.175)	-0.223*** (0.061)
MTC×β	0.177* (0.116)	0.195*** (0.032)	0.337*** (0.079)	0.415*** (0.050)	0.202 (0.167)	0.195*** (0.055)
W×β		0.327*** (0.029)		0.272*** (0.037)		0.619*** (0.071)

续表

模型	MRS		MRD		MRAE	
W×MTC		-0.717** (0.345)		-1.906*** (0.320)		-0.076 (0.244)
W×MTC ×β		-0.407*** (0.102)		-1.177*** (0.156)		0.015 (0.182)
ρ/λ		0.200** (0.084)		0.560 (0.065)		0.452*** (0.082)
控制变量	√	√	√	√	√	√
个体固定效应	√	√	√	√	√	√
时间固定效应	√	√	√	√	√	√
N	1422	1422	1422	1422	1422	1422
R^2	0.229	0.213	0.308	0.263	0.279	0.238

注：***、**、* 分别表示在1%、5%、10%的水平上显著，括号内为标准误。

表6-26给出了参与综合医改试点（CCHR）的条件β收敛回归结果。可见，供给侧与需求侧模型中政策变量系数显著为正，说明综合医改试点能提高医疗卫生资源供给和需求速度。但是，政策变量与β的交互项仅在考虑空间效应的供给侧模型中显著为正。在需求侧，无论是否考虑空间效应，政策变量与β的交互项均显著为正。在效率侧，政策变量显著为负，其与β的交互项显著为正。以上结果说明综合医改试点虽然能增加医疗卫生资源供给和需求，但是在一定程度上抑制了河南省内县域间医疗卫生资源配置的收敛。

表6-26 参与综合医改试点异质性条件β收敛回归结果

模型	MRS		MRD		MRAE	
β	-0.315*** (0.049)	-0.330*** (0.018)	-0.382*** (0.064)	-0.405*** (0.019)	-0.417*** (0.031)	-0.426*** (0.021)
CCHR	0.687** (0.328)	0.787*** (0.113)	0.674*** (0.113)	0.811*** (0.097)	-0.341 (0.232)	-0.331*** (0.077)
CCHR×β	0.234 (0.112)	0.270*** (0.035)	0.381*** (0.062)	0.457*** (0.043)	0.288 (0.196)	0.278*** (0.064)
W×β		0.429*** (0.034)		0.237*** (0.042)		0.761*** (0.079)

续表

模型	MRS		MRD		MRAE	
W×CCHR		-2.646*** (0.537)		-1.496*** (0.405)		0.772* (0.403)
W×CCHR×β		-0.845*** (0.143)		-1.024*** (0.182)		-0.441* (0.264)
ρ/λ		0.390*** (0.074)		0.529*** (0.068)		0.531*** (0.076)
控制变量	√	√	√	√	√	√
个体固定效应	√	√	√	√	√	√
时间固定效应	√	√	√	√	√	√
N	1422	1422	1422	1422	1422	1422
R^2	0.236	0.193	0.312	0.276	0.282	0.234

注：***、**、* 分别表示在1%、5%、10%的水平上显著，括号内为标准误。

6.5 小结

本章从"省—地—县"三重空间尺度来探讨持续医改情境下中国医疗卫生资源配置的空间格局及其收敛特性。我们使用了多指标测度和空间面板回归技术，来刻画中国医疗卫生资源配置的时空演化及空间关联动态，并分离识别异质性因素和医疗卫生改革的边际影响。研究发现，在样本时期内，"省—地—县"三重空间尺度上，医疗卫生资源供给和需求均呈增长态势，医疗卫生资源配置在供给、需求和效率维度上均存在绝对β收敛和条件β收敛特征。这说明包括卫生资源下沉在内的多方面医改情境下，医疗卫生资源配置存在趋向均衡的演变特征。在省域层面，医疗卫生资源供给和配置效率均存在显著的空间正相关性和空间溢出效应。地市层面的需求侧指标的空间效应显著为正，县域层面供给侧指标的空间效应却显著为负，显示出改革情境下中国"省—地—县"多重空间尺度下医疗卫生资源配置的复杂性。

本章的研究还将包括卫生资源下沉改革在内的改革政策引入模型，研究发现2009年新医改对医疗卫生资源供给没有产生显著影响，在增加医疗卫生资源需求的同时也扩大了其省际间差异。但总体上，2009年新医改有助于提高医疗卫生资源配置效率且促进其收敛。另外，我们最关心的医疗卫生资源下沉改革对地（市）医疗卫生资源供给改善具有减缓作用，但能显著加快区域内医疗卫生资源供给收敛速度，说明医疗卫生资源下沉改革有利于促进不同地（市）区域间医疗卫生资源配置的均等化。但是，在县域层面，卫生资源下沉改革虽然显著增加了供给和需求，却减缓了医疗卫生资源供给和需求的收敛速度。这说明，以激励区域间医疗资源均衡布局为目标的卫生资源下沉改革之收敛性效果主要表现在地（市）层面。但由于本章的县域层面研究仅覆盖河南省，县域层面实证结论还需要扩展样本研究来给出更清晰的证据。

第 7 章 患者对卫生资源下沉改革的认知和反应

卫生资源下沉改革的核心目标是改变患者偏向高等级医院的诊疗选择行为，激励其优先选择低等级医院，进而实现区域间医疗卫生资源均衡配置和分级诊疗目标。本章以具代表性的浙江和上海为例来反映不同省域间差异较大的改革路径、"下沉"方式和作为载体的医联体类型，以分别独立完成的两地大样本问卷调研数据及实证评估患者对卫生资源下沉改革的认知和反应。为适应离散定序调研数据特征，本章结合使用方差分析和组间比较、定序回归模型和结构方程模型进行实证，以此为基础对浙江和上海案例下的患者实证结果进行比较。

7.1 案例选择、方法与数据

本节旨在报告患者改革认知和反应研究使用的案例、方法和数据，以为后续实证研究提供基础。我们选择的两个调研地案例中，浙江于 2013 年在全省域启动政府强力动员和激励下的卫生资源下沉改革，上海则于 2010 年即发文开始医联体改革试点，随后于 2015 年推行"1 + 1 + 1"医联体改革。我们给出患者认知和反应研究的理论模型、问卷设计和相应的实证方法，同时还将对问卷发放和数据处理进行报告。

7.1.1 案例选择与说明

本研究选择的浙江案例之卫生资源下沉改革（"双下沉、两提升"改革）启动于 2013 年，当年由浙江省政府发布《关于推进城市优质医疗资源下沉实施意见的通知》（浙政办发〔2013〕85 号），要求各类三级甲等医院与县级医院建立全面托管式合作办医模式，促进城市医院的人财物（跨）区域下沉流动。在这一改革启动前，已有若干浙江省属三级甲等医院与县级医院建立类似合作关系并以"分院"等方式将其品牌植入后者的案例①。截至2015年,浙江省政府进一步发文规定要求城市高等级医院包括医生在内的要素"下沉"数量,并建立有效的激励和约束机制,这包括将"下沉"要素数量纳入高等级医院考核,"下沉"经历纳入医生职称评审,设立省级财政专项资金,根据"下沉"绩效发放以补偿改革成本,等等②。2016年后,在维持原有改革政策及激励、约束机制条件下,又将医联体组织建构纳入卫生资源下沉中。而且,浙江案例多呈现跨区域组建紧密型医联体的特征。

至于上海案例,它可追溯至上海自2010年即开始探索的以医联体建构推动卫生资源下沉的改革路径。当年,上海市卫生局等联合发文推动市域内医联体改革试点,该文件中虽强调"组成以联合体章程为共同规范的紧密型非独立法人组织",但从后续运行看,上海市政府、卫生当局和试点医联体并未强制要求"下沉"要素数量,政府部门也没有为此提供有力的激励和约束。因此,上海的医联体运行主要受市场机制影响,相较于浙江改革实践,它是较为松散的医联体组织。这一改革路径可能与上海作为医疗资源较丰沛、通勤距离短的城市经济体特征有关。因而,其"下沉"医生的数量及对患者而言的可及性、高等级医院品牌植入的强度也明显不同于浙江案例。随后,在2015年上海市发改委发布的文件中,提出并全面推行"1+1+1"改革,即在1家社区医院+1家二级医院+1家三级医院间组建医联体,推动高等级医院医生向基层医院下沉并优化就医秩序。尤其是,这一文件中突出了签约医生在卫生资源下沉改革中的重要角色,以签约家庭医生和经家庭医生转诊获得高等级医院号源等手段推进实现分级诊疗目标③,是全国颇有代表性的卫生资源下沉改革案例④(见表7-1)。

---

① 徐卸良,宣燕燕,姜丽. 十年帮扶结硕果 携手同行谋新篇——浙大二院与衢州分院合作10周年亮点纷呈[N]. 衢州晚报,2021-07-08.

② 《关于印发浙江省级医院优质医疗资源下沉财政专项资金管理暂行办法的通知》(浙财社〔2014〕142号),《浙江省人民政府关于推进"双下沉、两提升"长效机制建设的实施意见》(浙政发〔2015〕28号)。

③ 上海改革中强调高等级医院要预留大量号源给社区医院和签约医生,以激励患者回归社区医院。

④ 国务院医改领导小组副组长、国家卫计委主任李斌表示上海家庭医生签约取得成效,并将总结经验,把上海作为典型案例推广至全国。卫生计生委召开全国家庭医生签约服务现场推进会[EB/OL]. 中国政府网,http://www.gov.cn/xinwen/2017-04/13/content_5185517.htm,2017-4-13。

表 7-1　　　　　　　　上海市卫生资源下沉改革政策及主要内容

时间	改革	主要内容
2010	《关于本市区域医疗联合体试点工作指导意见》（沪卫医管〔2010〕021 号）	试点三级医院联合区县若干所医院和社区卫生服务中心组建联合体，成立联合体理事会，联合体内各医疗机构人员柔性流动，上级医院医务人员下沉下级医院进行技术指导、开展诊疗服务或兼任学科带头人，探索组建统一的及后勤服务和采购平台
2015	《上海市 2015 年深化医药卫生体制改革工作要点》（沪发改医改〔2015〕2 号）	探索 1 家社区医院 + 1 家二级医院 + 1 家三级医院（1+1+1）组建医联体，高等级医院医生向基层医院下沉；市民与家庭医生签约后，经家庭医生转诊可获高等级医院号源、住院等优先权
2016	《关于本市推进分级诊疗制度建设的实施意见》（沪府办发〔2016〕59 号）	开展技术、学科、病种、管理合作，实现资源共享、优势互补，推进分级诊疗制度建设；促进医疗服务资源共享与协同，实现基层服务能力和医疗服务体系效率"双提升"，推动优质医疗资源和居民就医"双下沉"
2019	《关于提升区域医疗服务能级完善分级诊疗制度的实施意见》（沪卫医〔2019〕060 号）	通过"1+1+1"医联体形成"市-区-社区"的联动发展模式，加强三级医院优质资源下沉，加快分级诊疗制度建设。上海家庭医生签约模式成为国务院重点推广的医改成功样板
2020	《上海市深化医改重点行动计划（2020~2022 年）》（沪卫医改〔2020〕003 号）	强调高等级医院对低等级医院人才、技术等的支撑，完善分级诊疗制度建设；开展实施进度和效果评价，总结改革成效，调动医务人员和广大群众参与改革的积极性

资料来源：作者根据公开资料整理。

7.1.2　理论模型

本章的患者诊疗行为选择研究借鉴了营销科学理论给出的消费者满意度模型。在已有文献中，有 3 类代表性的满意度指数模型：Johnson and Fornell（1991）构建的瑞典消费者满意度晴雨表模型（SCSB model）强调消费者预期和认知绩效这两个前置因素对满意度的决定作用，而顾客满意度又影响到顾客抱怨，两者最终影响顾客忠诚度。Fornell et al.（1996）提出的美国消费者满意度模型（ASCI）增加了感知质量潜变量，但仍以感知价值来测度感知绩效。欧盟委员会（1999）推出的欧洲消费者满意度模型（ECSI）去掉了ACSI和SCSB模型中的顾客抱怨潜变量，原因是实证研究发现抱怨处理对顾客满意或顾客忠诚均没有显著影响（Joghson et al.，2001）；但增加了企业形象潜变量，以纳入顾客记忆中和组织有关的联想（Bayol et al.，2000）。满意度起到服务质量对忠诚度影响的中介作用（Caruana，2002；Fullerton and Taylor，2002）。以上研究提供了一个综合分析框架来探讨服务业满意度的决定因素及其对消费者未来消费行为及其忠诚度的影响。

同时，我们也从医疗服务满意度研究中找到理论线索（见图7-1）。已有研究认识到患者满意度是病人视角和供应者视角医疗服务质量的互动结果（Fox and Storms，1981）。在此过程中，病人的先验预期、个人信念和价值取向都会影响其满意度评价（Linder-Pelz，1982）。由此，可以把满意度抽象为病人个体偏好与其医疗服务预期的函数（Ware et al.，1983）。Strasser and Davis（1991）将消费者的人口特征变量以及病人当前经验、价值判断、满意度形成和行为选择及反馈纳入一个框架中进行分析。这一框架类似营销科学文献中顾客期望、感知质量和感知价值等潜变量对满意度影响的分析思路，而患者行为反应也对应于顾客忠诚度变量。医疗服务满意度文献还突出了人口特征及供应者变量对满意度的影响（Strasser et al.，1993）。还有研究提醒不同变量对病人预期、信任和满意度的影响是动态和情境依赖的，需要在更广的制度和社会结构环境下进行分析（Pan et al.，2016）。一个思路是将供给者特征及其市场结构变量引入分析（Young et al.，2000；Dipl-Biomuch，2016），另一个思路是将教育等外生政策变量引入满意度分析（Banka et al.，2015）。

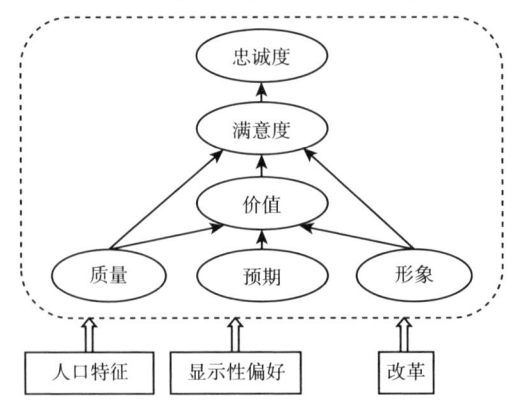

图7-1 患者满意度的理论模型

注：虚线内为ECSI模型。

基于以上文献，我们采用欧洲消费者满意度指数模型作为患者改革认知和反应研究的基础模型，并扩展引入卫生资源下沉改革、显示性偏好和人口特征三类外生变量（见图7-1）。扩展模型中，患者满意度受到三个前置潜变量的影响：感知质量（Q）、消费者预期（Exp）和企业形象（Im）。消费者预期与感知绩效之间的差异又表现为预期价值，但因为病人难以判断医疗服务的技术可靠性和治疗效果（Vinagre and Neves, 2008），感知价值难以直接观测，Donabedian（1988）指出病人会使用包括便利性、信息等在内的其他非技术特征变量来评价医疗服务的预期价值。以上前置变量直接或者经由预期价值影响患者满意度。参照 Pan et al.（2016），基于经济学中的效用理论，可设定 S_i 为患者接受医疗服务所产生的行业/特定等级医院层面的满意度，U_2 为感知到的效用水平，它受到 ESCI 模型中三个前置变量以及不同控制变量的影响，EU_1 则表示预期效用的数学期望，表示样本空间内所有患者接受医疗服务将得到的平均效用度量。由此可得：

$$S_i = U_2(Q_i, Exp_i, \mathrm{Im}_i, Control) - EU_1(Q_i, Exp_i, \mathrm{Im}_i) \tag{7-1}$$

Control 包括患者的人口特征变量（Buttle et al., 1996），这些变量可衡量特定组别患者的平均个人特征，但对特定组别内个体间的偏好差异，我们借鉴经济学中的显示性偏好理论，将最近一次访问的医院特征作为患者的显示性偏好度量。其原因在于，如果患者已因其个人经验、信念和偏好倾向选择特定医院，则其最近的医院选择行为即披露了上述信息，因而供应者特征可作为患者显示性偏好度量进入模型。此外，卫生资源下沉改革外生变量会循着两个途径影响患者满意度。其一是其实质性改变了低等级医院的诊疗能力等变量，其二则是改革信息被患者所正确认知。由此，我们对满意度和三个前置变量取差分，以得到其所受改革的影响；同时，将改革认知度作为控制变量引入模型，可得到：

$$\Delta S_i = U_2(\Delta Q_i, \Delta Exp_i, \Delta \mathrm{Im}_i, Control) \tag{7-2}$$

按照效用理论，消费者总会选择能使其效用最大化的商品或服务组合，以忠诚度刻画其未来诊疗选择行为，因此有：

$$\Delta Loyalty_i = f(\Delta S_i, Control) \tag{7-3}$$

7.1.3 问卷设计

基于本章已给出的理论模型，患者满意度用改革满意度和改革后对基层医院的满意度两个问题项来衡量，它受医院形象、诊疗预期和感知质量三个潜变量影响，改革认知和人口特征是控制变量，忠诚度则用患病时和患重病时基层医院就诊意愿两个问题项来衡量。人口特征包括性别、年龄、受教育程度和医保情况。其中，医保情况包括城镇医疗保险（UBMI）、新型农村合作医疗（NRCMI）、商业保险和未参保者四类。尽管文献中强调以医院规模、所有权和床位员工比例（staffing per bed）来测量供应者特征（Dipl-Biomuch，2016），但因为卫生资源下沉改革仅覆盖公立医院，而私营医院的市场份额极小，所以未考虑所有权变量；因为一级医院床位数多为0，床位员工比例亦未予考虑；仅保留以患者最近一次访问医院的医护人员数量和床位数来衡量医院规模变量，其数据来源于对医院人力资源部门的访谈。

至于ESCI模型的三个前置变量，参照Clavolino and Dahlgaard（2007），消费者预期与消费者观察到的已有服务的先验预期有关，因卫生资源下沉改革涉及下沉高等级医院和低等级医院，我们引入低等级医院的诊疗能力和高等级医院医生的服务可及性作为测量变量；同时，消费者预期还与诊疗成本有关，后者也被引入消费者预期的测量变量中。预期质量潜变量与关联服务有关，我们考虑了诊疗环境和便利性两个测量变量。企业形象指消费者从医院感知到的品牌和联系特性。因此，患者对低等级医院的信任度提供了未来合作的基础（Dwyer et al.，1987），而患者对下沉高等级医院和医生的认知度则衡量高等级医院形象被植入低等级医院的程度，两者合并作为企业形象的测量变量。

不同于经典的衡量医院层面满意度的服务质量SERVQUAC等量表[①]（Parasuraman et al.，1988；Buttle，1996），为纳入卫生资源下沉改革的边际影响，本书一方面对满意度及其前置变量以有序度量（下降、不变和上升）来设计量表；另一方面考虑了患者对改革政策的认知及认知渠道，以衡量不同信息获得渠道对满意度的边际效应。为体现改革效果，有序变量采用五点平衡量表。由于我们选择的两个调研地改革案例存在明显区域间差异，我们先后设计了不同的患者问卷，以考虑区域特定的改革政策问题项。例如，上海患者问卷中突出了家庭医生签约制度、基层医院认知度和所处区位[②]，浙江患者问卷强调了"双下沉、两提升"的改革认知和反应问题，患者人口特征问题项也按照区域差异进行调整。

---

① 这一量表将服务质量分为5个层面：有形设施、可靠性、响应性、保障性和情感投入，每一层面又被细分为若干个问题，通过调查问卷的方式，让消费者对每个问题的期望值、实际感受值及最低可接受值进行评分。

② 如对于医院位置，如所在地属于上海市核心城区则赋值为1，为郊区/农村则为0。

表 7-2 患者问卷设计

变量类型	名称	问题项与变量赋值
医院形象	信任度	对参与改革基层医院信任度变化，1~5分别表示明显下降、有所下降、不变、有所提高和明显提高
	医院所处位置[a]	医院所在地属于城区还是郊区/农村，1为城区，0为郊区/农村
	基层医院认知度[a]	对基层医院了解程度，1~5分别表示很低、较低、正面、较高和很高
	合作医院认知度	对参与改革大医院了解程度，1~5分别表示很低、较低、正面、较高和很高
	下沉医生认知度	对下沉到基层的医生了解程度，定义同"合作医院认知度"
	医院规模	医院医护人员数量，采用问卷调查的实际数据
诊疗预期	可及性	得到大医院医生诊疗可能性，定义同"合作医院认知度"
	诊疗能力	与大医院合作后诊疗水平变化，定义同"信任度"
	诊疗费用	与大医院合作后诊疗费用的变化，定义同"信任度"
感知质量	便利度	与大医院合作后到本地医院看病的便利度变化，定义同"信任度"
	就医环境	与大医院合作后的就医环境变化，定义同"信任度"
改革认知	改革认知度	改革了解程度，定义同"合作医院认知度"
	认知渠道	改革了解渠道，1为媒体/医院/电视渠道，0为亲友与其他赋值
	医疗服务价格	当前医疗服务价格合理性，1~5分别表示很不合理、不太合理、正面、比较合理、非常合理
	医保政策	差异化医保报销合理性，定义同"医疗服务价格"
	家庭医生签约制[a]	家庭医生签约制合理性，定义同"医疗服务价格"
	分级诊疗政策[b]	分级诊疗政策合理性，定义同"医疗服务价格"
人口特征	性别	1为男性，0为女性
	年龄	1~5分别表示30岁以下、31~40岁、41~50岁、51~60岁和61岁以上
	受教育程度	1~6分别表示小学、初中、高中、大专、大学和研究生及以上
	医保情况	城镇医疗保险、新农合保险、商业保险赋值为1，其他为0

续表

变量类型	名称	问题项与变量赋值
满意度	改革满意度	改革满意度,定义同"合作医院认知度"
	基层医院满意度	合作后基层医院满意度变化,定义同"信任度"
忠诚度	基层就诊意愿 A	患病后优先选择基层医院的意愿,定义同"信任度"
	基层就诊意愿 B	患重病后优先去基层医院的意愿,定义同"信任度"

注:a 仅适用于上海患者问卷,b 仅适用于浙江患者问卷。

7.1.4 实证方法

首先,使用方差分析和组间比较方法。因问卷样本覆盖三类不同等级医院组,我们使用方差分析(analysis of variance,ANOVA)方法来检验在不同等级医院就诊患者之间是否存在显著差异。如果 ANOVA 分析中 F 检验值达到显著性($\alpha = 0.05$),则表明三类不同组平均数之间存在显著差异。接下来我们使用多重事后比较方法和 LSD 等检验来比较各组之间的差异性。

其次,使用定序回归模型进行估计。由于 S_i、$Loyalty$ 以及三个前置变量均为不可观察的潜变量,需要通过定序量表的不同测量变量予以衡量,考虑到回归模型残差不一定符合正态分布,我们使用定序 Logit 模型(OLM)进行估计。但参照 Ferrer-i-Carbnell and Frijters(2004)和 Clavolino and Dahlgaard(2016),最小二乘法(OLS)也可以给出模型的有效估计,且可以直接解释估计系数的边际效应。因此,我们还以 OLS 估计结果作为 OLM 估计的稳健性检验。需要说明的是,为消除不同量纲的影响,我们将医院规模变量先取自然对数处理。

最后,使用结构方程模型进行检验。因本书的数据来源于调查问卷,所调研患者对卫生资源下沉改革的认知、影响及诊疗行为反应等属于主观认识,难以直接测量,主观测量误差难以避免,而结构方程模型能够同时处理多个因变量以及潜变量和测量变量的测量误差,还可以同时估计因子结构和因子关系,可以较好地对调研问卷数据进行处理和分析。

根据邱皓政和林碧芳(2012)的研究,结构方程模型包括测量方程和结构方程两大部分,形式如下:

$$Y = \Lambda_y \eta + \varepsilon \tag{7-4}$$

$$X = \Lambda_x \xi + \delta \tag{7-5}$$

$$\eta = B\eta + \Gamma\xi + \zeta \tag{7-6}$$

其中，式（7-4）和式（7-5）为测量方程，它描述潜变量和指标之间的关系，其中，Y 和 X 分别是内源和外源潜变量的可观测变量，η 和 ξ 分别是外源和内源潜变量，Λ_y 和 Λ_x 是 Y 和 X 的因子载荷矩阵。式（7-6）是反映结构模型的方程式，用以描述潜变量之间的关系，其中，B 和 Γ 是结构系数矩阵，分别代表内源潜变量之间的关系以及外源潜变量对内源潜变量的影响，ζ 是残差项矩阵。根据理论模型（见图7-1），模型的具体变量设置报告在表7-3中。

考虑到样本规模和模型的可识别性，我们分为两个步骤进行实证：先对控制变量和诸前置变量对患者满意度影响进行实证，随后纳入作为中介变量的患者满意度和控制变量估计其对患者诊疗选择行为（忠诚度）的影响。此外，我们还区分不同等级医院子样本进行实证以检验前述结果的稳健性。

表7-3　卫生资源下沉改革和患者诊疗选择行为模型的变量表

变量类型	潜变量		测量变量		
	符号	名称	符号	名称	问题项与变量赋值
外源变量	ξ_1	医院形象	X11	信任度	对与大医院合作本地医院的信任度变化，采用Likert 5度量表，V11 = 1～5分别表示下降、不变、正面、较高和很高
			X12	合作医院认知度	对下沉到本地大医院的了解程度，采用Likert 5度量表，V12 = 1～5分别表示很低、较低、尚可、较高和很高
			X13	下沉医生认知度	对下沉到本地大医院医生的了解程度，方法同X12
	ξ_2	诊疗预期	X21	可及性	得到大医院医生诊疗的可能性，方法同X12
			X22	诊疗能力	与大医院合作后本地医院的诊疗能力变化，方法同X11
			X23	医疗费用	与大医院合作后的医疗费用变化程度，V23 = 1～5分别表示上升、不变、小幅下降、明显下降和大幅下降
	ξ_3	认知质量	X31	便利度	与大医院合作后到本地医院看病的便利度变化，方法同X12
			X32	就医环境	与大医院合作后本地医院的就医环境变化，方法同X12

续表

变量类型	潜变量符号	潜变量名称	测量变量符号	测量变量名称	问题项与变量赋值
外源变量	ξ_4	改革	X41	改革认知度	对卫生资源下沉改革的了解程度,方法同X12
			X42	认知渠道	对卫生资源下沉改革的了解渠道,媒体/医院渠道赋值1,其余为0
			X43	医疗服务价格	当前医疗服务价格的合理性,方法同X12
	ξ_5	人口特征	X44	医保政策	差异化医保报销政策的合理性,方法同X12
			X45	分级诊疗政策[a] 家庭医生签约制[b]	分级诊疗政策或家庭医生签约制的合理性,方法同X12
			X51	性别	男性为1,女性为0
			X52	年龄	V52 = 1 ~ 5分别表示30岁以下、31 ~ 40岁、41 ~ 50岁、51 ~ 60岁和61岁以上
			X53	受教育程度	V53 = 1 ~ 5分别表示小学及以下、初中、高中、大学和研究生
中介变量	ξ_6	满意度	ME1	改革满意度	对卫生资源下沉改革的满意度,方法同X12
			ME2	基层医院满意度	对与大医院合作后的本地医院满意度变化,方法同X12
内源变量	η	忠诚度	Y1	基层就诊意愿A	患病后优先选择本地医院的意愿,方法同X12
			Y2	基层就诊意愿B	患重病后优先选择本地医院的意愿,方法同X12

注:a仅适用于上海患者问卷,b仅适用于浙江患者问卷。

7.1.5 问卷发放和数据收集

本项研究涉及浙江和上海两个省域调研地,患者调研均在参与卫生资源下沉改革的公立医院进行。调研人员均事前经过培训,参与问卷调查的受访者均会收到价值约5元的小礼品作为回报。对有阅读或写作障碍的受访者,由调查人员进行讲解说明充分沟通后代为填写。对收集的问卷数据,均使用SPSS 23.0软件和信度检验检测问卷设计及数据的可靠性和一致性,还使用因子分析对问卷效果进行效度检验。其中,信度检验使用Cronbach's α系数,如其大于0.800,就可以被视为信度非常好;效度检验则使用基于因子分析的Bartlett球性检验。

患者调研系独立在浙江和上海两地开展。先在2018年9月至2019年6月,针对浙江杭州、嘉兴、湖州、临安和海盐5地的17家参与卫生资源下沉改革的公立医院展开问卷调研。受调研医院包括一级医院3家,二级医院8家,三级医院6家。随后,在2020年1月~9月,课题组对上海各非核心城区参与卫生资源下沉改革的医疗机构进行分层抽样，并抽取两家核心城区的一级医院作为对照，受访患者来自3家一级（社区）医院、3家二级医院和2家三级综合医院。以上调研均由经过培训的独立调查人员对随机抽取的门诊病人发放问卷并进行面对面访谈。患者就诊医疗机构数据则由对医院人力资源部门的访谈获得。

7.2 浙江患者数据实证结果

浙江患者调研最终获得1354份浙江患者问卷，其中有效问卷1287份，有效率为95.05%。信度和效度检验发现，Cronbach's α系数为0.915，KMO值为0.901，Bartlett球性检验值为9223.199（Sig. = 0.0001），显示浙江患者问卷具有较好的信度和结构效度，问卷设计和样本数据适合进行实证分析。本节基于这一数据集首先报告其描述性统计和方差分析结果，随后分别使用定序回归和结构方程模型进行分析。

7.2.1 描述性统计和方差分析结果

（1）描述性统计。由表7-4可见，受访患者中女性占样本比重为58%，平均年龄介于2 = "31~40岁"和3 = "41~50岁"之间，均值为2.35；平均受教育程度接近于3 = "高中"（均值 = 2.88）。对卫生资源下沉改革的满意度均值为（2.70 ± 1.39），介于2 = "较低"和3 = "尚可"之间；但基层医院满意度均值达到（3.35 ± 0.87），87%的受访者给出了"尚可""较高""很高"的满意度评价，除10%受访者认为其满意度不变外，仅有1%受访者认为其满意度下降。对反映患者未来就诊行为反应的忠诚度变量，"患病后优先选择本地低等级医院就诊的意愿"之均值为（3.30 ± 0.90），处于3 = "正面"和4 = "较高"之间；另一衡量患重病后对本地低等级医院忠诚度的测量变量的均值也达到（3.20 ± 0.96），都显示卫生资源下沉改革后，受访患者更愿意优先到低等级医院就诊。

对三个前置潜变量的测量变量，测度医院形象的基层医院信任度的均值为（3.28 ± 0.98），显示卫生资源下沉改革改善了基层医院的形象；对改革涉及的高等级医院，受访者对合作医院和医生的认知度均值介于2 = "较低"和3 = "尚可"之间。患者感知的下沉医生诊疗可及性均值居于3 = "尚可"和4 = "较高"之间（3.10 ± 1.10），显示受访者认为其能够较容易得到下沉医生的诊疗；基层医院就医环境、诊疗能力和便利度信任度变量的均值均介于 3.2~3.4 之间 (3 = "正面", 4 = "较高"), 说明卫生资源下沉改革对受访患者认知的基层医院诊疗环境等变量均产生了非常正面的影响。此外, 医疗费用变化均值为 (2.80 ± 0.99) (2 = "不变", 3 = "小幅下降"), 表明卫生资源下沉改革总体上使得医疗费用有所下降。

对卫生资源下沉改革潜变量, 有 64% 患者从报纸、电视和医院等公开渠道获得改革信息, 改革认知度的均值介于 2 = "较低" 和 3 = "尚可" 之间 (2.36 ± 1.29), 但对医疗服务价格、医保政策和分级诊疗政策均给予了较高的合理性评价, 均值介于 3.20~3.40 之间。

表 7-4 主要变量的描述性统计、方差分析和组间比较结果 ($\bar{x} \pm S$)

潜变量	测量变量	总体	子样本				
			三级医院	二级医院	一级医院	公开渠道	私人渠道
医院形象	信任度	3.28 ± 0.98	3.29 ± 0.95	3.34 ± 1.01*,1	3.11 ± 0.87*,1	3.49 ± 0.94*,1	2.93 ± 0.95*,1
	合作医院认知度	2.55 ± 1.26	3.05 ± 1.40*,2	2.49 ± 1.29*,1	2.48 ± 1.06*,1	2.98 ± 1.18*,1	1.78 ± 1.02*,1
	下沉医生认知度	2.50 ± 1.25	3.02 ± 1.46*,2	2.41 ± 1.27*,1	2.55 ± 1.02*,1	2.93 ± 1.18*,1	1.75 ± 0.99*,1
诊疗预期	可及性	3.10 ± 1.10	2.96 ± 1.14	3.16 ± 1.14*,1	2.97 ± 0.96*,1	3.35 ± 1.01*,1	2.65 ± 1.11*,1
	诊疗能力	3.35 ± 0.85	3.28 ± 0.90	3.41 ± 0.86*,1	3.22 ± 0.78*,1	3.48 ± 0.83*,1	3.12 ± 0.84*,1
	诊疗成本	2.80 ± 0.99	2.88 ± 1.07	2.78 ± 0.99	2.80 ± 0.94	2.95 ± 1.02*,1	2.52 ± 0.86*,1
认知质量	便利性	3.27 ± 1.00	3.29 ± 0.98	3.33 ± 1.03*,1	3.10 ± 0.92*,1	3.48 ± 0.96*,1	2.91 ± 0.97*,1
	就医环境	3.38 ± 0.91	3.35 ± 0.94	3.37 ± 0.92	3.41 ± 0.85	3.53 ± 0.89*,1	3.10 ± 0.87*,1
下沉改革	改革认知度	2.36 ± 1.29	2.90 ± 1.44*,2	2.30 ± 1.32*,1	2.30 ± 1.09*,1	2.78 ± 1.27*	1.63 ± 0.96*
	认知渠道	0.64 ± 0.48	0.72 ± 0.45	0.62 ± 0.49	0.65 ± 0.48	—	—
	医疗服务价格	3.30 ± 0.87	2.99 ± 0.94*,2	3.35 ± 0.86*,1	3.30 ± 0.87*,1	3.46 ± 0.87*,1	3.02 ± 0.81*,1
	医保政策	3.20 ± 0.86	2.97 ± 0.93*,2	3.25 ± 0.87*,1	3.16 ± 0.80*,1	3.34 ± 0.86*,1	2.95 ± 0.80*,1
	分级诊疗政策	3.29 ± 0.90	3.15 ± 0.99*,1	3.35 ± 0.88*,2	3.20 ± 0.89*,1	3.41 ± 0.91*,1	3.08 ± 0.84*,1

续表

潜变量	测量变量	总体	子样本				
			三级医院	二级医院	一级医院	公开渠道	私人渠道
人口特征	性别	0.42 ± 0.49	0.32 ± 0.47*,1	0.45 ± 0.50*,1	0.39 ± 0.49	0.43 ± 0.50	0.40 ± 0.49
	年龄	2.35 ± 1.25	2.41 ± 1.11	2.34 ± 1.28	2.34 ± 1.21	2.38 ± 1.24	2.29 ± 1.26
	受教育程度	2.88 ± 1.11	3.34 ± 1.05*,2	2.81 ± 1.09*,1	2.87 ± 1.13*,1	2.89 ± 1.11	2.87 ± 1.10*
满意度	改革满意度	2.70 ± 1.39	3.26 ± 1.49*,2	2.65 ± 1.42*,1	2.59 ± 1.19*,1	3.22 ± 1.24*,1	1.79 ± 1.15*,1
	基层医院满意度	3.35 ± 0.87	3.29 ± 0.88	3.40 ± 0.88*,1	3.23 ± 0.81*,1	3.50 ± 0.84*,1	3.08 ± 0.84*,1
忠诚度	基层就诊意愿 A	3.30 ± 0.90	3.29 ± 0.88	3.36 ± 0.91*,1	3.13 ± 0.84*,1	3.43 ± 0.89*,1	3.08 ± 0.86*,1
	基层就诊意愿 B	3.20 ± 0.96	3.42 ± 1.01*,1	3.26 ± 0.99*,1	2.94 ± 0.82*,2	3.33 ± 0.97*,1	2.97 ± 0.91*,1
	样本量	1287	130	851	306	819	468

注：$\bar{x} \pm S$ 表示均值±方差；*，n 分别表示 ANOVA 和组间比较方法给出的 5% 显著性水平下组间差异的存在性及数量（n=1，2）。

（2）方差分析（ANOVA）结果。表 7 - 4 还提供了不同等级医院组变量的比较结果。ANOVA 分析发现，除诊疗成本、就医环境、认知渠道和年龄变量外，其余变量间均表现出不同等级医院组间的显著差异性（α = 0.05）。虽然不同信息渠道子样本在人口特征诸变量间无显著差异，但公开信息渠道子样本在人口特征外的所有变量评分均显著高于私人渠道子样本，满意度和基层就诊意愿也显著较高。

多组事后比较结果表明，三级医院就诊患者的改革满意度显著高于一级和二级医院，后两者之间不存在显著差异。但对基层医院满意度，三级医院却与其他等级医院无显著差异，二级医院就诊患者显著高于一级医院。两个忠诚度相关的测量变量的组间比较结果有所不同：尽管三级医院就诊患者当前已经选择高等级医院就诊，但其未来选择基层医院的意愿却与其他等级医院就诊患者没有显著差异，二级医院就诊患者显著高于一级医院；但当患重病后，一级医院就诊患者的忠诚度显著低于二级和三级医院，后两者则无显著差异。对不同潜变量的测量变量，信任度、可及性、诊疗能力和便利度评价中，显著的差异性发生在一级和二级医院之间，二级医院就诊患者的评价更高。但对下沉高等级医院和下沉医生认知变量，三级医院患者之认知度均显著高于一级和二级医院，后两者之间无显著差异。

对人口特征，前往三级医院就诊患者的平均受教育程度（3.34±1.05）显著高于一级和二级医院，后两者之间不存在显著差异。相应地，三级医院就诊患者的改革认知度也显著高于其他等级医院；但这些患者对医疗服务价格和医保政策的评价却显著低于一级和二级医院就诊患者，其对分级诊疗政策的评价也显著低于二级医院就诊患者。

7.2.2 定序回归模型估计结果

检验发现纳入回归的变量相关系数均低于 0.60，显示不存在明显的共线性。依据理论模型方程（7-2）和方程（7-3），我们的定序回归模型分为两步。以下分别报告基于 OLM 模型的估计结果。

（1）满意度模型估计结果。由表 7-5 可见，首先，在人口特征变量中，受教育程度对改革满意度的影响显著为负，而对低等级医院满意度的影响系数尽管为负但却不显著，这说明更高的受教育程度与较低的改革满意度关联，但却并非低等级医院满意度的显著影响因素。相对照，性别因素对 Y1 变量有显著的负向影响，显示女性对低等级医院的满意度更高。同时，相比于无保险人群，保险覆盖人群对低等级医院的满意度影响均为负，且在城镇医疗保险（UBMI）和商业保险两类人群中显著，但不同保险类型和无保险人口之间对改革满意度的影响上却没有显著差异。

其次，对显示性偏好变量，医护人员数量（Staff）和床位数（Beds）均表现出对满意度的正向影响，但区别在于，两者均显著正向影响改革满意度；而对于低等级医院满意度，LnStaff 的影响不显著而 LnBeds 变量则在 10% 的显著性水平下有正向影响。

再次，对改革关联的认知度和认知渠道变量，认知度显著正向促进改革满意度的上升（α=0.01），而且这一影响因改革信息获得渠道而存在差异。相较于私人信息渠道，公开渠道认知会使得类似的认知强度对满意度的影响明显加强。但卫生资源下沉改革认知度以及认知渠道对低等级医院满意度的影响尽管系数符号为正但却均不显著，说明改革认知于这一满意度并无影响。

最后，对病人预期的测量变量，仅有诊疗成本的下降显著影响改革满意度，而低等级医院的诊疗能力和高等级医院医生可及性均不对改革满意度构成显著正向影响。相比较，此两者对低等级医院满意度均在 1% 显著性水平下有显著正向影响。对感知质量潜变量的两个测量变量,诊疗环境和便利性对两个满意度变量有差异化影响,即诊疗环境改善有助于提升低等级医院满意度,但却于改革满意度无显著影响;就诊便利性则对改革满意度有显著正向影响,却不对低等级医院满意度构成显著影响。最后是企业形象潜变量的测量变量。其中,对低等级医院的信任度于两个满意度均有显著正向影响,但高等级医院认知度仅作用于改革满意度,而对低等级医院满意度无显著影响。

为测验以上结果的稳健性,表7-5的右半部分还报告了使用OLS模型的估计结果。可见,这些结果与OLM估计结果相似,我们可以其变量的估计系数得到其对于满意度影响的边际效应。总体上,前述的满意度回归结果是稳健的。

表7-5 浙江患者满意度的OLM和OLS估计结果

变量	OLM模型				OLS模型			
	改革满意度		基层医院满意度		改革满意度		基层医院满意度	
性别	0.022 (0.119)	0.002 (0.119)	-0.233* (0.130)	-0.237* (0.130)	-0.002 (0.045)	-0.007 (0.045)	-0.046 (0.028)	-0.047* (0.028)
年龄	0.024 (0.055)	0.026 (0.055)	-0.035 (0.061)	-0.036 (0.061)	0.024 (0.021)	0.024 (0.021)	-0.009 (0.013)	-0.009 (0.013)
受教育程度	-0.220*** (0.068)	-0.203*** (0.067)	-0.013 (0.073)	-0.014 (0.073)	-0.051** (0.025)	-0.046* (0.025)	-0.007 (0.015)	-0.006 (0.015)
保险类型(基准组:无保险者)								
城镇医疗保险	0.187 (0.189)	0.190 (0.189)	-0.355* (0.201)	-0.378* (0.201)	0.082 (0.069)	0.085 (0.070)	-0.075* (0.044)	-0.081* (0.044)
新农合保险	-0.130 (0.202)	-0.145 (0.202)	-0.118 (0.217)	-0.138 (0.217)	-0.038 (0.075)	-0.041 (0.075)	-0.021 (0.047)	-0.025 (0.047)
商业保险	0.281 (0.303)	0.261 (0.303)	-0.942*** (0.329)	-0.938*** (0.329)	0.103 (0.113)	0.101 (0.113)	-0.193*** (0.071)	-0.193*** (0.071)
新近访问医院规模								
医护人员数	0.235*** (0.063)		0.022 (0.069)		0.072*** (0.023)		0.010 (0.015)	
床位数		0.049** (0.022)		0.041* (0.025)		0.015* (0.009)		0.011** (0.005)

续表

变量	OLM 模型				OLS 模型			
	改革满意度		基层医院满意度		改革满意度		基层医院满意度	
改革认知度	0.711*** (0.088)	0.719*** (0.088)	0.025 (0.098)	0.020 (0.098)	0.250*** (0.033)	0.253*** (0.033)	0.002 (0.021)	0.001 (0.021)
改革认知度*渠道	0.203*** (0.058)	0.198*** (0.058)	0.027 (0.068)	0.028 (0.068)	0.105*** (0.023)	0.104*** (0.023)	0.006 (0.015)	0.006 (0.015)
诊疗成本	0.148** (0.076)	0.144* (0.076)	0.326*** (0.084)	0.330*** (0.084)	0.047* (0.029)	0.045 (0.029)	0.073*** (0.018)	0.074*** (0.018)
诊疗环境	0.066 (0.091)	0.062 (0.092)	1.390*** (0.108)	1.410*** (0.108)	0.023 (0.034)	0.022 (0.035)	0.313*** (0.022)	0.317*** (0.022)
诊疗能力	0.072 (0.104)	0.075 (0.105)	1.786*** (0.119)	1.774*** (0.119)	0.016 (0.038)	0.015 (0.038)	0.395*** (0.024)	0.391*** (0.024)
便利性	0.258** (0.109)	0.265** (0.109)	0.019 (0.117)	0.016 (0.118)	0.118*** (0.040)	0.121*** (0.040)	−0.007 (0.025)	−0.008 (0.025)
信任度	0.465*** (0.109)	0.451*** (0.109)	0.574*** (0.119)	0.568*** (0.119)	0.159*** (0.040)	0.156*** (0.040)	0.141*** (0.025)	0.140*** (0.025)
合作医院认知度	1.063*** (0.078)	1.081*** (0.079)	−0.071 (0.081)	−0.064 (0.081)	0.411*** (0.027)	0.418*** (0.027)	−0.013 (0.017)	−0.011 (0.017)
下沉医生可及性	0.100 (0.073)	0.075 (0.073)	0.175** (0.074)	0.174** (0.074)	0.032 (0.026)	0.026 (0.026)	0.041** (0.016)	0.041** (0.016)
常数/界线点	√	√	√	√	√	√	√	√
伪 R^2/Adj. R^2	0.382	0.380	0.451	0.452	0.682	0.681	0.676	0.677
样本量	1287	1287	1287	1287	1287	1287	1287	1287

注：括号内为聚类标准误；***，** 和 * 分别表示 1%、5%、10% 的显著性水平；界线点和伪 R^2 用于 OLM 模型，常数项和 Adj. R^2 用于 OLS 回归。后文同。

（2）患者忠诚度模型估计结果。因 Beds 和 Staff 两个变量来测度医院规模的估计结果相似，表 7-5 中仅报告了基于床位数（Beds）变量的估计结果。可见，对人口特征变量，除性别间并无显著差异外，年龄显示出了对忠诚度的负向关系，且在对忠诚度（Loyal）的估计中显著为负，在患者重病情形下这一忠诚度的显著性有所削弱。受教育程度亦负向影响患者忠诚度，且在 OLM 模型的 4 种情形下均显著且稳健。这说明受教育程度较高的患者对低等级医院的忠诚度较低。但相较于无保险人口，被 UB-

MI 和 NRCMI 两类保险覆盖的人群均表现出了很稳健的更高忠诚度;参与商业医疗保险的人口忠诚度亦相对无保险人口为高,但在引入改革满意度情形下,其估计系数为正但不显著。医院规模变量在所有情形下都对忠诚度有正向影响,这说明受访患者最近就诊的医院规模越大,其越有可能在未来的诊疗选择中优先选择本地低等级医院。

重要的是,我们引入的两个满意度测量变量在所有情形下均在1%的显著性水平上与忠诚度表现出正向关联,即对改革和低等级医院满意度的改善都会促进优先选择低等级医院就诊的行为反应意愿。而改革认知度在OLM模型的4种情形下也正向激励忠诚度的改善,而且这种显著关系并不受认知渠道的影响。在表7-6的右半部分还报告了基于OLS方法的估计结果,它完全支持了以上OLM模型的估计结果,说明患者忠诚度与满意度之间的正向关系以及与其他变量的关系是比较稳健的。

表7-6 浙江患者忠诚度的OLM和OLS估计结果

因变量:患者忠诚度(Loyal 表示优先选择低等级医院意愿;Loyal_A 表示患重病时优先选择低等级医院意愿)

变量	OLM 模型				OLS 模型			
	Loyal		Loyal_A		Loyal		Loyal_A	
性别	0.042 (0.108)	0.156 (0.114)	-0.003 (0.106)	0.112 (0.112)	0.006 (0.045)	0.054 (0.037)	-0.009 (0.048)	0.041 (0.040)
年龄	-0.215*** (0.050)	-0.112** (0.053)	-0.168*** (0.049)	-0.060 (0.051)	-0.093*** (0.021)	-0.039** (0.017)	-0.080*** (0.022)	-0.023 (0.018)
受教育程度	-0.133** (0.059)	-0.115* (0.062)	-0.131** (0.058)	-0.101* (0.061)	-0.056** (0.025)	-0.031 (0.021)	-0.061** (0.026)	-0.034 (0.022)
保险类型(基准组:无保险者)								
城镇医疗保险	0.619*** (0.170)	0.671*** (0.178)	0.432*** (0.166)	0.334* (0.174)	0.231*** (0.069)	0.196*** (0.058)	0.183** (0.074)	0.145** (0.062)
新农合保险	0.626*** (0.183)	0.503*** (0.192)	0.578*** (0.179)	0.391** (0.187)	0.224*** (0.075)	0.147** (0.063)	0.228*** (0.080)	0.146** (0.067)
商业保险	0.500* (0.274)	0.717** (0.287)	0.418 (0.267)	0.527* (0.281)	0.207* (0.114)	0.218** (0.095)	0.202* (0.122)	0.213** (0.101)
新近访问医院规模								
床位数	0.048** (0.021)	0.039* (0.022)	0.099*** (0.020)	0.111*** (0.022)	0.021** (0.009)	0.015** (0.007)	0.045*** (0.009)	0.038*** (0.008)

续表

变量	OLM 模型				OLS 模型			
	Loyal		Loyal_A		Loyal		Loyal_A	
改革认知度	0.277*** (0.079)	0.414*** (0.078)	0.302*** (0.077)	0.433*** (0.075)	0.115*** (0.033)	0.138*** (0.025)	0.131*** (0.035)	0.150 (0.027)
改革认知度*渠道	-0.035 (0.055)	-0.061 (0.058)	-0.019 (0.053)	-0.045 (0.056)	-0.020 (0.023)	-0.022 (0.025)	-0.008 (0.025)	-0.013 (0.020)
患者满意度	0.521[a]*** (0.061)	1.874[b]*** (0.087)	0.489[a]*** (0.060)	1.843[b]*** (0.086)	0.212[a]*** (0.024)	0.603[b]*** (0.023)	0.214[a]*** (0.025)	0.638[b]*** (0.025)
常数/界线点	√	√	√	√	√	√	√	√
伪 R^2/Adj. R^2	0.100	0.245	0.101	0.238	0.681	0.460	0.229	0.466
样本量	1287	1287	1287	1287	1287	1287	1287	1287

注：a 和 b 分别指患者的改革满意度和基层医院满意度。

7.2.3 结构方程模型估计结果

浙江患者变量数据的拟合优度检验表明可以使用结构方程模型进行实证，且模型的拟合优度结果也显示可使用结构方程模型进行估计。以下我们使用 AMOS 21.0 软件对前文构建的理论模型进行检验。

（1）患者满意度模型估计结果。采用 Bootstrap 方法经过迭代后，可得到图 7-2 所示的结构方程模型通径图，模型整体上是显著的，但未报告估计结果不显著的人口特征潜变量。可见，认知质量、诊疗预期和医院形象均对患者满意度构成显著正向影响，其标准化路径系数分别为 0.577、0.711 和 1.014，说明我们使用的 ECSI 模型可以较好地解释患者满意度的影响因素。同时，卫生资源下沉改革潜变量对满意度的影响系数为 0.140，改革对满意度的正向效应也得到证实。各变量之间的关系和系数估计结果报告在表 7-7 中。

由表 7-7 可见，除人口特征潜变量对患者满意度的影响不能通过检验外，其他潜变量的系数都在 $\alpha=1\%$ 的水平下显著，说明变量之间的因果关系成立，本书纳入的患者满意度结构方程模型之构建是比较合适的。其中，医院形象潜变量对患者满意度的影响显然更大，说明患者满意度在更大程度上源于对基层医院的信任以及合作医院向基层医院的品牌植入。

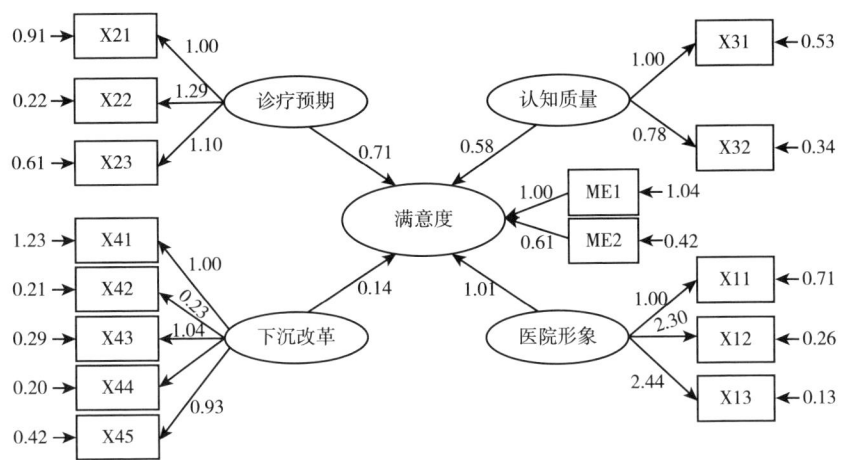

图 7-2 浙江患者满意度结构方程模型通径

表 7-7 浙江患者满意度模型的变量间关系及系数估计结果

序号	关系	标准化路径系数	标准差	C.R.值	P值
1	满意度←认知质量	0.577	0.051	11.246	***
2	满意度←诊疗预期	0.711	0.071	10.051	***
3	满意度←医院形象	1.014	0.084	12.099	***
4	满意度←下沉改革	0.140	0.040	3.521	***
5	满意度←人口特征	0.252	0.383	0.658	0.511

注：*** 表示在 $\alpha=1\%$ 的水平下显著。

接下来我们使用结构方程模型的验证性因子分析方法可以对卫生资源下沉改革和患者满意度的不同潜变量进行单因子结构效度分析，这实际上也是对测量模型进行可靠性评价。患者满意度模型的验证性因子分析结果报告在表 7-8 中。需要首先说明的是人口特征潜变量和测量变量间的关系。可见，虽然前述估计表明人口特征潜变量对患者满意度的影响不显著，但验证性因子分析表明，不同人口特征问题项的系数均在 $\alpha=1\%$ 的水平下显著，但年龄和受教育程度估计系数的符号正好相反，说明两者在人口特征对患者满意度影响中的作用倾向于相互抵消。

其余问题项的系数均在 $\alpha=1\%$ 水平下显著的结果表明，患者满意度关联的相关问卷问题项的潜在因子结构较为合理。从认知质量潜变量与测量变量的关系看，便利度和就医环境的因子载荷相当接近，说明两者对患者认知质量的影响都较为重要；诊疗预期潜变量中，基层医院诊疗能力的因子载荷最大（1.285），其次是医疗费用和（下沉医生）可及性。医院形象潜变量中，患者对合作医院和下沉医生的认知度的因子载荷分别达到 2.295 和 2.444。卫生资源下沉改革潜变量中，医保政策和医疗服务价格的因子载荷均较高（>1），分级诊疗政策的因子载荷也达到 0.933，它们连同改革认知度都对改革潜变量有很强解释力，只有认知渠道的因子载荷较小、解释力较弱。

表 7-8　　　　　　　浙江患者满意度模型的验证性因子分析

序号	关系	载荷系数	标准差	C.R. 值	P 值
1	改革满意度←满意度	1.000	—	—	—
2	基层医院满意度←满意度	0.607	0.027	22.134	***
3	便利性←认知质量	1.000	—	—	—
4	就医环境←认知质量	1.004	0.066	15.197	***
5	可及性←诊疗预期	1.000	—	—	—
6	诊疗能力←诊疗预期	1.285	0.090	14.200	***
7	医疗费用←诊疗预期	1.102	0.077	14.375	***
8	信任度←医院形象	1.000	—	—	—
9	合作医院认知度←医院形象	2.295	0.116	19.748	***
10	下沉医生认知度←医院形象	2.444	0.125	19.536	***
11	改革认知度←下沉改革	1.000	—	—	—
12	认知渠道←下沉改革	0.228	0.023	9.728	***
13	医疗服务价格←下沉改革	1.039	0.060	17.257	***
14	医保政策←下沉改革	1.114	0.065	17.254	***
15	分级诊疗政策←下沉改革	0.933	0.057	16.326	***
16	性别←人口特征	1.000	—	—	—
17	年龄←人口特征	16.821	6.333	2.656	0.008
18	受教育程度←人口特征	-13.768	4.853	-2.837	0.005

注：*** 表示在 α=1% 的水平下显著。

（2）患者忠诚度模型估计结果。图 7-3 为患者忠诚度结构方程模型通径图，可见模型整体上是显著的。其中，卫生资源下沉改革和满意度对忠诚度潜变量的标准化路径系数分别为 0.450 和 0.731，但人口特征潜变量的影响不显著（见表 7-9）。可见，除人口特征潜变量对患者满意度的影响仍不能通过检验外，其他潜变量的系数均在 α=1% 的水平下显著，说明变量之间的因果关系成立，卫生资源下沉改革和患者满意度对忠诚度影响的结构方程模型之构建是比较合适的。其中，患者满意度对忠诚度的影响显然更大，说明患者对基层医院的诊疗行为选择更大程度上受其对基层医院的满意度的影响。

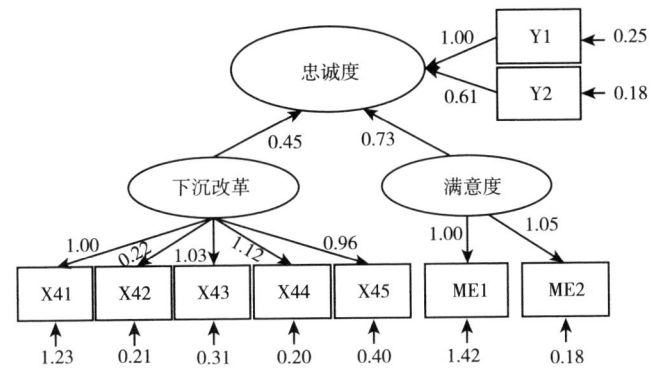

图7-3 浙江患者基层医院忠诚度结构方程模型通径

表7-9 浙江患者忠诚度模型的变量间关系及系数估计结果

序号	关系	标准化路径系数	标准差	C.R.值	P值
1	忠诚度←满意度	0.731	0.052	14.041	***
2	忠诚度←下沉改革	0.450	0.043	10.570	***
3	忠诚度←人口特征	0.034	0.380	0.091	0.928

注：*** 表示在 $\alpha = 1\%$ 的水平下显著。

患者忠诚度模型的验证性因子分析结果报告在表7-10中。可见，不同人口特征问题项的系数仍在 $\alpha = 1\%$ 的水平下显著，再次证明年龄和受教育程度在人口特征对患者忠诚度影响中的作用倾向于相互抵消。从忠诚度潜变量与测量变量的关系看，患病和患重病后选择基层医院意愿的两个测量变量的因子载荷较为接近（1.000 和 0.963），均具有较强的解释力。改革满意度和基层医院满意度也具有较接近的因子载荷（1.000 和 1.054），两者对患者满意度的影响都较为重要。卫生资源下沉改革潜变量中，医保政策和医疗服务价格的因子载荷仍大于1，显示了其在卫生资源下沉改革中的最重要地位；改革认知度和分级诊疗政策的因子载荷也达到 1.000 和 0.933，它们对改革潜变量的解释力也较强。

表7-10 浙江患者忠诚度模型的关系及系数估计结果

序号	关系	标准化路径系数	标准差	C.R.值	P值
1	基层就诊意愿A←忠诚度	1.000	—	—	—
2	基层就诊意愿B←忠诚度	0.963	0.027	35.719	***
3	改革满意度←满意度	1.000	—	—	—

续表

序号	关系	标准化路径系数	标准差	C.R.值	P值
4	基层医院满意度←满意度	1.054	0.075	14.000	***
5	改革认知度←下沉改革	1.000	—	—	—
6	认知渠道←下沉改革	0.219	0.023	9.7375	***
7	医疗服务价格←下沉改革	1.028	0.060	17.165	***
8	医保政策←下沉改革	1.119	0.064	17.399	***
9	分级诊疗政策←下沉改革	0.963	0.058	16.552	***
10	性别←人口特征	1.000	—	—	—
11	年龄←人口特征	16.773	6.378	2.630	0.009
12	受教育程度←人口特征	-13.699	4.823	-2.840	0.005

（3）稳健性检验。由于样本中收集了来自不同等级医院的患者数据，且不同等级医院样本数量均符合开展 SEM 模型估计的要求，以下我们区分不同等级医院子样本来检验已有实证结果在不同医院组别间是否是稳健的。表 7-11 报告了患者满意度和忠诚度模型的变量间关系及系数的子样本估计结果。可见，患者满意度模型估计中，认知质量、诊疗预期和医院形象三个前置潜变量对患者满意度的正向显著影响再次得到证实，且在 α=1% 的水平下以及三级、二级和一级医院子样本中均非常稳健，说明本章的消费者满意度模型适用于患者满意度研究。需要说明的是，对三级医院和二级医院子样本，卫生资源下沉改革潜变量对患者满意度的正向影响均在 α=5% 的水平下通过检验，但一级医院子样本中改革潜变量对满意度的影响却不显著。人口特征潜变量仍如前一样，不对满意度有显著正向影响。卫生资源下沉改革和患者满意度对忠诚度影响的子样本估计也表现出了很强的稳健性，充分支持了全样本模型的估计结果。

表 7-11　浙江患者满意度模型变量间关系及子样本估计结果

序号	关系	子样本	标准化路径系数	标准差	C.R.值	P值
1	满意度←认知质量	三级医院	0.335	0.087	3.836	***
		二级医院	0.313	0.039	8.085	***
		一级医院	0.488	0.119	4.089	***
2	满意度←诊疗预期	三级医院	0.271	0.100	2.708	0.007
		二级医院	0.502	0.058	8.603	***
		一级医院	0.258	0.144	1.799	0.072

续表

序号	关系	子样本	标准化路径系数	标准差	C.R.值	P值
3	满意度←医院形象	三级医院	0.456	0.080	5.718	***
		二级医院	0.571	0.047	12.051	***
		一级医院	1.120	0.305	3.667	***
4	满意度←下沉改革	三级医院	0.267	0.070	3.807	***
		二级医院	0.051	0.026	2.004	0.045
		一级医院	0.101	0.116	0.870	0.385
5	满意度←人口特征	三级医院	-0.073	0.406	-0.179	0.858
		二级医院	0.099	0.276	0.358	0.720
		一级医院	-0.677	1.309	-0.517	0.605
6	忠诚度←满意度	三级医院	0.540	0.128	4.214	***
		二级医院	0.615	0.058	10.632	***
		一级医院	0.885	0.199	4.448	***
7	忠诚度←下沉改革	三级医院	0.599	0.120	5.000	***
		二级医院	0.379	0.040	9.372	***
		一级医院	0.784	0.335	2.339	0.019
8	忠诚度←人口特征	三级医院	1.344	1.147	1.172	0.241
		二级医院	0.157	0.415	0.378	0.706
		一级医院	-1.874	8.400	-0.223	0.823

注：*** 表示在 $\alpha = 1\%$ 的水平下显著。

7.3 上海患者数据实证结果

上海案例调研最终回收1240份患者问卷，剔除数据缺失和不合格问卷后，得到有效问卷1165份，有效率为93.95%。由信度和效度检验发现，上海患者问卷的Cronbach's系数为0.815，KMO值为0.826，后者对应的Bartlett球性检验值为9113.403且在1%水平下显著。由此可认为，上海患者问卷具有良好的信度和结构效度，量表和数据适合于后续的实证分析。本节基于此分析上海患者对卫生资源下沉改革的认知和行为选择。

7.3.1 描述性统计和方差分析结果

（1）描述性统计。由表7-12可见，对卫生资源下沉改革的满意度均值为（3.15±0.799），基层医院满意度均值为（3.36±0.824），均介于3="正面"和4="较高"之间，说明患者对改革和改革后基层医院的诊疗服务的满意度趋于改善。两个忠诚度测量变量的均值分别为（3.30±0.845）和（3.13±1.498），也处于3="正面"和4="较高"之间，显示卫生资源下沉改革后，受访患者在患重/患重病时更愿意优先到基层医院就诊，显示了卫生资源下沉改革的正向效应。改革相关的测量变量中，卫生资源下沉改革认知度的均值为（2.46±1.062），<3（="没有变化"）（见图7-4），说明患者对改革认知度较弱，选择"较低"患者占比33.40%，显然改革信息向患者的传导存在明显的梗阻。从认知渠道看，医院/电视媒体等公开渠道获得改革信息的患者（占比67.73%）和私人渠道的患者对改革的认知度均值都小于3，由此可见医疗改革主体应通过各种渠道宣传医疗改革信息，通过提高认知进而改变就诊行为选择。

（2）方差分析结果。对不同等级医院就诊患者而言，除诊疗费用和患重病时基层医院就诊意愿两个变量无显著差异外，其他变量均存在显著性差异（α=5%）。说明患者满意度和诊疗选择行为的评估中需考虑到医院等级所蕴含的品牌形象差异。组间比较结果显示，三级医院就诊患者的改革满意度均值显著低于一二级医院就诊患者，后两者之间无显著差异。其缘由在于患者到特定医院的就诊一方面反映了特定医院的品牌形象对其效用水平的影响，另一方面也反映了其基于先验的不同等级医院间的品牌形象差异而主动披露的个人偏好差异。

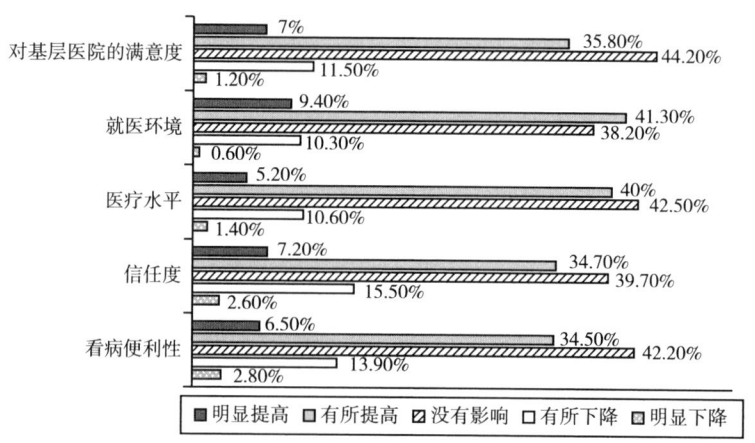

图7-4 患者对上海卫生资源下沉改革的认知和评价

资料来源：作者自行绘制。

患者对基层医院的满意度也存在不同等级医院间的显著差异，但与改革满意度相区别的是，一级医院就诊患者满意度最高，二级医院次之，三级医院最低。这可能与医院品牌形象之外的包括候诊时间在内的其他变量的影响有关。类似的逻辑也反映在患者患病后去基层医院就诊的意愿上，已在一级医院就诊的患者表现出比较高的意愿，但二三级医院就诊患者选择基层医院的意愿显著较低。相比较患者患重病时选择基层医院就诊的意愿不受当前就诊医院等级的影响，方差分析结果表明一二三级医院就诊患者间无显著差异。

在不同医院就诊患者的人口特征上，一级医院就诊患者中女性比例显著高于男性，年龄显著高于二级和三级医院，但受教育程度却显著低于后两者，这与7.2节中浙江调研结果一致。但二级医院和三级医院就诊患者的性别和受教育程度无显著差异。在改革认知方面，医保政策和改革认知度在不同等级医院间均有显著差异，且医院等级越高，改革认知度越低、患者评价的医保政策合理性越低。对医疗服务价格和家庭医生签约制两个指标，一级医院和二级医院就诊患者的评价显著高于三级医院，但前两者无显著差异。

患者对家庭医生签约制评价的均值为（3.27±0.784）处于3="正面"和4="比较合理"之间。医院形象中基层医院信任度的均值为（3.28±0.909），处于3="没有影响"和4="有所提高"之间，表明改革后患者对基层医院的信任度有所提高；但对参与合作的高等级医院、下沉医生以及基层医院认知度均介于2="较低"和3="正面"之间。与之相应，诊疗预期中下沉医生诊疗可及性均值为（2.88±1.133），居于2="降低"和3="正面"之间，表明受访患者认为下沉医生的诊疗服务可及性不高，它与上海市卫生资源下沉改革中以松散型医联体为主的组织模式相对应。

基层医院诊疗能力和诊疗费用均值为（3.39±1.159）和（3.13±0.812），在3="不变"和4="有所提高"之间，说明两者均有小幅提高。诊疗能力的提高是卫生资源下沉改革效果重要体现，诊疗费用提高则受到收入水平等多种因素的影响（封进等，2015；刘军强等，2015）。基层医院就诊便利度以及诊疗环境均值为（3.28±0.884）和（3.49±0.825），说明受访患者认知的改革后基层医院便利度和诊疗环境均有所改善，这与卫生资源下沉改革目标一致。综上所述，卫生资源下沉改革后，基层医院诊疗环境、诊疗能力、就诊便利度均值均有提升，对基层医院信任度、满意度和忠诚度均有改善，从患者视角给出了卫生资源下沉改革正效应的初步证据。

对不同等级医院的患者而言，除诊疗费用外，其余变量均存在显著差异（α=5%）。其中，一级医院就诊患者对合作医院的认知度最高，二级医院次之，三级医院最低。对下沉医生的认知度和可及性以及基层医院的信任度、认知度、诊疗能力、便利度、诊疗环境指标，均为一级医院显著高于二级和三级医院，而后两者无显著差异。认知决定行为，对合作医院、基层医院、下沉医生的认知度越高，可及性越强，患者越倾向于选择基层医院就诊。

表7-12　上海案例的描述性统计、方差分析及组间比较结果

潜变量	变量	总体	一级医院	二级医院	三级医院
人口特征	性别	0.49±0.50	0.41±0.49*,2	0.55±0.50*,1	0.50±0.50*,1
	年龄	2.38±1.47	3.66±1.59*,2	2.14±1.29*,2	1.94±1.16*,2
	受教育程度	3.50±1.27	3.12±1.10*,2	3.55±1.29*,1	3.64±1.29*,1
医院形象	信任度	3.28±0.91	3.59±0.86*,2	3.23±0.95*,1	3.18±0.88*,1
	合作医院认知度	2.46±1.03	2.79±1.03*,2	2.46±0.98*,2	2.31±1.01*,2
	下沉医生认知度	2.39±1.01	3.60±0.99*,2	2.38±1.03*,1	2.30±0.99*,1
	基层医院认知度	2.64±1.05	3.19±1.07*,2	2.56±1.02*,1	2.44±0.98*,1
诊疗预期	可及性	2.88±1.13	3.18±1.17*,2	2.84±1.14*,1	2.82±1.15*,1
	诊疗能力	3.39±1.16	3.63±1.92*,2	3.40±0.86*,1	3.29±1.16*,1
感知质量	诊疗费用	3.13±0.81	3.13±0.78	3.14±0.85	3.13±0.81
	便利度	3.28±0.88	3.55±0.87*,2	3.2±0.88*,1	3.21±0.87*,1
	诊疗环境	3.49±0.83	3.71±0.78*,2	3.47±0.87*,1	3.40±0.80*,1
改革认知	改革认知度	2.46±1.06	2.83±1.14*,2	2.51±1.02*,2	2.26±1.01*,2
	医疗服务价格	3.02±0.90	3.12±0.96*,1	3.19±0.89*,2	2.86±0.85*,2
	医保政策	3.06±0.82	3.24±0.79*,2	3.09±0.82*,2	2.96±0.78*,2
	家庭医生签约制	3.27±0.78	3.40±0.82*,1	3.35±0.79*,1	3.16±0.75*,1
满意度	改革满意度	3.15±0.80	3.40±0.77*,1	3.27±0.82*,1	2.95±0.75*,2
	基层医院满意度	3.36±0.82	3.73±0.79*,2	3.35±0.83*,2	3.20±0.78*,2
忠诚度	基层就诊意愿A	3.30±0.85	3.50±0.76*,2	3.28±0.88*,1	3.22±0.846*,1
	基层就诊意愿B	3.13±1.50	3.19±0.88	3.08±0.87	3.14±1.965
	样本（n/%）	1165/100	254/21.8	355/30.5	556/47.7

注：$\bar{x}±S$表示均值±方差；*，n分别表示ANOVA和组间比较方法给出的5%显著性水平下组间差异的存在性及数量（n=1,2）。

7.3.2　定序回归模型估计结果

同7.2节类似，我们检验发现纳入回归变量的相关系数均低于0.60，

显示不存在明显的共线性。按照理论模型，我们的定序回归模型仍分为两步，以下分别进行报告。

（1）上海患者满意度模型估计结果。由表7-13可见，诸如人口特征变量对满意度的边际影响比较微弱，包括合作的高等级医院和基层医院在内的医院形象潜变量也缺乏对满意度的显著影响，这一结果可能与上海的城市经济体特征有关，也与上海松散型医联体作用下高等级医院与基层医院间缺乏可为患者感知的品牌植入和互动影响有关。这与7.2节中主要实施紧密型医联体模式的浙江实证研究结论正好相反。在满意度模型的另外两个潜变量中，测度诊疗预期的诸变量中仅有诊疗能力对改革满意度和基层医院满意度有显著正向影响，感知质量的测量变量中主要是诊疗环境对改革满意度和基层医院满意度产生显著正向影响。其原因可能在于，诊疗能力是满足患者诊疗需求的核心变量，而诊疗环境直接影响患者的诊疗体验，基层医院软硬件环境的改善会直接影响患者接受诊疗服务时的感知质量和满意度。

相较于7.2节，本节研究发现下沉医生可及性等测量变量对满意度指标均无显著影响，原因可能在于松散型医联体缺乏强制性的高等级医院医生下沉，使得基层医院就诊患者难以感知并得到下沉医生的诊疗，这一变量对满意度没有显著影响是理所当然的。对卫生资源下沉改革潜变量，改革认知度提升会显著促进改革满意度，但对基层医院满意度的正向影响并不十分稳健，说明改革认知会在产业水平上提升患者满意度，但对基层医院的影响还依赖于患者可亲身感知的基层医院诊疗能力改善等因素。相对照，医疗服务价格、医保政策以及家庭医生签约制等变量均同时对改革满意度和基层医院满意度有显著正向影响，与已有研究结果一致（Harson et al.，2004），再次说明卫生资源下沉改革需要各项相关政策的有机配合，这些子项政策的落实会同时在产业水平上和产业内提升患者满意度。

表7-13　　　　　　　　上海患者满意度回归估计结果

变量类型	自变量	OLM回归		OLS回归	
		改革满意度	基层医院满意度	改革满意度	基层医院满意度
人口特征	性别	0.052 (0.056)	-0.149* (0.061)	0.047 (0.039)	0.005 (0.038)
	年龄	0.034 (0.027)	0.046 (0.029)	0.015 (0.018)	-0.008 (0.018)
	受教育程度	-0.001 (0.027)	0.050 (0.030)	-0.002 (0.019)	0.017 (0.019)

续表

变量类型	自变量	OLM 回归		OLS 回归	
		改革满意度	基层医院满意度	改革满意度	基层医院满意度
人口特征	城镇医疗保险	-0.046 (0.085)	-0.318** (0.095)	-0.074 (0.058)	-0.089 (0.058)
	新农合保险	0.026 (0.113)	-0.073 (0.125)	-0.012 (0.077)	0.098 (0.077)
	商业保险	-0.105 (0.180)	-0.148 (0.199)	-0.157 (0.125)	0.086 (0.124)
医院形象	信任度	0.052 (0.047)	0.135** (0.051)	0.091** (0.032)	0.192** (0.032)
	下沉医生认知度	-0.041 (0.040)	0.018 (0.044)	-0.034 (0.027)	0.007 (0.027)
	合作医院认知度	0.005 (0.041)	-0.015 (0.044)	0.016 (0.028)	-0.003 (0.028)
	医院区位	-0.190 (0.133)	-0.043 (0.145)	-0.280** (0.091)	0.013 (0.091)
	医院规模	-0.061 (0.051)	-0.090 (0.055)	-0.135** (0.034)	-0.108** (0.034)
诊疗预期	可及性	-0.008 (0.031)	-0.039 (0.034)	-0.006 (0.021)	-0.035 (0.021)
	诊疗能力	0.103* (0.047)	0.140** (0.051)	0.080* (0.032)	0.153** (0.032)
	医疗费用	-0.015 (0.038)	0.031 (0.042)	-0.010 (0.026)	0.034 (0.026)
感知质量	便利度	-0.026 (0.045)	-0.060 (0.049)	-0.058 (0.031)	-0.026 (0.030)
	诊疗环境	0.080* (0.043)	0.207** (0.046)	0.114** (0.029)	0.226** (0.029)
改革认知	改革认知度	0.093* (0.037)	0.036 (0.041)	0.100** (0.025)	0.051* (0.025)
	认知渠道	-0.079 (0.061)	0.012 (0.066)	-0.080 (0.042)	-0.003 (0.042)
	医疗服务价格	0.192** (0.037)	0.150** (0.041)	0.208** (0.025)	0.074 (0.025)
	医保政策	0.094* (0.041)	0.074* (0.045)	0.110** (0.028)	0.081** (0.028)
	家庭医生签约制	0.122** (0.043)	0.107* (0.046)	0.164** (0.029)	0.080** (0.029)

注：标有"**"项表示 $P<0.01$；标有"*"项表示 $P<0.05$，( ) 内为标准误。

(2) 上海患者忠诚度模型估计结果。由表7-14可见,改革满意度对基层医院就诊意愿的两个测量指标均具有显著正向影响,说明患者改革满意度的提升有利于增加其患病/患重病时优先选择基层医院就诊的意愿。同时,改革认知中医保政策和家庭医生签约制均显著正向影响两个基层医院就诊意愿指标,说明患者对医保政策和家庭医生签约制的评价越高,越有激励在患病或患重病时优先选择基层医院就诊,这与上海改革中实施差异化医保报销政策以及将大量号源配置给基层医院有关。改革认知度对患者基层医院就诊意愿均有正向影响,但仅在患重病时基层医院就诊意愿的回归结果中显著,这再次说明对卫生资源下沉改革的认知还要依赖于基层医院诊疗能力等其他因素。此外,还可发现年龄变量对基层医院就诊意愿有正向影响,且在患病时基层医院就诊意愿估计结果中影响显著。表7-14给出的OLS估计结果同样支持了前述OLM回归结果的稳健性。

替代地,将基层医院满意度引入基层医院诊疗选择行为(忠诚度)OLM模型,由表7-15估计结果可见,患者基层医院满意度对基层医院就诊意愿的两个测量指标均具有显著正向影响,这一结论与之前改革满意度对患者忠诚度的显著正向影响完全吻合,也与经典的顾客满意度模型的预测结果(Taylor et al.,1994)完全一致,说明了患者满意度在诊疗预期、感知质量等潜变量与患者诊疗行为选择(忠诚度)之间所承担的中介变量角色。包括医保政策、家庭医生签约制在内的改革诸变量对患者就诊意愿的影响基本类同于表7-14的结果,其中,医保政策变量的估计结果仍为正但不显著,而家庭医生签约制变量仍显著促进患者患病后到基层医院的就诊意愿。

表7-14 改革满意度对上海患者诊疗选择行为回归估计结果

变量类型	自变量	OLM 回归		OLS 回归	
		基层就诊意愿 A	基层就诊意愿 B	基层就诊意愿 A	基层就诊意愿 B
人口特征	性别	-0.014 (0.057)	-0.038 (0.055)	-0.016 (0.046)	-0.045 (0.051)
	年龄	0.056* (0.023)	0.009 (0.023)	0.061** (0.019)	0.011 (0.021)
	受教育程度	-0.006 (0.027)	-0.024 (0.026)	-0.004 (0.022)	-0.027 (0.024)

续表

变量类型	自变量	OLM 回归		OLS 回归	
		基层就诊意愿 A	基层就诊意愿 B	基层就诊意愿 A	基层就诊意愿 B
人口特征	城镇医疗保险	-0.016 (0.085)	-0.002 (0.083)	-0.018 (0.070)	-0.001 (0.077)
	新农合保险	0.034 (0.113)	0.146 (0.111)	0.039 (0.093)	0.170 (0.102)
	商业保险	0.079 (0.184)	0.016 (0.178)	0.092 (0.151)	0.022 (0.166)
满意度	改革满意度	0.193** (0.043)	0.095* (0.041)	0.211** (0.035)	0.109** (0.038)
改革认知	改革认知度	0.021 (0.030)	0.062* (0.029)	0.021 (0.024)	0.070** (0.026)
	认知渠道	0.045 (0.061)	0.018 (0.060)	0.050 (0.050)	0.022 (0.055)
	医疗服务价格	-0.016 (0.038)	0.045 (0.037)	-0.020 (0.031)	0.051 (0.034)
	医保政策	0.086* (0.041)	0.085* (0.040)	0.096** (0.034)	0.099** (0.037)
	家庭医生签约制	0.180** (0.043)	0.112** (0.041)	0.198** (0.035)	0.131** (0.038)

注：标有"**"项表示 $P<0.01$；标有"*"项表示 $P<0.05$，( ) 内为标准误。

表 7-15　基层医院满意度对上海患者诊疗选择行为回归估计结果

变量类型	自变量	OLM 回归		OLS 回归	
		基层就诊意愿 A	基层就诊意愿 B	基层就诊意愿 A	基层就诊意愿 B
人口特征	性别	0.009 (0.057)	-0.019 (0.055)	0.012 (0.043)	-0.021 (0.048)
	年龄	0.029 (0.024)	-0.019 (0.023)	0.031 (0.018)	-0.022 (0.020)
	受教育程度	-0.023 (0.027)	-0.040 (0.027)	-0.02 (0.020)	-0.043 (0.023)
	城镇医疗保险	0.014 (0.085)	0.031 (0.083)	0.012 (0.064)	0.034 (0.072)

续表

变量类型	自变量	OLM 回归		OLS 回归	
		基层就诊意愿 A	基层就诊意愿 B	基层就诊意愿 A	基层就诊意愿 B
人口特征	新农合保险	0.003 (0.114)	0.122 (0.111)	0.007 (0.085)	0.143 (0.095)
	商业保险	0.039 (0.186)	-0.009 (0.180)	0.038 (0.139)	-0.013 (0.155)
满意度	基层医院满意度	0.415** (0.039)	0.364** (0.038)	0.453** (0.029)	0.419** (0.032)
改革认知	改革认知度	0.002 (0.030)	0.038 (0.029)	0.000 (0.022)	0.042 (0.025)
	认知渠道	0.024 (0.062)	0.005 (0.060)	0.025 (0.046)	0.004 (0.052)
	医疗服务价格	-0.026 (0.038)	0.019 (0.036)	-0.030 (0.028)	0.018 (0.031)
	医保政策	0.061 (0.042)	0.053 (0.041)	0.065* (0.031)	0.060 (0.035)
	家庭医生签约制	0.141** (0.043)	0.061 (0.041)	0.151** (0.032)	0.068 (0.035)

注：标有"**"项表示 $P<0.01$；标有"*"项表示 $P<0.05$，（ ）内为标准误。

(3) 患者满意度对忠诚度的中介效应估计。基于 Baron and Kenny (1986) 的中介效应估计方法，由表 7-16 可发现，患者满意度起到了对忠诚度影响的中介作用，且这一结果在患者患病和患重病后基层医院就诊意愿反应中均非常稳健。这与本章理论模型中讨论的患者满意度对其诊疗选择行为影响的分析结论完全吻合。

表 7-16　　　　　　　　上海患者满意度中介效应检验结果

变量类型	自变量	改革满意度				基层医院满意度			
		就诊意愿 A		就诊意愿 B		就诊意愿 A		就诊意愿 B	
		效应值	解释率	效应值	解释率	效应值	解释率	效应值	解释率
医院形象	信任度	0.0177**	5.46	0.0001	0.27	0.0534**	17.00	0.0333**	19.21
	合作医院认知度	-0.0025	-2.22	-0.0006	-0.45	0.0076	07.00	0.0045	03.46
	下沉医生认知度	0.0057	7.39	0.0006	0.42	0.0102	13.85	0.0061	06.39
	医院区位	0.0100*	16.69	0.0010	0.71	0.0036	5.50	0.0021	01.86
	医院规模	-0.0202**	-28.57	-0.0040	-5.38	-0.0327*	-7.22	-0.0059	-7.36

续表

变量类型	自变量	改革满意度				基层医院满意度			
		就诊意愿 A		就诊意愿 B		就诊意愿 A		就诊意愿 B	
		效应值	解释率	效应值	解释率	效应值	解释率	效应值	解释率
诊疗预期	可及性	0.0008	2.32	-0.0000	-0.00	0.0003	3.89	0.0000**	0.00
	诊疗能力	0.0125**	5.63	0.0011	0.96	0.0369	17.52	0.0229**	22.88
	诊疗费用	0.0066*	2.56	0.0006	0.30	0.0426**	18.89	0.0260**	20.30
感知质量	便利性	0.0091**	3.34	0.0008	0.55	0.0573**	23.20	0.0363**	30.25
	诊疗环境	0.0190**	4.51	-0.0018	-0.49	0.0565**	13.75	0.0372**	18.40

注：中介效应解释率单位为%；标有"***"项表示 $P<0.01$；标有"*"项表示 $P<0.05$。

7.3.3 结构方程模型估计结果

同前，我们仍使用上海调研数据和 AMOS24.0 软件对前面构建的理论模型进行检验，在模型的拟合优度结果显示可使用结构方程模型进行估计后，可得到患者满意度和忠诚度 SEM 模型的估计结果，并进行稳健性检验。

（1）患者满意度模型估计结果。用 Bootstrap 方法迭代后，可得到如图 7-5 所示的结构方程模型通径图。其中，下沉改革、认知质量和诊疗预期均对患者满意度构成显著正向影响，其标准化路径系数分别为 0.701、0.622 和 0.270，说明我们使用的扩展 ECSI 模型可以较好地解释患者满意度的影响因素。除医院形象潜变量对患者满意度的影响不能通过检验外，其他潜变量的系数都在 $\alpha=1\%$ 的水平下显著（见表 7-17），说

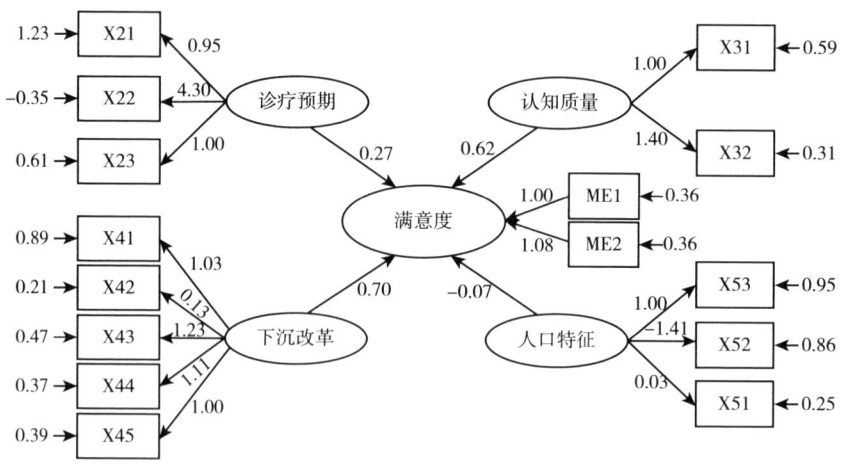

图 7-5 上海患者满意度结构方程模型通径

资料来源：作者自行绘制。

明变量之间的因果关系成立，本书纳入的患者满意度结构方程模型之构建是比较合适的。其中，下沉改革潜变量对患者满意度的影响显然更大，说明患者满意度在更大程度上源于改革认知及对改革关联政策的评价。

结构方程模型的验证性因子分析结果报告在表7-18中。虽然前述估计表明医院形象潜变量对患者满意度的影响不显著，但验证性因子分析表明，不同医院形象的问题项的系数均在 $\alpha=1\%$ 的水平下显著，合作高等级医院和"下沉"医生认知度的因子载荷系数达到3.704和2.904，远高于基层医院信任度变量。

表7-17　　患者满意度模型的变量间关系及系数估计结果

序号	关系	标准化路径系数	标准差	C. R. 值	P值
1	满意度←下沉改革	0.701	0.053	13.148	***
2	满意度←认知质量	0.622	0.062	9.962	***
3	满意度←诊疗预期	0.270	0.054	5.028	***
4	满意度←人口特征	-0.074	0.023	-3.304	***
5	满意度←医院形象	0.015	0.050	0.303	0.762

注：*** 表示在 $\alpha=1\%$ 的水平下显著。

其余潜变量问题项系数均在 $\alpha=1\%$ 水平下显著的结果表明，患者满意度关联的相关问题项的潜在因子结构较为合理。从认知质量潜变量与测量变量的关系看，便利度和就医环境的因子载荷相当接近，说明二者对患者认知质量的影响都较为重要；诊疗预期潜变量中，首先基层医院诊疗能力的因子载荷最大（4.304），其次是诊疗费用和（"下沉"医生）可及性（1.000和0.953）。卫生资源下沉改革潜变量中，改革认知度、认知渠道、医疗服务价格和分级诊疗政策均较高（>1），说明它们对改革潜变量都有很强解释力，只有差异化医保政策的因子载荷较小、解释力较弱。

表7-18　　上海患者满意度模型的验证性因子分析

序号	关系	载荷系数	标准差	C. R. 值	P值
1	改革满意度←满意度	1.000	—	—	—
2	基层医院满意度←满意度	1.076	0.072	14.976	***
3	便利性←认知质量	1.000	—	—	—
4	就医环境←认知质量	1.398	0.153	9.132	***

续表

序号	关系	载荷系数	标准差	C.R. 值	P 值
5	医疗费用←诊疗预期	1.000	—	—	—
6	诊疗能力←诊疗预期	4.304	1.681	2.560	0.010
7	可及性←诊疗预期	0.953	0.135	7.042	***
8	信任度←医院形象	1.000	—	—	—
9	合作医院认知度←医院形象	3.704	1.072	3.455	***
10	下沉医生认知度←医院形象	2.904	0.724	4.060	***
11	分级诊疗政策←下沉改革	1.000	—	—	—
12	认知渠道←下沉改革	1.163	0.075	15.509	***
13	医疗服务价格←下沉改革	1.228	0.081	15.232	***
14	医保政策←下沉改革	0.127	0.034	3.757	***
15	改革认知度←下沉改革	1.029	0.085	12.070	***
16	受教育程度←人口特征	1.000	—	—	—
17	年龄←人口特征	-1.408	0.455	-3.098	0.002
18	性别←人口特征	0.026	0.022	1.177	0.239

注：*** 表示在 $\alpha=1\%$ 的水平下显著。

（2）患者忠诚度模型估计结果。图7-6为患者忠诚度结构方程模型的通径图，模型整体上也较为显著。其中，满意度对忠诚度潜变量的标准化路径系数为1.044（见表7-19），说明满意度和忠诚度之间的因果关系成立。同时，人口特征和卫生资源下沉改革对患者忠诚度的影响都不能通过检验，似乎不能说明下沉改革对患者选择行为的影响全部通过满意度中介；但下沉改革对忠诚度影响的标准化路径系数P值为0.105，仅为轻微的不显著，这一结果的稳健性还需做进一步考察。

患者忠诚度模型的验证性因子分析结果报告在表7-20中。首先，不同下沉改革问题项的系数均在 $\alpha=1\%$ 的水平下显著，但该潜变量并未直接影响忠诚度。其次，从忠诚度潜变量与测量变量的关系看，患病和患重病后选择基层医院意愿的两个测量变量的因子载荷较为接近（1.000和0.930），均具有较强的解释力。基层医院满意度的因子载荷更大（1.000），改革满意度的因子载荷相对较小（0.676），说明基层医院满意度对患者满意度的影响更为重要。

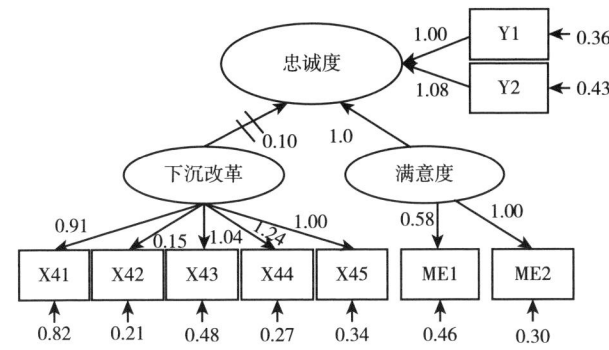

图 7-6　上海患者基层医院忠诚度结构方程模型通径

注：双斜杠处路径表示潜变量间关系不显著。

资料来源：作者自行绘制。

表 7-19　上海患者忠诚度模型的变量间关系及系数估计结果

序号	关系	标准化路径系数	标准差	C. R. 值	P 值
1	忠诚度←满意度	1.044	0.086	12.139	***
2	忠诚度←下沉改革	0.099	0.061	1.621	0.105
3	忠诚度←人口特征	-0.044	0.024	-1.839	0.066

注：*** 表示在 α=1% 的水平下显著。

表 7-20　上海患者忠诚度模型的关系及系数估计结果

序号	关系	标准化路径系数	标准差	C. R. 值	P 值
1	基层就诊意愿 A←忠诚度	1.000	—	—	—
2	基层就诊意愿 B←忠诚度	0.930	0.054	17.090	***
3	基层医院满意度←满意度	1.000	—	—	—
4	改革满意度←满意度	0.676	0.045	14.890	***
5	分级诊疗政策←下沉改革	1.000	—	—	—
6	医保政策←下沉改革	1.227	0.085	14.471	***
7	医疗服务价格←下沉改革	1.173	0.083	14.170	***
8	认知渠道←下沉改革	0.137	0.034	3.999	***
9	改革认知度←下沉改革	0.985	0.087	11.344	***
10	受教育程度←人口特征	1.000	—	—	—
11	年龄←人口特征	-0.665	0.292	-2.274	0.023
12	性别←人口特征	0.027	0.017	1.569	0.117

注：*** 表示在 α=1% 的水平下显著。

（3）稳健性检验。表7-21报告了区分不同等级医院子样本的检验结果。可见，在患者满意度模型估计中，认知质量和诊疗预期这两个前置潜变量对患者满意度的正向显著影响再次得到证实，除三级医院子样本中诊疗预期的 P 值为0.063外，其余均在5%显著性水平下显示出稳健性。卫生资源下沉改革潜变量对患者满意度的正向影响亦在1%的显著性水平和所有子样本中稳健。需要说明的是，在所有等级医院的子样本中，医院形象潜变量对患者满意度的正向影响均不能通过检验，这一结果也是稳健的；但区分不同等级医院子样本后，卫生资源下沉改革潜变量均在5%显著性水平下正向影响忠诚度，相比较全样本估计结果给出了更显著且正面的直接效应估计。此外，患者满意度对忠诚度影响的子样本估计也表现出了很强的稳健性。因此，子样本实证支持了全样本模型的估计结果。

表7-21 上海患者满意度模型变量间关系及子样本估计结果

序号	关系	子样本	标准化路径系数	标准差	C.R.值	P值
1	满意度←认知质量	三级医院	0.695	0.103	6.765	***
		二级医院	0.646	0.102	6.306	***
		一级医院	0.443	0.157	2.825	0.005
2	满意度←诊疗预期	三级医院	0.108	0.058	1.859	0.063
		二级医院	0.308	0.093	3.322	***
		一级医院	0.750	0.316	2.373	0.018
3	满意度←医院形象	三级医院	-0.005	0.017	-0.292	0.779
		二级医院	0.009	0.026	0.364	0.716
		一级医院	0.043	0.045	0.939	0.348
4	满意度←下沉改革	三级医院	0.546	0.070	7.785	***
		二级医院	0.632	0.085	7.401	***
		一级医院	0.866	0.144	6.005	***
5	满意度←人口特征	三级医院	0.046	0.031	1.511	0.131
		二级医院	0.001	0.040	-0.036	0.972
		一级医院	-0.183	0.047	-3.883	***
6	忠诚度←满意度	三级医院	0.540	0.128	4.214	***
		二级医院	0.574	0.081	7.050	***
		一级医院	0.304	0.094	3.250	0.001
7	忠诚度←下沉改革	三级医院	0.599	0.120	5.000	***
		二级医院	0.287	0.091	3.168	0.002
		一级医院	0.456	0.118	3.862	0.019

续表

序号	关系	子样本	标准化路径系数	标准差	C.R. 值	P 值
8	忠诚度←人口特征	三级医院	1.344	1.147	1.172	0.241
		二级医院	11.111	9.393	1.183	0.237
		一级医院	-11.490	20.220	-0.568	0.570

注：*** 表示在 α=1% 的水平下显著。

（4）中介效应实证结果。前面的全样本估计结果中卫生资源下沉改革对患者忠诚度没有显著影响，但子样本却是显著的，为此采用 Bootstrap 法进行中介效应估计。检验发现，全样本中介效应估计中模型整体不显著，即不存在中介效应。接下来对不同等级医院子样本分别做中介效应检验。由表 7-22 可见，不同等级医院子样本中下沉改革经满意度对忠诚度的中介效应均不显著，支持全样本估计的结果。

表 7-22　　　　　　不同等级医院子样本中介效应检验结果

子样本	路径	效应值	标准差	Bias-corrected 95% CI		P
				Lower	Upper	
三级医院	中介效应	-1.95	0.324	-1.060	0.092	0.254
	直接效应	0.926	0.121	0.733	1.214	0.000
	总效应	0.731	0.323	0.037	1.139	0.046
二级医院	中介效应	-0.604	4.395	-8.046	0.073	0.095
	直接效应	1.124	0.221	0.831	1.701	0.000
	总效应	0.520	4.390	-6.579	1.326	0.603
一级医院	中介效应	-0.935	15.942	-94.286	0.094	0.208
	直接效应	0.982	0.200	0.679	1.492	0.000
	总效应	0.046	15.922	-96.471	1.100	0.838

资料来源：课题组整理。

7.4　比较分析与讨论

之前章节分别报告了基于浙江和上海调研数据的实证结果，以反映两地有明显差异化的改革路径。本节将对这些结果进行比较分析，讨论两地实证结果中可得到的共性发现和差异性结果，并对其作出合乎逻辑和理论的解释，以更好理解患者对卫生资源下沉改革的认知和反应及改革之于患者的政策效应。

7.4.1 共性结果

（1）改革带来了基层医院诊疗能力、就医环境等多方面的改善。两地调研均发现，卫生资源下沉改革有助于患者感知的低等级医院诊疗能力等方面的提升。实证研究表明，感知质量、诊疗预期和卫生资源下沉改革的不同测量变量对满意度有显著正向影响。SEM 估计表明，包括基层医院诊疗能力、可及性和医疗费用在内的诊疗预期变量对患者满意都有显著影响，尤以诊疗能力对潜变量的解释力最强，说明基层医院诊疗能力的强弱是决定患者诊疗预期的重要因素，也是卫生资源下沉改革关注的核心问题。

更进一步，诊疗预期和感知质量的不同测量变量中，诊疗成本和便利性两方面因素对改革满意度有显著正向影响，而低等级医院满意度的关联因素中还包括诊疗能力、就医环境和可及性变量。原因在于，改革满意度衡量的是患者对卫生服务行业水平的评价，卫生资源下沉改革导致的诊疗成本下降以及（包括候诊时间下降在内的）便利性改善可作用于整个行业，它们与患者的改革评价正向相关。而低等级医院的诊疗能力、就医环境以及下沉医生的诊疗可及性是行业内低等级医院组别的影响因素，它们更显著地影响患者对特定组别的满意度评价。

（2）较低的改革认知度和较高的满意度共存。两地调研结果均表明，患者对卫生资源下沉改革认知度普遍较低，通过公开渠道获得改革信息占比也较低。而且，不同等级医院就诊患者的认知度存在显著差异，但浙江和上海调研结论有所异：浙江数据的方差分析和组间比较结果表明，三级医院患者之改革认知度显著高于其他等级医院，但上海数据却发现医院等级越高改革认知度越低。总体上，调研结果说明改革信息向患者的传递还存在明显障碍，有效的公开渠道信息供给明显不足。

相比较，浙江和上海案例中患者对基层医院满意度均较高，但改革满意度评价去而有所差异：浙江受访患者相对较低，而上海受访患者较高。而且，患病时基层就诊意愿均较高，但患重病时基层就诊意愿略低，由此，在患者之主观反应中，其在患（重）病时更愿意选择基层医院就诊，说明以激励患者到基层医院就诊为目标的卫生资源下沉改革是有效的；但不同等级医院已有之诊疗能力差异及其在患者认知中的映射，仍会驱动重病时基层诊疗意愿的下降。

此外，上海调研发现三级医院就诊患者的改革满意度显著低于一级和二级医院就诊患者,浙江调研则发现了相反的结果;一级和二级医院就诊患者之改革满意度则均无显著性差异。同时,上海调研表明,不同等级医院就诊患者的基层医院满意度均存在显著差异,且医院等级越高满意度越低;但浙江调研发现二级医院就诊患者之基层医院满意度显著高于一级医院。显然的事实是,作为城市经济体的上海改革中较侧重(社区)一级医院,而浙江改革主要侧重(县/区)二级医院。因此,总体上,卫生资源下沉改革的目标之一就是以"下沉"带动卫生资源再配置来提升基层医院诊疗能力,在低等级医院就诊患者的满意度与特定省域的改革侧重有关,患者在所侧重等级医院的感知最真切,自然满意度也较高。

(3)患者满意度对忠诚度有显著正向影响。基于两地调研数据的实证研究均证实了患者满意度对忠诚度表征的基层诊疗意愿的显著正向影响,这与经典的消费者满意度模型的结论高度吻合。先前的文献已发现,医疗服务质量影响病人满意度,并转而影响病人的行为选择(Naidu,2009);高水平的服务满意度会显著正向影响顾客忠诚度(Rust and Zahorik,1993)。本章研究给出了基于中国卫生资源下沉改革情境下的新证据。

7.4.2 差异化结果

(1)医院形象对患者满意度和忠诚度的差异化影响。我们整体上发现浙江案例实证中医院形象对患者满意度和忠诚度有显著影响,而上海案例实证却缺乏类似影响。浙江案例实证中,信任度对改革满意度和低等级医院满意度均有显著正向影响,但对下沉高等级医院的认知却不影响低等级医院满意度,说明患者的低等级医院满意度认知中,下沉医生的可及性非常重要,但对下沉高等级医院的认知与其满意度关系很弱,患者更重视品牌形象中的可及因素来形成其对低等级医院的满意度评价。卫生资源下沉改革要对低等级医院满意度构成影响,使得患者有感最为关键。在浙江数据的结构方程模型实证中,不同潜变量中影响程度最大者是包括基层医院信任度、合作医院认知度和下沉医生可及性在内的医院形象变量,后二者对医院形象潜变量的解释力远高于基层医院信任度变量。这同样说明,将高等级医院及下沉医生代表的品牌形象以卫生资源下沉方式植入基层医院,是改善基层医院形象的有效途径,其作用远大于患者对基层医院的信任度。基层医院形象的改善又可以显著促进患者满意度的提升及其对基层医院的诊疗选择行为,完全吻合卫生资源下沉改革的目标。

但上海案例实证却仅支持信任度对患者满意度的正向影响,合作医院认知度和下沉医生可及性缺乏对患者满意度的显著影响。上海案例结构方程模型估计证实,医院形象对满意度和忠诚度的影响均不显著,这与上海实施的松散型医联体改革模式有关。原因在于,松散型医联体内不同医院之间缺乏人、财、物上的深度交互,也缺乏浙江改革中实施的外生强制的医生"下沉",仅是以医疗服务的共享共建为纽带,是软约束的"下沉",因此医联体成员间"下沉"和人力资本溢出的积极性较低。相较于浙江受访患者,描述性统计所显示的上海患者对"下沉"医生认知度较低的结果为此提供了补充证据。因此,高等级医院品牌植入效果不强,可能是松散型医联体改革情境下的当然结果。

(2)卫生资源下沉改革对患者诊疗选择的差异化影响。本章的实证研究给出了涵盖卫生资源下沉改革子项政策、改革认知和认知渠道在内的改革潜变量在浙江和上海案例实证中的差异化影响。具体而言,浙江实证给出了改革潜变量影响患者满意度和忠诚度的显著证据,并在结构方程模型中成为显著影响患者忠诚度的主要潜变量之一。但上海实证中尽管发现医疗服务价格、医保政策和家庭签约制对患者满意度有显著正向影响,但认知渠道缺乏显著影响;除家庭医生签约制外,以上指标对忠诚度均缺乏显著影响①。这一结果得到结构方程模型估计的证实,亦即,改革潜变量缺乏对患者忠诚度的显著影响,也没有通过满意度中介作用于忠诚度。这一结果可能的解释仍在于浙江和上海的不同改革路径:浙江路径强调的紧密型医联体和强制性下沉产生了可为患者感知的正向信息和行为激励,但上海路径内含的松散型医联体制度设计则缺乏令患者真切感知的改革信息并转化为诊疗选择行为重塑,改革之作用只有转化为对低等级医院诊疗能力等方面的切实影响才能对患者构成影响。

值得特别说明的是,浙江实证结果显示公开渠道改革认知有助于提升患者对基层医院满意度,但上海实证结果却未显现出认知渠道的显著影响。一般而言,卫生资源下沉改革只有被患者认知,才能被患者感知并识别出改革的边际效应。通过公开渠道的改革认知无疑可以克服信息传递中的扭曲,使得同等认知度的满意度效应得到进一步提升。基于浙江数据的方差分析结果表明公开渠道子样本对认知质量、诊疗预期、医院形象和满意度等潜变量的所有测量变量评分都显著高于私人渠道子样本,结构方程模型估计结果也说明认知渠道都说明改革中信息供给的改善和有效传导对

---

① 值得注意的是,改革所配套的医疗服务价格和分级诊疗(家庭医生签约)政策均得到患者的较高评分,但差异化医保政策在浙江评分较高而上海较低,这可能与上海现行医保政策在不同等级医院间费率差异较小而浙江较大有关。

提升改革满意度、改变患者诊疗选择行为有重要价值。但不同的信息渠道之边际影响差异有赖于信息传递距离和成本，一个包含广大农村、城乡间信息壁垒较高的省份和作为城市经济体的直辖市之间的区别即反映这一差异。浙江数据的方差分析结果表明公开渠道子样本对认知质量、诊疗预期、医院形象和满意度等潜变量的所有测量变量评分都显著高于私人渠道子样本，而上海则没有显著差异。但无论如何，努力将实现改革信息供给的改善和有效传导对提升改革满意度、激励患者准确反应都有重要价值。

7.5 小结

本章基于浙江和上海两地患者问卷实证分析改革对患者满意度及其诊疗选择行为（忠诚度）的影响。研究发现，卫生资源下沉改革推动了基层医院诊疗能力、就医环境、便利性等方面的改善，患者对低等级医院的满意度和诊疗意愿也有改善；基层医院诊疗能力、诊疗环境及改革子项政策正向显著影响患者满意度，认知质量和诊疗预期均对患者（改革和基层医院）满意度有显著正向影响。但我们也发现浙江的紧密型医联体情境和上海的松散型医联体情境下医院形象和改革子项政策及认知渠道对患者满意度及诊疗选择有差异化影响。上海实证结果表明刻画高等级医院"下沉"的医院形象对患者满意度没有显著影响，患者认知的"下沉"医生可及性也较低。

总体上，本章研究可说明卫生资源下沉改革有助于低等级医院吸引患者，可以助推患者对低等级医院的满意度并增加了其优先选择基层医院就诊的意愿。进一步改革中需要继续加强高等级医院向基层医院的人力资本溢出，还要以下沉人力资本覆盖面的扩大和可及性的改善来提升患者对基层医院的信任度、满意度和忠诚度。但我们也认知到本章研究存在的一定局限性，即，如果要理解不同时期内改革的影响及患者反应的动态性，未来研究中应注意积累并使用不同年份的跟踪调查和面板数据。

第 8 章　医院和医生对卫生资源下沉改革的认知和反应

参与下沉医院及医生群体是卫生资源下沉改革涉及的核心主体。以改革激励不同等级医院及医生群体的有力参与和正向反应，是改革取得可持续性正效应的重要保障，医院和医生的改革认知和反应也是改革效果评估的核心内容。本章基于参与改革的医院管理者和医生群体问卷调研和访谈探究其对卫生资源下沉改革的认知、所受影响及反应。我们首先给出医院管理者和医生改革认知及反应的理论分析、方法和数据，然后分别报告针对两类群体的调研和实证结果。

8.1　理论分析、方法与数据

参与卫生资源下沉改革的医院和医生群体是医疗卫生服务的供给方和改革的主要作用点，仅当这一改革使得不同等级医院均有意愿主动参与、受益时，改革方能取得其支持；同样，仅当医生群体能从包括卫生资源下沉改革在内的执业活动中提升其满意度和改革参与意愿时，改革才能以医疗服务供给侧正效应驱动需求侧的患者诊疗选择行为合意变化。依照这一逻辑，以下分别报告本章研究的理论基础以及所使用的方法和数据。

8.1.1　理论分析

我们区分参与改革医院和医生群体分别进行理论分析。对前者而言，以医联体为载体的卫生资源下沉改革已强制要求所有公立医院的参与，因而，医院层面的改革效果分析主要应聚焦在改革对其运营、绩效等多方面的影响上。本书第 4 章已分析了不同等级医院在卫生资源下沉改革中的角色扮演和激励特性，亦即，作为下沉者的高等级医院往往只有弱激励，而作为接收下沉者的低等级医院则一般具有强激励。如果政府能够在改革中以改革成本支付等方式创造新激励，则除政治动员和组织影响之外，仍能给予高等级医院以恰当的改革参与激励。如前所述，其所下沉医生系从其生产函数中短时期抽离，数量限度在于不影响其生产函数运行；而低等级医院则通过嵌入下沉医生等要素来改造或者重构其生产函数。理论上，应能在供给侧通过导师制、传帮带、下沉医生可及性等渠道以溢出效应提升低等级医院的诊疗能力，在需求侧影响患者预期，从而助力其提升患者吸引力、满意度和诊疗收入，也可以改善自身医护人员的执业满意度。由于这一改革的政府力作用特征，医院视角的改革成本支付和可持续性评价也是改革效果度量的重要内容。

对医生群体的分析可以其技能和要素禀赋特定性的执业特征为起点展开。成熟医生的人力资本培育往往超过十年，一旦从医就意味着职业锁定，其面对外生冲击的行为反应主要表现在从医满意度评价及外化的工作积极性等方面。卫生资源下沉改革一方面要求医生承担改革成本，短期内离开原就职医院向基层"下沉"，为此付出更多的交通、生活不便等成本；另一方面也受益于改革导致的更均衡医疗资源配置的有利后果。医生会权衡改革加诸于自身的成本—收益结构，并做出使得自身收益最大化的行为反应。

基于这一现实观察，我们借助简单的马斯洛需求层次理论进行分析（见图 8-1）。医生的改革反应受到其从医、执业带来的多重需求满足程度的影响。按照需求层次从低到高，人的需要可分为生理需求（D_1）、安全需求（D_2）、社交需求、尊重（D_3）以及自我实现需求（D_4）5 个层次。其中，收入用以满足生存等方面的需要，安全需求则涉及执业所带来的安全工作环境，社交需求类同于一般的职业和工作场所，尊重需求可关联于医生职业受到的包括患者在内的社会尊重程度，自我实现需求则涵盖医生从职业中得到的发展和成长机会，包括其人力资本、技能和晋升在内的增长空间。在以上述及的不同需求层次中，需要特别说明的是，中国医疗卫生市场上以医疗暴力为表征的安全需求是困扰医生执业满意度和执业行为的重要外生因素。因此，安全需求及其满足程度需要被纳入医生反应分析中。

现在我们讨论卫生资源下沉改革对医生（医学生）之不同需求层次满足程度的影响。首先，这一改革虽不直接作用于医生收入，但我们并不否认存在其他间接的收入影响。它表现在，如卫生资源下沉改革能切实缓解高等级医院拥堵，则拥堵程度下降将带来单位劳动时间的投入下降，仍可对应于工资率的上升。低等级医院则因为患者流入而使收入趋向于增加，

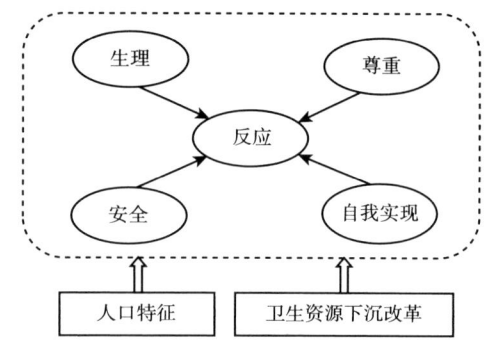

图 8-1 医生资源下沉改革和医生反应的理论模型

注：虚线内为马斯洛需求层次模型。

故改革仍对以收入衡量的生理需求产生影响。其次，伤医案例统计研究（李波等，2005；赵敏等，2017；王楠等，2018）表明，医疗暴力事件主要发生在高等级医院，且加号、插队等"拥堵"关联原因成为主要驱动因素，而卫生资源下沉改革的作用目标恰好是缓解高等级医院拥堵，它必然有利于降低"拥堵"关联的医疗暴力发生率，对医生的安全需求之满足产生正面影响。再次，卫生资源下沉改革后更均衡的医疗资源配置可改善患者的就诊体验，缓解医生和患者双方的焦虑，低等级医院诊疗能力的提升也有助于提高患者诊疗可及性和满意度，对不同等级医院医生受尊重程度的提升不无裨益。最后，卫生资源下沉改革主要作用于低等级医院，通过高等级医院医生"下沉"和品牌植入提升低等级医院医生的诊疗能力，还通过医联体内的人力资本溢出扩展低等级医院医生的发展空间，患者向低等级医院的回流也增加了低等级医院医生的执业体验，总体上有利于满足低等级医院医生的自我实现需求。

8.1.2 问卷设计

本章研究中涉及医院和医生两个关联主体，我们分别针对医院管理者和医生进行问卷设计。

（1）医院问卷主要针对管理者设计并发放。问题项包括：①医院特征及改革参与信息，包括医院名称、等级、所在地区、合作医院名称和合作年份，以及合作方式、管理层来源、规章制度变化、周下沉人才数量和时长、下沉人才结构、下沉费用承担等方面。②改革影响与评价，包括改革总体效果、可持续性、医院运营和绩效变化以及改革效果关联问题。具体问题项如表 8-1 所示。

表 8-1　　　　　　　医院管理者问卷设计、变量及其定义

变量类型	问题项	变量名称	选项或定义
医院特征及改革参与信息	医院名称、等级与所在地区	/	受访者据实填写
	合作医院名称、等级与所在地区	/	受访者据实填写
	合作年份	/	受访者据实填写
	管理层来源	管理层	本地政府任命、合作医院委派、本医院任命、社会招聘或其他
	规章制度有否变化	制度	沿用本院、移植合作医院、合作方参与、上级要求及自主改革
	周派出/接受下沉人数	周下沉数	≥16、10~15、6~9、3~5、不定
	人才周下沉时长	下沉时长	常驻，2 天以上/周，1~2 天/周，1 天以下/周，不定
	50%以上下沉人才结构	人才结构	正高为主、副高为主、主治医师为主、住院医师为主及其他
	下沉人才相关费用承担	下沉费用	地方专项经费、合作医院补贴、双方分担、独力承担及其他
	人才培训方式（去向）	培训	合作医院、下沉专家培训、其他机构、自主培训及无培训
	下沉人才工作和生活帮助	人才支持	食宿、租房补贴、交通补贴、同本院待遇、地方政府补贴
改革影响与评价	卫生资源下沉改革总体效果	总效果	1~5 为非常有效、比较有效、效果明显、作用不大、效果不佳
	改革可持续性	可持续性	1~5 为完全持续、较可持续、勉强维持、依赖政府、不可持续
	改革对成本负担影响	负担	1~5 为难以承受、成本较大、负担可控、成本较低、没有负担
	患者就医吸引力	吸引力	定义同"总效果"
	就诊患者满意度	患者满意度	1~5 为极大提升、明显提升、小幅提升、影响不大、效果不佳
	医护人员职业满意度	执业满意度	定义同"患者满意度"
	对医院医疗收入影响	收入	定义同"患者满意度"
	感知的人才下沉积极性	积极性	1~5 为很高、较高、中等、较小、消极
	导师制带教/新业务推广	导师制	1~5 为很高、较高、中等、有进步、无效果

续表

变量类型	问题项	变量名称	选项或定义
改革影响与评价	下沉人才传帮带作用	医疗技能	定义同"导师制"
	与合作医院的管理摩擦	管理摩擦	1~5 为很多、较多、常见、很少、不存在
	对医疗暴力发生率影响	医疗暴力	1~5 为大幅下降、明显下降、略有下降、没有影响、有所上升
	对医疗环境影响	医疗环境	1~5 为大幅改善、明显改善、略有改善、没有影响、有所恶化

(2) 医生问卷。笔者设计了包含人口特征、卫生资源下沉改革以及主要需求层次变量的医生调研问卷（见表 8-2）。所有有序变量均采用 5 点计分法。其中，医生反应变量包括 2 个问题项，分别为改革对其从医满意度的影响和改革参与意愿。对马斯洛需求层次理论涉及的 4 个前置变量，安全需求涉及医疗暴力发生率和反医疗暴力法律环境，前者以所在医院医疗暴力（推搡/殴打）频度和自身亲历医疗暴力频度为度量，后者以政府保护力度来测量。生理需求考虑改革后的收入和工作强度变化，尊重需求用改革后医患信任改善程度和所在医院对下沉医生的关爱度来衡量，自我实现需求用改革对职称晋升和医疗技能的影响衡量。控制变量中，人口特征变量包括所就职医院等级、年龄、受教育程度、工作年限、职称和参与改革经历共 6 方面。改革潜变量则考虑改革认知度、支持度以及改革效果评价三个方面。

但将以上问卷用于上海调研时，我们根据上海改革侧重一级医院的特征进行了调整。主要调整是：①改革诸变量中去掉了"所在医院对改革重视度"问题项，但增加了医生基层工作激励政策效果、家庭医生合理性问题项，其定义同"改革认知度"。②因松散型医联体的缘故，尊重需求中去除了"所在医院对下沉医生关爱度"问题项，生理需求增加了"工作环境"问题项，1~5 分别为"明显下降""有所下降""没有变化""有所提高""明显提高"。③自我实现需求变量中将"职称晋升"调整为"职业发展"以刻画改革后的基层医院职业发展空间，其定义同"工作环境"。

表 8-2　　　　　　　　医生问卷设计、变量及其定义

变量类型	问题项	变量名称	定义
反应	改革对从医满意度的影响	满意度	1~5 分别为下降、不变、有所提高、明显提高和大幅提高
	对卫生资源下沉改革的参与意愿	参与意愿	1~5 分别为很低、较低、尚可、较高和很高

续表

变量类型	问题项	变量名称	定义
人口特征	就职医院等级	医院等级	1为三级医院，0为二级及以下医院
	年龄	年龄	1~5分别为≤30，31~40，41~50，51~60和≥61岁
	受教育程度	教育层次	1~5分别为中专、大专、本科、硕士和博士
	工作年限	工龄	1~5分别为≤2，3~5，6~10，11~20和≥21年
	改革参与经历	经历	1为是，0为否
	职称	职称	1~5分别为助理、住院、主治、副主任和主任医师
改革	对卫生资源下沉改革的认知度	认知度	定义同"参与意愿"
	对卫生资源下沉改革的支持度	支持度	定义同"参与意愿"
	感知的卫生资源下沉改革效果	改革效果	定义同"参与意愿"
	所在医院对改革重视度	重视度	定义同"参与意愿"
安全需求	所在医院5年内暴力（推搡/殴打）频度	暴力频度	1~5分别为从未、很少、偶尔、经常和频繁
	5年内亲身经历暴力（推搡/殴打）频度	亲历暴力	1~5分别为从未、很少、偶尔、经常和频繁
	政府部门保护医生安全力度	政府保护	定义同"参与意愿"
生理需求	改革后收入增长程度	收入	定义同"满意度"
	改革对工作强度影响程度	工作强度	定义同"满意度"
尊重需求	改革后患者对医生信任改善程度	信任度	定义同"满意度"
	所在医院对下沉医生关爱度	关爱度	定义同"参与意愿"
自我实现需求	改革对职称晋升的促进程度	职称晋升	定义同"满意度"
	改革对医疗技能提升的影响程度	医疗技能	定义同"满意度"

8.1.3 实证方法

因问卷样本覆盖下沉医院和接受下沉医院（医院管理者调研），以及不同等级医院组和有否"下沉"经历医生（医生调研），所以我们在医院和医生实证研究中除频数、比重等描述性统计外，还使用方差分析

(ANOVA)方法检验不同组别间差异是否具有统计学意义。对不同等级医院医生样本,如果ANOVA分析中F检验值达到显著性($\alpha=0.05$),则表明不同组平均数之间的差异具有统计学意义,我们接着对不同等级医院组使用多重事后比较方法和LSD(Least-Significant Difference)方法进行检验。

对医生调研数据,我们还使用回归模型分析其行为之影响因素。这一实证分析仍以马斯洛需求层次理论为理论基础,但扩展引入了卫生资源下沉改革和人口特征两类控制变量(见图8-1)。因社交需求并非医生满意度和改革参与意愿反应的主要考量,建模中不考虑此一层次需求。一般而言,医生的从医满意度和改革参与意愿反应受其执业环境带来的不同层次需求满足程度的影响,需求满足程度越高,其反应强度应会趋于上升。基于经济学中的效用理论,可设定U为医生感知的从医将带来的效用水平,它受不同需求层次变量以及控制变量(Control)的影响,EU_1则表示社会平均的就职带来的效用水平,ΔU为相对社会平均水平的效用值,由此可得:

$$\Delta U = U(D_1, D_2, D_3, D_4, Control) - EU_1(D_1, D_2, D_3, D_4) \qquad (8-1)$$

其中,Control包括卫生资源下沉改革和医生的人口特征变量,以控制改革的外生影响和特定组别医生的平均个人特征。其中,卫生资源下沉改革会循着两个途径影响医生的从医效用。其一是其实质性改变了从医职业的收入、尊重和职业发展等变量,它已经进入不同需求层次潜变量。其二是包括改革信息是否被医生认知以及改革效果变量,它外生于单体医院,这是我们建模中纳入的改革控制变量。

假设医生反应(Y)由相对社会平均水平的从医效用值ΔU决定,即有$Y=f(\Delta U)$。对不同需求满足程度潜变量取差分,可得到其所受改革的影响,同时将改革和人口特征作为控制变量引入模型,可得到以下待估计方程:

$$\Delta Y = F(\Delta D_1, \Delta D_2, \Delta D_3, \Delta D_4, Control) \qquad (8-2)$$

我们采用SPSS 23.0统计学软件进行数据分析。因本章中应变量为有序多分类变量,将采用有序Logistic回归分析不同需求层次变量与医生反应之间的关系,差异显著性检验水准为$\alpha=0.05$。

8.1.4 问卷发放

本章研究中涉及的医院管理者数据来自我们于2018年9月至2019年6月对浙江参与改革医院管理者的调研访谈。访谈对象为受访医院的院长/副院长等高管以及参与下沉改革的相关科室负责人,包括下沉医院和接受下沉医院两种类型,覆盖参与改革的三级、二级和一级医院,共成功访谈59位医院管理者。

医生数据分别来自课题组对浙江和上海两地医生的问卷调研。其中,浙江医生调研时间为2018年6月至2019年3月,使用方便抽样方法。课题组对包括杭州、嘉兴、湖州、宁波、丽水和衢州等地共36家参与卫生资源下沉医院的医生进行访谈并发放问卷。浙江调研共获得720份医生问卷,其中有效问卷671份,有效率为93.19%。

上海医生调研时间为2020年1月至2020年8月,课题组首先对不同等级医院进行分层抽样,抽取出上海26家参与卫生资源下沉改革的不同等级医院,受疫情影响,主要通过上海市卫生健康委员会和医疗保障局向样本医院发放电子问卷。共获得443份问卷,其中有效问卷440份,有效率为99.32%。

以上涉及的电子问卷均首先由计算机自动检查问卷的完整性并结合人工剔除不合格问卷,纸质问卷由经培训的工作人员在访谈中逐一问询并检查问卷的完整性。

8.2 医院管理者的改革认知与评价

作为亲历者的医院管理者如何认知和评价卫生资源下沉改革对其所在医院的影响是改革效果评估的最重要内容之一。本节基于浙江不同等级医院管理者的调研访谈数据来呈现这一改革对医院方的影响,同时归纳改革的若干特征事实以印证本书第3~4章的分析和观点。本节共纳入59位医院管理者作为调研对象,其中,作为下沉医院的管理者41名,接受下沉医院管理者18名,问卷数据的Cronbach's α系数为0.946,显示信度良好。以下从改革参与者认知的若干特征事实以及认知的改革效果两方面进行报告。

8.2.1 医院管理者认知的若干特征事实

第一方面,卫生资源下沉改革的最核心举措是高等级医院医生向低等级医院的"下沉"。根据调研数据可见(见图8-2),下沉人才结构中主要以副高职称和中级职称医生为主。其中,下沉医院管理者报告的下沉人才结构中,仅有1位受访者报告正高职称为主,占受访者比重为2.4%;但分别有20位和18位受访者报告副高职称和中级职称为主,占全部下沉医院受访者比重分别为48.8%和43.9%。相比较,接受下沉医院子样本中,有3位受访者报告下沉医生结构以正高职称为主,占比为16.7%;但报告副高职称和中级职称为主者分别为8位和6位,占比为44.4%和33.3%,两者均占下沉人才结构的最主要比重。相形之下,住院医师和其他人才则占比极小。以上特征与我们对卫生资源下沉改革的一般观察相吻合。亦即,正高职称医生均为各高等级医院运营的核心,其从所就职医院短时期抽离并稳定嵌入接受下沉医院易影响所就职医院生产函数的运行。而且,就激励角度而言,一般的做法是将参与下沉改革经历作为考核和职称评审条件,它对仍需要职称晋升的中级和副高职称医生是有力的约束,但对于正高职称医生则缺乏如此激励。最后,按照改革目标和调研地的改革政策,要实现对低等级医院的溢出并助力后者诊疗能力提升,较丰富执业经历和中级及以上职称医生又是改革所需。

第二方面特征事实是下沉人才数量和时长。从周下沉人才数量看,受访下沉医院管理者报告(≥16人)区间的为9位,占比22.8%;周下沉人才数量为6~9人区间的受访者比重最高,达29.3%(12位),紧随其后的是周下沉人才量10~15人区间,占比24.4%(10位);而下沉人才量5人及以下则占比最小。相比较,接受下沉医院中,报告周接受下沉人才数量亦以6~9人区间占比最高,达33.3%(6位);除报告(≥16人)区间报告数量为0外,其余区间比重差别不大。显然,因下沉医院一般规模较大,接受下沉医院则规模较小,且前者可能需要与1家以上低等级医院建立稳定的下沉关系,导致其下沉人才数量分散在多家接受下沉医院,在后者之观察中对应的下沉人才数量可能因摊薄而相对较小。但即便如此,以上报告的下沉医院之人才下沉量仍需要满足本书第4章理论分析中强调的以不妨碍自身生产函数运行为前提。因而,考虑到高等级医院较大的诊疗量和普遍的拥堵,其能抽离的要素数量是有限的。

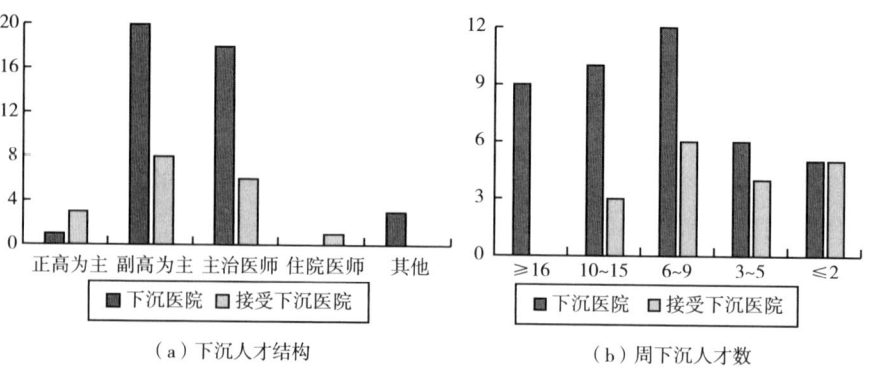

(a)下沉人才结构　　　　(b)周下沉人才数

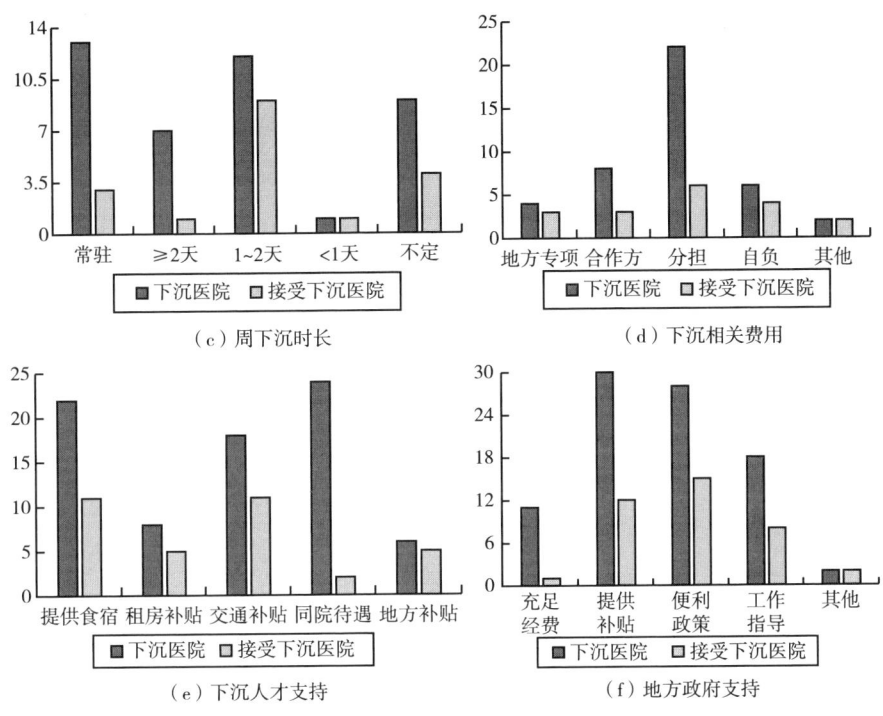

图 8-2 卫生资源下沉改革的若干特征事实

数据来源：作者根据医院管理者调研结果绘制。

注：总样本量为59，单位为人。

从周下沉时长看，下沉医院受访者中有13位报告有常驻下沉人才，居周下沉时长诸区间的最大比重（31.7%），随后是周下沉时间1~2天区间，占比29.3%，再之后是下沉时长不定者（9位），占比19.5%。而接受下沉医院受访者中，反映周下沉时长为1~2天者有最大比重（50.0%），但反映其有常驻下沉人才的受访管理者亦有3位，占比16.7%。以上结果反映了卫生资源下沉改革中，下沉医院在与接受下沉医院达成合作协议后，往往会向后者派遣承担管理职责的常驻人员，亦会将下沉医生数量调试到不影响自身生产函数运行的状况，这一条件同样因对下沉人才工作、生活便利性造成较低困扰而易于得到医生的欢迎。

第三方面观察到的特征事实与下沉改革的成本分担和维持激励有关。因下沉改革涉及人才抽离和（异地）再嵌入所需的直接和间接成本，为激发医生群体的改革参与，必须引入针对下沉医生个体的成本补偿和激励政策。从调研结果看［见图8-2（d）］，下沉医院管理者报告认为，由双方分担下沉相关成本的受访者达22人，占比最高（53.7%），但下沉医院自负以及要求接受下沉医院承担亦占相当比重,反映前者的受访者占比14.6%(6位),反映后者受访者占比为19.5%(8位),还有4位受访者反映受援地方政府财政专项资金可以支付相关成本。相对照,接受下沉医院受访者中,反映双方分担比重亦最高(33.3%),自付、合作方承担或者地方政府专项来负担亦有相近比重。总体上,如不考虑上级政府角色,下沉相关成本由双方分担较为常见,但考虑到受援地地方政府财政能力以及接受下沉医院等相关方的支付能力与博弈能力,则成本由单方承担或由地方政府支持,仍是具有明显可能性的情形。在成本由双方分担时,为使得下沉医院有所激励,更高层级政府的成本补偿和激励显然是必要的。这从我们在第3章中描述的调研地省级政府专门设立财政专项补偿改革成本的讨论中可得到反映。

更进一步,具体到医院方对下沉人才提供的工作和生活方面帮助和支持政策,图8-2(e)给出了包括提供食宿、住房补贴、交通补贴、同院待遇以及地方政府补贴等政策的受访者反应结果。可见,下沉医院受访管理者报告的最主要支持政策包括同院待遇(24位)、提供食宿(22位)、交通补贴(18位),租房补贴和地方政府补贴则相对较少。作为对比,接受下沉医院受访管理者则认为,提供食宿和交通补贴均占比最高(61.1%),但同院待遇则最低。究其原因,因下沉人才系短期从所就职医院抽离,其劳动雇佣和工作岗位、收入主要从所就职医院获得,以同院待遇使其获得一般不低于在岗之平均薪酬和待遇条件,是获得下沉医生支持的重要条件。而为其提供远离就职工作地到下沉地的工作生活便利,更是下沉改革生效的必备条件。这一工作便利性自然包括异地往返之食宿和交通支持。至于接受下沉医院,因不需要考虑雇佣关系,则其提供的支持更多限于当地食宿、交通之便利条件。与以上结果相对应,下沉医院和接受下沉医院均反映了从受援地地方政府处获得支持的呈现方式:对下沉医院,它主要以提供补贴和便利政策来呈现,占比分别为78.0%和68.3%;接受下沉医院也大体给出了类似反应,但相对照,因补贴主要用于下沉人才相关成本,后者更关注的是从地方政府处得到的便利政策(83.3%),而提供补贴则占比略低(66.7%)。

8.2.2 医院管理者认知的改革效果

我们首先报告医院管理者对卫生资源下沉改革的总体评价。由表8-3可见,"改革总体效果"评价中,所有受访者中认为"效果明显""比较有效""非常有效"者合计占比达到91.6%,其中,认为"效果明显"

"比较有效"者占比最大,分别为 41.7% 和 39.0%。如区分子样本,下沉医院管理者有更大的受访者比重认为"比较有效",占比达 43.9%,继之以认为"效果明显"者(36.6%),仅有 4 位受访者认为"作用不大",但持"效果不佳"之负面观点者数量为 0。相对照,接受下沉医院受访者中,认为"效果明显"者比重最高(55.6%),仅有 1 位受访者表达了负面评价。而且,我们使用 ANOVA 方法对两个子样本之均值进行比较,可发现两者之间不存在显著差异($P=0.424$),由此,我们可以认为,受访医院管理者总体上给予了卫生资源下沉改革很正面的效果评价。更进一步,就这一改革是否可以持续的问题,全样本中有压倒性的观点认为"较可持续",给出这一选项的受访者达 42 位(70.0%),加上反映"完全持续"者合计比重为 78.3%,但认为"依赖政府""不可持续"者占比为 8.4%,反映改革可"勉强维持"者则相对中性。同前,在区分下沉医院和接受下沉医院子样本后,均体现出了与全样本类似的调研结果,反映"较可持续"者占比最大而负面评价者比重不超过 10%。ANOVA 估计结果同样认为这两个子样本之均值不存在显著差异($P=0.518$),因而,调研结果可以给出医院管理者视角下卫生资源下沉改革可持续性较高的结论。

表 8-3　　受访医院管理者认知的改革总效果和可持续性

问题项		全样本	下沉医院	接受下沉医院	ANOVA 结果
改革总体效果	非常有效	6 (10.2)	4 (9.8)	2 (11.1)	F = 0.649 P = 0.424
	比较有效	23 (39.0)	18 (43.9)	5 (27.8)	
	效果明显	25 (41.7)	15 (36.6)	10 (55.6)	
	作用不大	4 (6.7)	4 (9.8)	0 (0)	
	效果不佳	1 (1.7)	0 (0)	1 (5.6)	
改革可持续性	完全持续	5 (8.3)	2 (4.9)	3 (16.7)	F = 0.424 P = 0.518
	较可持续	42 (70.0)	31 (75.6)	11 (61.1)	
	勉强维持	7 (11.7)	4 (9.8)	3 (16.7)	
	依赖政府	4 (6.7)	3 (7.3)	1 (5.6)	
	不可持续	1 (1.7)	1 (2.4)	0 (0)	

注:评价结果中括号内为比重,单位为%;括号外为受访者人数,单位为人。下同。

由于卫生资源下沉改革重在以人才下沉促进对低等级医院的溢出效应,我们接下来报告卫生资源下沉改革的人才渠道激励及作用(见图 8-3)。如我们之前分析过的那样,卫生资源下沉改革实施中往往以双方签订协议建立托管关系或者成立医联体为载体，这一组织形式很自然地可以降低双方之间信息和要素流动的交易成本。由图8-3（a）可见，下沉医院和接受下沉医院受访管理者都将到合作医院培训和由下沉专家培训作为后者获得人员/技能培训的主要方式，全样本中分别有23位和24位受访者报告了合作医院培训和由下沉专家培训的结果，合计占比79.7%，其他机构培训则为20.3%，这显示因交易成本缩减之故，卫生资源下沉改革助力了接受下沉医院更多选择合作医院和下沉专家进行培训，这一结果在两个子样本中基本一致。我们还可引申分析至医院管理者认知的下沉人才之积极性。由图8-3（b）可见，在下沉医院和接受下沉医院子样本中，分别有37和17位受访者给出了"中等""较高""很高"的认知，合并比重分别达到90.2%和94.4%，给出"较小""消极"评价者均占比较小，方差分析表明这两个子样本均值间没有显著差异（$P=0.288$），表明医院管理者视角的下沉人才积极性均较为正面。

这一改革最关注的下沉人才对低等级医院的溢出效应可表现在导师制效果和传帮带作用上。下沉医院受访者中反映导师制效果"较好"之比重最高（53.7%），随后是反映"中等"者（26.8%）；相比较，接受下沉医院受访者则反映"中等"效果占比最高（44.4%），继之者为效果"较好"（27.8%）。但两个子样本中认为"无效果"者均为0。而且，ANOVA估计结果同样显示子样本均值间无差异（$P=0.581$），我们可认为医院管理者高度认可下沉人才实行导师制带教和推广新业务的效果。至于下沉医生的传帮带作用，认为其效果"中等"者在下沉医院和接受下沉医院中占比均为最大，分别达到73.2%和88.9%，但也有3位下沉医院受访者和1位接受下沉医院受访者认为"无效"，虽然后者比重很低，但可能反映了微观上的导师制下的下沉医生个案之正向效果和总量上的下沉医生群体之宏观效果认知的微妙差异。但即便如此，综合以上两个指标分析，医院管理者总体上观察到了下沉人才带来的较为正面的溢出效应。

接下来我们深入到卫生资源下沉改革对医院运行的多方面影响评价中进行分析。我们报告的指标包括受访者所在医院对患者的吸引力、患者满意度、医护人员职业满意度及其医疗收入四个方面（见表8-4）。这些问题项系针对管理者所在医院，因此我们区分下沉医院和接受下沉医院分别进行报告。下沉医院总体上反映其对患者吸引力"极大提升""明显提升""小幅提升"者合计占比为97.5%，患者满意度的这三个回答项合计占比为75.6%。接受下沉医院似乎给出了改革之于患者吸引力的更乐观答案，以上述及的三个回答项占比达到100%。亦即，所有受访者都认为改

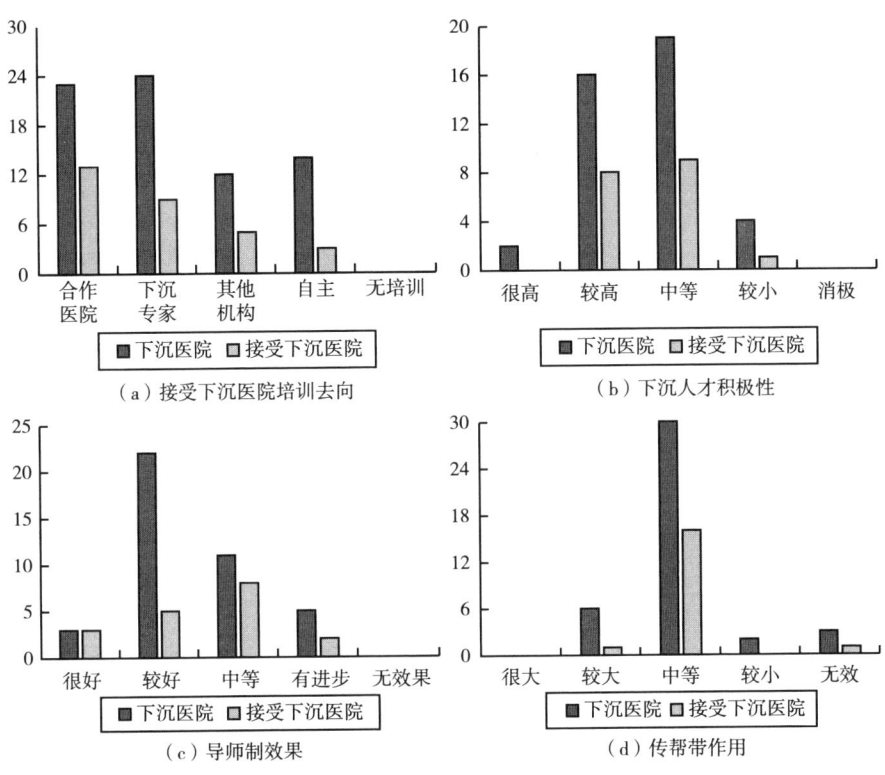

图 8-3 卫生资源下沉改革的人才渠道激励及作用

数据来源：作者根据医院管理者调研结果绘制。

注：总样本量为59，单位为人。

革有助于其所在医院更好地吸引患者；也有83.3%的受访者认为其所在医院诊疗的患者满意度有上升，仅有16.7%的受访者认为患者满意度"影响不大"。由此，管理者视角观察的改革对患者的影响颇为正面，两类医院均出现了吸引力增强的结果，患者满意度提升也得到证实。

接下来深入受访管理者所在医院层面。由表8-4可见，下沉医院管理者认为改革对其所在医院医护人员之职业满意度有正向影响的比重为68.3%，另一子样本中则占83.3%，而且，没有反映职业满意度受到负面影响的受访者案例。对这一结果的解释在于，卫生资源下沉改革总体上有助于缓解高等级医院的拥堵，同时提升低等级医院的诊疗能力和资源利用率，它们都有助于产生对医护人员的正向效用从而提升职业满意度。虽然我们预期低等级医院会受益更大，但 ANOVA 估计结果却没有显示出两类医院子样本之间医护人员职业满意度的差异性（$P=0.462$）。最后来观察改革之于不同类型医院医疗收入的影响。下沉医院受访管理者反映最高的是"影响不大"选项（48.8%），继之以"小幅提升"（34.1%），还有17.1%的受访者反映其医疗收入"明显提升"。相对照，接受下沉医院有50.0%的受访者认为其医疗收入"小幅提升"，"影响不大"和"明显提升"具有相同的比重（22.2%）。显然，两个子样本中均没有受访者反映其医疗收入出现改革"效果不佳"之负面情形。虽有担忧认为以医联体为载体的卫生资源下沉改革会导致高等级医院"虹吸"患者资源导致接受下沉医院受损，也有下沉后患者回归低等级医院使得高等级医院受损的担忧，但本节的医院管理者访谈结果似乎能明显削弱这些担忧，缓解拥堵和重新吸引患者两者在下沉医院和接受下沉医院间实现了共存，使得卫生资源下沉改革产生了帕累托改善的结果。

表8-4 受访医院管理者认知的改革之于医院的影响

评价	患者吸引力		患者满意度		职业满意度		医疗收入	
	a	b	a	b	a	b	a	b
极大提升	2 (5.0)	1 (5.6)	1 (2.4)	0 (0)	0 (0)	0 (0)	0 (0)	1 (5.6)
明显提升	13 (32.5)	8 (44.4)	10 (24.4)	7 (38.9)	10 (24.4)	4 (22.2)	7 (17.1)	4 (22.2)
小幅提升	24 (60.0)	9 (50.0)	20 (48.8)	8 (44.4)	18 (43.9)	11 (61.1)	14 (34.1)	9 (50.0)
影响不大	1 (2.5)	0 (0)	10 (24.4)	3 (16.7)	13 (31.7)	3 (16.7)	20 (48.8)	4 (22.2)
效果不佳	0 (0)	0 (0)	0 (0)	0 (0)	0 (0)	0 (0)	0 (0)	0 (0)
ANOVA	$F=0.920/P=0.341$		$F=1.334/P=0.253$		$F=0.517/P=0.462$		$F=0.864/P=0.357$	

注：a为下沉医院子样本，b为接受下沉医院子样本。评价结果中括号内为比重，单位为%。

最后来分析卫生资源下沉改革的若干关联效应。因下沉医院和接受下沉医院之合作涉及两个原彼此独立、企业文化差异颇大的微观主体，由前者委派管理者进入后者管理层并协调实现下沉人才嵌入后者生产函数，必不可免地面临以管理摩擦为表征的新增组织成本。由表8-5可见，无论是下沉医院还是接受下沉医院之受访管理者均报告了较多存在的管理摩擦现象。对下沉医院，65.9%的受访管理者认为管理摩擦"常见"，另有29.3%和2.4%受访者认为"较多""很多"，仅有1位受访者认为"很少"。相比较，接受下沉医院管理者也赞同管理摩擦"常见"的观点（61.1%），认为"较多"者亦占27.8%。ANOVA分析也未发现这两个子样本间存在显著差异（$P=0.206$），这提醒改革发起者和参与改革的不同等级医院要注意遴选有力的管理者并制度化协调、化解管理摩擦问题，以润滑促进前述的改革之溢出效应充分实现。

此外，我们还可发现卫生资源下沉改革产生了改善不同角色医院医疗环境和降低医疗暴力发生率的作用。由医院管理者视角看，分别有20位下沉医院管理者（48.8%）和9位接受下沉医院管理者（50.0%）报告其所在医院医疗环境"略有改善"，又分别有9位（22.0%）和8位（44.4%）受访者认为医疗环境"明显改善"，而且两个子样本中均没有受访者报告医疗环境"有所恶化"。与之前分析的不同角色医院之诊疗收入变化结果相结合，显然，这一结果从医院管理者视角印证了卫生资源下沉改革的正效应。另外，也有证据表明下沉医院和接受下沉医院管理者都认为其所在医院医疗暴力发生率有所下降。虽然接受下沉医院之均值在10%显著性水平上显著低于下沉医院（$P=0.062$），但超过60%下沉医院管理者认为医疗暴力发生率下降的结果凸显了卫生资源下沉改革因缓解拥堵带来的关联正效应，也为8.1.1节的理论分析提供了证据。

表8-5　　　　　　　受访医院管理者认知的改革之关联效应

评价	管理摩擦		医疗环境		医疗暴力发生率	
	下沉医院	接受下沉医院	下沉医院	接受下沉医院	下沉医院	接受下沉医院
1	1（2.4）	1（5.6）	3（7.3）	0（0）	0（0）	1（5.6）
2	12（29.3）	5（27.8）	9（22.0）	8（44.4）	10（24.4）	4（22.2）
3	27（65.9）	11（61.1）	20（48.8）	9（50.0）	15（36.6）	8（44.4）
4	1（2.4）	1（5.6）	9（22.0）	1（5.6）	16（39.0）	5（27.8）
5	0（0）	0（0）	0（0）	0（0）	0（0）	0（0）
均值	3.82	3.48	3.14	2.94	3.31	2.88
ANOVA	$F=1.633/P=0.206$		$F=0.737/P=0.394$		$F=3.623/P=0.062$	

注：管理摩擦赋分为1=很多、2=较多、3=常见、4=很少和5=不存在；医疗环境赋分为1=大幅改善、2=明显改善、3=略有改善、4=没有影响、5=有所恶化；暴力发生率赋分为1=大幅下降、2=明显下降、3=略有下降、4=没有影响、5=有所上升。评价结果中括号内为比重，单位为%。

8.3　浙江医生数据实证结果

在报告改革参与医院调研结果后，本节转而报告基于浙江医生调研数据的实证结果。医生群体是最直接参与卫生资源下沉改革的微观主体，但他们因要素特定性之故，面对卫生资源下沉改革这样的外生冲击对其需求满足程度的影响，主要通过职业满意度和改革参与意愿等方式进行反应。这一反应也受到同时期包括医疗暴力（执业安全）等因素的影响，并表现在医生的行为反应中，需要我们在调研和实证研究时予以合并考虑。

8.3.1 改革认知与反应调查结果

对浙江调研数据使用 SPSS 23.0 软件和信度检验发现 Cronbach's α 系数为 0.851，显示问卷有良好的信度。以下分别报告受访医生之人口学特征，及其对卫生资源下沉改革认知与反应的描述性分析和方差分析结果。

（1）人口学特征调查结果。针对 671 份有效医生问卷，受访者中三级医院占比为 71.39%，其余为包括二级和一级在内的基层医院所占比重。有下沉经历医生所在医院等级的均值（2.78 ± 0.18）显著高于无下沉经历医生的均值（2.67 ± 0.22）。有下沉经历医生的比重为 41.13%（276/671），三级医院有下沉经历医生的比重显著高于基层医院，说明下沉医生以三级医院为主，但二级医院也有一定比例医生下沉到一级医院。

相对受访者的平均水平，有下沉经历的医生以本科学历、中级和副高职称医生为主，其工龄多为 3~5 年（见图 8-4），且均显著高于无下沉经历的医生群体。此外，除报告常驻者占据周下沉时长之最大比例外，反映每周下沉 1 天以内以及 1~2 天者占比亦较高，这些结果与 8.2 节报告的医院管理者调研结果相吻合。具体结果详见表 8-6。

（2）改革认知和反应调查结果。由表 8-6 可见，受访者对下沉改革披露出了很高的支持度（均值为 4.01 ± 0.90），报告 5 = "很高" 支持度的受访者占全部样本的 34.58%，如将支持度 4 = "较高" 和 3 = "尚可" 进行加总，支持改革的受访者比重达到 96.13%。相比较，受访医生群体对改革的认知度均值为（3.52 ± 1.05），报告 5 = "很高" 和 4 = "较高" 认知度的受访者比重合计为 51.71%，认为 1 = "很低" 和 2 = "较低" 认知度的受访者比重分别为 5.07% 和 8.49%。

评价改革效果为"尚可""较好""很好"的受访医生比重合计达 94.34%，其中认为"较好""很好"受访者比重分别为 39.79% 和 29.81%，显示了医生群体普遍对卫生资源下沉改革效果有良好评价。方差分析表明，三级医院和基层医院医生的改革认知度、支持度和改革效果评分并无显著差异；在改革重视度上，三级医院医生的评分（4.20 ± 0.85）显著高于基层医院（3.93 ± 0.85）。但有下沉经历的医生群体对改革关联的 4 个

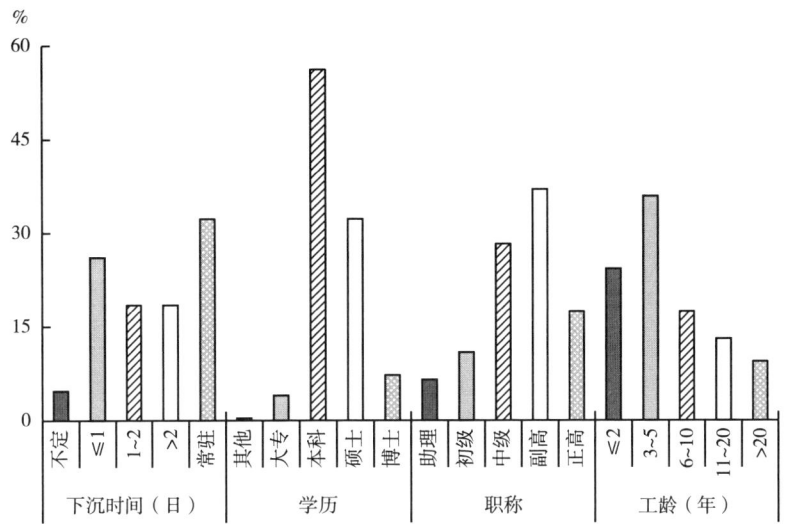

图 8 - 4　有下沉经历医生群体的人口特征分布

变量的评分与无下沉经历医生群体的差异均有统计学意义。

医生满意度的均值为（3.22±1.00），居于 3 = "有所提高" 和 4 = "明显提高" 之间，但三级医院医生的满意度均值（3.15±1.00）低于基层医院医生（3.38±0.97），差异具有统计学意义；但有否下沉经历对医生的满意度没有显著差异。虽然下沉改革参与意愿的均值（3.76±0.97）接近于 4 = "较高"，但三级医院和基层医院子样本间并无显著差异，反之，有下沉经历医生的改革参与意愿均值高于无下沉经历医生，且差异具有统计学意义。

表 8 - 6　浙江调研数据的主要变量描述性统计和方差分析结果

潜变量	测量变量	总体	三级医院子样本	基层医院子样本	下沉经历子样本	无下沉经历子样本
		样本量671	样本量479	样本量192	样本量276	样本量395
人口特征	医院等级	2.71±0.21	–	–	2.78±0.18*	2.67±0.22*
	年龄	2.16±0.82	2.17±0.83	2.13±0.82	2.38±0.80*	2.00±0.81*
	受教育程度	3.22±0.69	3.37±0.67*	2.83±0.59*	3.42±0.70*	3.08±0.65*
	工龄	3.41±1.25	3.28±1.27*	3.74±1.16*	3.53±1.25*	3.33±1.25*
	下沉经历	0.41±0.24	0.45±0.25*	0.32±0.22*	–	–
	职称	3.03±1.16	3.15±1.14*	2.73±1.14*	3.48±0.28*	2.72±1.09*

续表

潜变量	测量变量	总体 样本量671	三级医院 子样本 样本量479	基层医院 子样本 样本量192	下沉经历 子样本 样本量276	无下沉经 历子样本 样本量395
下沉改革	认知度	3.52±1.05	3.52±1.05	3.52±1.05	3.95±0.86*	3.22±1.06*
	支持度	4.01±0.90	4.00±0.91	4.01±0.90	4.15±0.88*	3.90±0.91*
	改革效果	3.93±0.91	3.92±0.92	3.93±0.88	4.02±0.92*	3.86±0.90*
	重视度	4.12±0.86	4.20±0.85*	3.93±0.85*	4.33±0.74*	3.98±0.91*
安全需求	暴力频度	2.61±0.81	2.78±0.75*	2.19±0.80*	2.62±0.82	2.61±0.80
	亲历暴力频度	1.85±0.92	1.93±0.93*	1.65±0.84*	1.80±0.90	1.89±0.93
	政府保护	3.16±1.15	3.13±1.17	3.23±1.10	3.03±1.22*	3.25±1.09*
生理需求	收入	2.77±0.94	2.73±0.90	2.86±1.01	2.75±1.05	2.78±0.85
	工作强度	3.11±0.95	3.05±0.93*	3.26±0.97*	3.15±1.04	3.08±0.88
尊重需求	信任度	3.80±0.98	3.80±1.00	3.79±0.93	3.99±0.94	3.67±0.99
	关爱度	3.90±0.91	3.89±0.93	3.93±0.86	3.93±0.89	3.88±0.93
自我实现	职称晋升	3.16±0.95	3.17±0.94	3.13±0.99	3.16±0.99	3.16±0.93
	医疗技能	3.29±0.99	3.18±0.99*	3.57±0.94*	3.22±1.04	3.34±0.95
反应	满意度	3.22±1.00	3.15±1.00*	3.38±0.97*	3.24±1.06	3.21±0.96
	参与意愿	3.76±0.97	3.77±0.96	3.76±0.97	4.04±0.86*	3.57±0.99*

注：$\bar{x}±S$ 表示均值±方差，标有"*"表示基于方差分析（ANOVA）发现存在显著的组间差异（$α=0.05$）；表内数据为问卷量表数据，无量纲，下同。医院等级取3＝三级医院，2＝二级医院，1＝一级医院。

8.3.2 不同需求层次影响调查结果

作为外生冲击的卫生资源下沉改革与其他影响医生不同需求层次满足程度的因素相嵌套并共同作用，最终形成加总的医生改革认知和反应。基此，以下报告调研中围绕不同需求层次问题项的主要结果。

（1）安全需求。受访医生对医疗暴力频度认知的均值为（2.61±0.81），回答所就职医院医疗暴力"从未""很少"的受访者比重为40.68%，亦即，认为所就职医院曾发生医疗暴力之比重为59.32%。亲历医疗暴力变量的均值为（1.85±0.92），其中报告亲历医疗暴力受访者比重为45.74%，回答医疗暴力"经常""频繁"的受访医生比重为27.75%，高于其感知到的所就职医院医疗暴力"经常""频繁"发生的比重（8.79%，59/671）。对政府保护变量评分的均值为（3.16±1.15），略高于3＝"尚可"。表8-6的方差分析结果还表明,三级医院医生报告的 2 个医疗暴力发生频度变量的均值都高于基层医院,且差异具有统计学意义。

(2) 其他层面需求。衡量生理需求的收入变量均值为（2.77 ± 0.94），介于 2 = "不变"和 3 = "有所提高"之间，但工作强度变量的均值为（3.11 ± 0.95）。除此之外，其余层面需求变量的均值都处于 3 = "有所提高"和 4 = "明显提高"之间。受访医生评价医患信任改善和职称评审所受影响"较高""很高"的比重合计为 57.53% 和 32.93%，39.79% 的受访医生认为其技能"明显提高"或"大幅提高"。方差分析表明，三级医院和基层医院之间收入变量间差异不显著，但工作强度差异具有统计学意义：基层医院工作强度提升的均值（3.26 ± 0.97）高于三级医院（3.05 ± 0.93）。除此之外，三级医院和基层医院受访医生报告的医疗技能提升程度差异具有统计学意义：三级医院的均值为（3.18 ± 0.99），基层医院为（3.57 ± 0.94）。对政府保护之外的其他需求层次变量，有否下沉经历医生间的差异均不具有统计学意义。

8.3.3 医生满意度和改革反应影响因素实证结果

本节我们以式（8-2）为实证模型，分别以医生满意度和改革参与意愿为应变量，又分别以高满意度（5 = "大幅上升"）和高参与意愿（5 = "很高"）为参照组，在控制人口特征和下沉改革变量后，以医生的不同层次需求为自变量，采用强迫回归方法进行有序 Logistic 回归分析。检验发现，主要变量间相关系数均低于 0.60，显示不存在明显的多重共线性。以下报告主要的实证结果。

由表 8-7 可见，测量安全需求的 2 个医疗暴力频度变量并不显著影响从医满意度，但政府保护变量显著影响医生的满意度（OR = 1.546，95% CI：1.287 ~ 1.858）。这一结果并不能解释为医疗暴力频度对医生没有显著影响。已有研究发现暴力发生率较高的三级医院医生表现出了比基层医院医生更低的工作积极性、子女学医支持度以及更强的高风险患者识别意愿（王淑红等，2020）。其解释在于，从医所面临的要素特定性和职业锁定使医生很难再次进行职业选择，而只能选择从医时的有限行为反应。其表现是，为降低医疗暴力风险，需在接诊时通过"小心诊疗""多做检查"和"劝说转院"等识别和应对高风险患者，其引致结果是降低的医疗服务可及性和增高的医疗成本（Sun et al.，2016）。医生反应还表现为降低的工作积极性，它与医疗暴力带来的从医效用明显降低直接相关，还进一步延伸至其家庭成员，即对其子女学医的支持度明显降低，以实现跨代的职业再选择（蒋廷玉和葛灵丹，2019；黄冲，2014）。因此，由政府提供更有力的执业安全保护有利于医生群体感知到安全需求实现程度的提升，对于促进医生群体的满意度有重要影响。

相比较，衡量生理需求的两个变量——收入和工作强度均对医生满意度有显著影响（OR = 1.464 和 1.483；95% CI：1.170 ~ 1.832/1.198 ~ 1.836）。这一结果表明，以绝对收入和工作强度相除的相对收入仍是影响医生反应的重要因素，只不过，因要素特定性之故，这一因素并不表现为收入决定的雇主选择和工作地调整，而表现为满意度及其执业时的工作积极性和高风险患者识别等方面。同样，刻画尊重需求和自我实现需求的 4 个变量也对医生满意度具有显著影响，它表明了医生行为反应的多维度因素之影响。改革发动者和承担改革使命的不同等级医院可以通过提升医生感知的尊重程度并扩展其职业发展空间而增加医生满意度。这一结论支持了本章 7.1 节中基于马斯洛需求层次理论所揭示的不同需求满足程度影响医生满意度的观点。

更重要的，我们来观察医生改革参与意愿的影响因素。由表 8 - 7 可见，医患间信任度和医院对下沉医生关爱度均产生显著影响，其 OR 值分别为 1.706（95% CI：1.263 ~ 2.305）以及 1.535（95% CI：1.209 ~ 1.949）。以上两个指标均用来刻画医生所感知的尊重需求满足程度。显然，得到提升的受尊重程度会激发医生群体的正向执业反应，它既作用于以满意度为表现的职业态度，也显现为对卫生资源下沉改革的响应和主动参与意愿。相类似，我们在模型中引入的改革认知度和改革效果变量也显现出了对改革参与意愿的显著影响。其中，改革认知度之 OR 值为 2.908（95% CI：2.309 ~ 3.662），这一结果表明，通过多种方式令医生充分认知改革相关信息，有助于其做出支持和参与改革的行为反应。同样，改革效果之显著影响（OR = 3.786，95% CI：2.743 ~ 5.227）说明，因卫生资源下沉改革可缓解高等级医院拥堵并助力提升低等级医院的诊疗能力和对患者的吸引力，不同等级医院医生均可从中获益，医生个体从改革中获益的状况显然会改善其对改革的参与意愿。

表 8 - 7　　浙江受访医生反应的有序 Logistic 模型估计结果

变量	强迫回归模型 1：满意度				强迫回归模型 2：改革参与意愿			
	系数	标准误	OR 值	95% 置信区间	系数	标准误	OR 值	95% 置信区间
医院等级	-0.381	0.212	0.683	0.451 ~ 1.036	-0.152	0.226	0.859	0.552 ~ 1.339
年龄	0.091	0.153	1.095	0.812 ~ 1.477	0.032	0.162	1.032	0.752 ~ 1.417

续表

变量	强迫回归模型1：满意度				强迫回归模型2：改革参与意愿			
	系数	标准误	OR值	95%置信区间	系数	标准误	OR值	95%置信区间
受教育程度	0.057	0.141	1.058	0.803~1.396	-0.016	0.148	0.984	0.736~1.316
工龄	-0.087	0.095	0.916	0.761~1.103	-0.104	0.097	0.901	0.745~1.090
职称	0.061	0.115	1.063	0.848~1.332	0.313*	0.121	1.367	1.079~1.732
经历	0.101	0.188	1.106	0.766~1.598	0.343	0.196	1.409	0.960~2.067
认知度	-0.017	0.102	0.984	0.805~1.201	1.067**	0.118	2.908	2.309~3.662
改革效果	0.221	0.151	1.247	0.927~1.678	1.331[a]	0.165	3.786	2.743~5.227
暴力频度	0.128	0.127	1.136	0.886~1.457	0.089	0.134	1.093	0.841~1.421
亲历暴力频度	0.054	0.104	1.055	0.861~1.294	-0.068	0.109	0.934	0.755~1.156
政府保护	0.436*	0.094	1.546	1.287~1.858	0.072	0.097	1.075	0.889~1.299
收入	0.381**	0.115	1.464	1.170~1.832	0.040	0.118	1.041	0.827~1.310
工作强度	0.394**	0.109	1.483	1.198~1.836	0.076	0.110	1.079	0.869~1.339
信任度	0.442**	0.147	1.556	1.165~2.077	0.534**	0.154	1.706	1.263~2.305
关爱度	0.286*	0.120	1.331	1.053~1.684	0.429**	0.122	1.535	1.209~1.949
职称晋升	0.428**	0.117	1.534	1.220~1.927	-0.002	0.116	0.998	0.795~1.254
诊疗技能	1.054**	0.137	2.870	2.195~3.752	0.054	0.137	1.056	0.811~1.374

注：标有"**"项表示$P<0.01$；标有"*"项表示$P<0.05$。

8.4 上海调研数据实证结果

为评估松散型医联体情境下医生群体可能的不同反应特征，并与浙江医生调研和实证结果进行比较，我们进一步独立开展了针对上海医生群体的调研。与浙江改革侧重县级医院不同，上海改革更侧重一级医院（社区卫生服务中心）。因此，上海调研所获得的34家医院440份有效医生问卷中，一级医院医生占比为58.6%，三级医院为35.7%。调研数据的Cronbach's α系数为0.896，显示问卷的信度较好。以下报告基于上海调研数据的描述性统计、方差分析和回归结果。

8.4.1 改革认知和反应调查结果

上海调研样本中,本科教育程度占比为56.1%,10年以上工龄医生占比为59.8%,主治医师占比为51.8%,有下沉经历医生的比重为53.0%,占比均超过半数。但需要说明的是,报告有"下沉"经历医生中,来自二级和三级医院的比重为31.91%,有大量一级医院医生认为其参与"家庭医生签约"等即意味着参与改革,占全部受访一级医院医生的62.50%。

(1) 改革认知度。由表8-8可见,受访医生群体对改革认知度的均值为(3.27±0.88),认知度5="很高"和4="较高"的受访者比重合计为36.8%。ANOVA分析结果表明,一级等级医院的医生改革认知(3.38±0.85)显著高于二级和三级医院受访者,后两者之间无显著差异。但有过下沉经历的医生改革认知度(3.39±0.90)之均值显著高于没有下沉经历的医生(3.14±0.83)。相对照,不同等级医院和有否下沉经历医生群体间没有显著的改革支持度差异,但支持度均值处于高位,其均值为(3.65±0.85)。

(2) 改革评价。改革效果评价的均值为(3.28±0.86),认为改革效果"正面""较好""很好"的受访医生比重合计达85.7%。医生基层工作激励政策效果评价的均值为(3.22±0.87),认为"正面""较好""很好"受访医生比重合计达84.5%。这表明医生群体普遍对卫生资源下沉改革效果有较好评价,医生对基层工作的激励政策评价也较好。一级与三级医院认知的改革效果显著高于二级医院($P<0.05$),这可能反映了上海改革突出三级医院对一级医院支持条件下,二级医院所受到关注度和改革中受益程度较小的事实。

(3) 行为反应。医生对改革后的从医满意度评价均值为(3.45±0.72),居于3="有所提高"和4="明显提高"之间。医生对卫生资源下沉改革参与意愿的均值为(3.50±0.68),认为"尚可""较高"的医生比重合计达47.3%。

8.4.2 不同需求层次影响调查结果

从安全需求看,受访医生对改革后医疗暴力发生率变化的均值为(3.07±1.01),介于3="偶尔"和4="经常"之间,有18.9%的医生认为医疗暴力发生率"经常""频繁",19.5%的医生认为"偶尔"发生。方差分析结果表明三级医院显著高于一级和二级医院,二级医院又低于一级医院。

从生理需求看，改革后收入水平、工作强度和工作环境改善的均值分别为（3.33±0.73）、（3.78±0.756）和（3.42±0.70），皆居于3＝"没有变化"和4＝"有所提高"之间，特别是工作环境的改善明显，有43.6%的医生认为工作环境有所提升或提升明显。一级医院医生感知的工作强度显著高于二级和三级医院的医生（$P<0.05$），但其收入改善幅度也高于其他等级医院医生。同前，二级医院医生感知的收入变化显著低于其他等级医院。

从尊重需求看，受访医生对改革后感知的医患信任度均值为（3.46±0.71），有46.8%的受访医生认为信任度"明显提高"或"大幅提高"。有否下沉经历以及不同等级医院受访医生的反应没有显著差异。

从自我实现需求看，受访医生认为改革对其医疗技能影响的均值为（3.54±0.68），有45.7%的医生认为"有所提高"，5.9%的医生认为"明显提高"。改革对其职业发展空间影响的均值为（3.45±0.68），其中有39.3%的医生认为"有所提高"，5%的医生认为"明显提高"。对于不同等级医院的医生，一级医院医生的医疗技能变化均值显著高于二级和三级医院，后两者之间没有显著差异；职业发展所受影响中，二级医院医生显著低于一级和三级医院医生，同样凸现了上海较为偏向一级医院的改革特征。

表8-8　上海医生数据的描述性统计、方差分析及组间比较结果

变量类型	问题项	总体	一级医院	二级医院	三级医院	下沉经历	无下沉经历
		258	25	157		235	205
人口特征	医院等级	1.77±0.94	/	/	/	1.59±0.88*	1.98±0.97*
	年龄	2.21±0.91	2.22±0.95	2.28±0.89	2.19±0.85	2.21±0.89	2.22±0.93
	受教育程度	3.11±0.78	2.86±0.59*,2	3.44±0.71*,1	2.46±0.90*,1	3.10±0.77	3.11±0.79
	工龄	1.95±0.94	2.03±0.96	1.88±0.83	1.82±0.90	1.96±0.91	1.93±0.97
	下沉经历	0.53±0.50	0.62±0.49*,1	0.48±0.51	0.40±0.49*,1	/	/
	职称	2.63±0.95	2.50±0.90*,2	3.04±1.14*,1	2.78±0.96*,1	2.72±1.00*	2.53±0.87*

续表

变量类型	问题项	总体	一级医院 258	二级医院 25	三级医院 157	下沉经历 235	无下沉经历 205
下沉改革	认知度	3.27 ± 0.88	3.38 ± 0.85 *,2	3.00 ± 0.87 *,1	3.14 ± 0.90 *,1	3.39 ± 0.90 *	3.14 ± 0.83 *
	支持度	3.65 ± 0.85	3.68 ± 0.84	3.36 ± 0.64	3.66 ± 0.87	3.69 ± 0.90	3.61 ± 0.78
	改革效果	3.28 ± 0.86	3.37 ± 0.82 *,1	2.76 ± 0.83 *,2	3.22 ± 0.90 *,1	3.34 ± 0.89	3.21 ± 0.83
	激励效果	3.22 ± 0.87	3.28 ± 0.88	2.92 ± 0.81	3.18 ± 0.85	3.24 ± 0.92	3.20 ± 0.81
安全需求	暴力频度	3.07 ± 1.01	2.99 ± 1.06	3.20 ± 0.76	3.18 ± 0.95	3.03 ± 1.04	3.12 ± 0.98
	亲历暴力频度	2.36 ± 0.56	2.32 ± 0.54 *,2	2.04 ± 0.45 *,2	2.48 ± 0.56 *,2	2.30 ± 0.56	2.43 ± 0.54
	政府保护	2.91 ± 0.96	2.97 ± 0.93	2.60 ± 1.00	2.85 ± 0.98	2.87 ± 1.00	2.95 ± 0.90
生理需求	收入	3.33 ± 0.73	3.45 ± 0.70 *,2	2.76 ± 0.66 *,2	3.23 ± 0.73 *,2	3.38 ± 0.77	3.28 ± 0.67
	工作强度	3.78 ± 0.76	3.98 ± 0.72 *,2	3.40 ± 0.50 *,1	3.51 ± 0.74 *,1	3.85 ± 0.77 *	3.70 ± 0.73 *
	工作环境	3.42 ± 0.70	3.48 ± 0.72 *,1	3.08 ± 0.70 *,1	3.36 ± 0.65	3.43 ± 0.73	3.40 ± 0.65
尊重需求	信任度	3.46 ± 0.71	3.51 ± 0.73	3.28 ± 0.45	3.40 ± 0.70	3.51 ± 0.75	3.40 ± 0.65
自我实现	职业发展	3.45 ± 0.68	3.50 ± 0.71 *,1	3.12 ± 0.44 *,2	3.41 ± 0.65 *,1	3.44 ± 0.72	3.45 ± 0.62
	医疗技能	3.54 ± 0.68	3.63 ± 0.67 *,2	3.28 ± 0.45 *,1	3.42 ± 0.69 *,1	3.59 ± 0.70	3.48 ± 0.65
反应	满意度	3.45 ± 0.72	3.49 ± 0.72	3.16 ± 0.47	3.43 ± 0.74	3.45 ± 0.77	3.45 ± 0.65
	参与意愿	3.50 ± 0.68	3.53 ± 0.71	3.24 ± 0.66	3.50 ± 0.63	3.53 ± 0.74	3.47 ± 0.62

注：$\bar{x} \pm S$ 表示均值 ± 方差；标有"*, n"分别表示基于方差分析（ANOVA）发现存在显著的组间差异（$\alpha = 0.05$）及存在显著的组内差异。医院等级取 3 = 三级医院，2 = 二级医院，1 = 一级医院。

8.4.3 定序回归模型估计结果

类同于 8.3.3 节,在相关系数检验确证不存在明显的多重共线性后,本节分别以医生满意度和改革参与意愿为因变量,高满意度(5 = "大幅上升")和高参与意愿(5 = "很高")为参照组,在控制人口特征和卫生资源下沉改革变量后,以医生的不同层次需求为自变量,采用强迫回归方法进行有序 Logistic 回归分析。

由满意度强迫回归模型(见表 8-9)可见,改革认知度的上升显著提高医生的满意度(OR = 1.552,95% CI:1.013~2.378),这表明更好的改革认知会产生对医生职业态度的正向影响。同时,暴力频度的上升负向影响医生的职业满意度(OR = 0.675,95% CI:0.524~0.871),而政府保护则对从医满意度有正向影响(OR = 2.370,95% CI:1.705~3.296),足以说明安全需求对医生满意度的重要影响。此外,收入、工作环境和职业发展空间对医生满意度的影响也具有统计学意义。

由改革参与意愿的强迫回归模型可见,所处医院等级越高的医生下沉改革的意愿越高(OR = 1.381,95% CI:1.049~1.819),改革认知度同样是促进改革参与的重要促进因素(OR = 1.738,95% CI:1.162~2.599)。虽然暴力频度不再对改革参与意愿产生显著影响,但政府保护的改善仍有助于提升改革参与意愿(OR = 1.800,95% CI:1.331~2.434)。除此之外,信任度衡量的尊重需求以及职业发展空间变量也对改革参与意愿产生显著影响。

表 8-9 上海市医生满意度和改革反应的有序 Logistic 模型估计结果

自变量	强迫回归模型:满意度					强迫回归模型:改革参与意愿				
	系数	标准误	Wald 值	OR 值	95%置信区间	系数	标准误	Wald 值	OR 值	95%置信区间
医院等级	0.248	0.150	2.739	0.098	0.955~1.719	0.323*	0.140	5.292	1.381	1.049~1.819
年龄	-0.035	0.274	0.016	0.966	0.565~1.651	0.017	0.259	0.004	1.017	0.612~1.690
工龄	-0.025	0.267	0.009	0.976	0.578~1.647	-0.106	0.251	0.180	0.899	0.550~1.471
学历	-0.376	0.217	3.012	0.687	0.449~1.050	-0.188	0.203	0.854	0.829	0.557~1.234

续表

自变量	强迫回归模型：满意度					强迫回归模型：改革参与意愿				
	系数	标准误	Wald 值	OR 值	95% 置信区间	系数	标准误	Wald 值	OR 值	95% 置信区间
职称	0.092	0.193	0.226	1.096	0.751～1.598	-0.006	0.180	0.001	0.994	0.699～1.413
下沉经历	-0.026	0.255	0.011	0.974	0.592～1.604	0.080	0.237	0.113	1.083	0.680～1.724
认知度	0.440*	0.218	4.082	1.552	1.013～2.378	0.552**	0.206	7.228	1.738	1.162～2.599
改革效果	-0.281	0.288	0.957	0.755	0.429～1.326	-0.008	0.270	0.001	0.992	0.584～1.685
激励效果	0.670	0.274	5.993	1.953	1.143～3.339	-0.024	0.259	0.008	0.977	0.588～1.621
暴力频度	-0.393**	0.130	9.161	0.675	0.524～0.871	-0.159	0.119	1.803	0.853	0.676～1.076
亲历暴力频度	0.380	0.238	2.557	1.463	0.918～2.332	0.111	0.225	0.242	1.117	0.718～1.738
政府保护	0.863**	0.168	26.320	2.370	1.705～3.296	0.588**	0.154	14.567	1.800	1.331～2.434
收入	0.600*	0.250	5.769	1.823	1.117～2.976	0.236	0.230	1.050	1.266	0.806～1.986
工作环境	0.751*	0.285	6.923	2.118	1.211～3.706	0.893**	0.274	10.606	2.441	1.427～4.178
工作强度	-0.254	0.192	1.760	0.775	0.533～1.129	0.197	0.183	1.167	1.218	0.852～1.743
信任度	0.288	0.273	1.113	1.333	0.781～2.275	0.694**	0.265	6.860	2.001	1.191～3.363
职业发展	1.146**	0.332	11.879	3.145	1.639～6.033	0.851**	0.318	7.140	2.341	1.254～4.370
医疗技能	0.222	0.305	0.528	1.248	0.686～2.270	-0.148	0.298	0.248	0.862	0.481～1.545

注：标有"**"项表示 $P<0.01$；标有"*"项表示 $P<0.05$。"激励效果"指基层工作激励政策效果。

8.4.4 进一步的讨论

将本节与浙江调研结果相比较可发现，上海受访医生群体对卫生资源下沉改革的整体认知水平较高，改革后医生反馈的满意度、医疗技能和改革参与意愿都有明显提高，其认知的改革效果较好、工作环境亦有明显改善。浙江调研结果亦表明医生群体有较高的改革支持度和参与意愿，但两地均有一定比例医生认知度较低。两地实证研究都发现改革认知度对提升改革参与意愿有显著影响。相比于上海这样的城市经济体，在浙江这样地理面积较广、存在大量乡村地区的省份信息传递的成本显然更高，医生群体参与改革所需要支付的改革成本也相对较大。因此，不同省域和改革地的改革制度设计中需要针对具体情况予以针对性考虑和有效弥补，需要通过有效的改革信息传导使得医生群体更充分认知改革并参与其中。

同时，卫生资源下沉改革还需要充分关注基层医院职业发展空间问题。这一改革的初衷在于以高等级医院品牌植入和医生下沉带动基层医院医生诊疗能力提升和患者回归，医疗人力资本向基层医院的持续流入和提升是这一改革取得成功的关键环节。虽然改革后医生所认知的基层医院发展空间有所改善，但两地调研均发现，基层医院的职业发展空间仍是制约医生工作积极性和改革参与意愿的重要因素。因基层医院承担了大量公共卫生职能，上海的家庭医生签约居民数量较大，就诊患者以老年人、慢性病为主，使得基层医院医生技能易锁定。上海改革所采取的松散型医联体使下沉医生与基层医院的融合较弱，基层医生受益有限，都不利于基层医院职业发展空间的扩大（周奕男等，2020）。由于已建构的医联体提供了缩减高等级医院和基层医院人员和技能流动成本的制度设计，单纯的人员下沉未能充分发挥这一制度设计的优势，可考虑以高等级医院人才"下沉"和基层医院医生"上挂"相结合的双向人力资本培育和溢出，来最大限度地扩展基层医生的职业发展空间，增强基层医院对人才的吸引力并充分发挥其作用。

此外，卫生资源下沉改革要注重大力改善医生的执业环境。改革效果的充分实现依赖于其对医生不同层次需求满足程度的影响及医生之反应。以医患矛盾和医疗暴力表征的安全需求是影响中国医生执业环境的突出问题（马海波，2020）。本节和8.3节的调研结果均凸显了安全需求和执业环境改善的重要性，也发现医院等级越高、医疗暴力频度越高的事实。调研发现，半数以上医生知晓其所就职医院曾发生医疗暴力事件，超4成受访者亲身经历过医疗暴力事件。调研结果也表明，受访者对政府对医生的安全保护力度评价较低,后者又显著影响医生群体的满意度,都说明仍存在较强的保护医生安全、改善医生执业环境的需求,对这一需求的满足有助于医生群体进一步提升职业满意度并深入参与改革,促进卫生资源下沉改革目标的实现。

8.5 小结

本章以医院管理者和医生为研究对象,选择浙江和上海两地医生以及浙江59位参与改革医院管理者进行了访谈和问卷调研,使用描述性统计、方差分析和定序回归模型进行实证研究。研究发现,受访医院管理者披露的下沉改革主要特征与本书第4章的归纳相吻合。在医院管理者认知中,改革总体上效果较好,也具有可持续性。卫生资源下沉改革既通过交易成本缩减搭建了有利的技能溢出渠道并被付诸使用,也产生了切实的以导师制和传帮带为表征的溢出效应。总体上,下沉医院和接受下沉医院均报告了患者吸引力、医护人员职业满意度和医院诊疗收入等方面的正向变化,显示卫生资源下沉改革产生了下沉医院和接受下沉医院均受益的帕累托改善结果。但不容否认的是,改革所依托的医联体与合作组织建构也引致了明显的管理摩擦,需要在改革推进中予以关注。

两地调研均表明医生群体存在较高的改革认知度,改革效果评价也较为正面。但两地调研结果亦存在明显的差异性,上海有否下沉经历医生群体的改革评价、满意度和改革参与意愿并无显著差异,而浙江则差异明显,这可能与两地不同的地理特征和改革政策差异有关。但也发现两地有下沉经历医生均有较高的改革认知度。同时,我们还发现医生反应受不同需求层次满足程度的影响,尤需关注以医疗暴力和政府保护为表征的安全需求之实现,以及以医疗技能和职业发展衡量的自我实现需求之满足问题。我们的实证研究还表明,改革认知对医生反应有显著影响,再次提醒改革发动者和不同等级医院,努力令改革信息无偏传递给医生群体是激发改革参与意愿、提升改革效果的重要途径。

第9章 医学生对卫生资源下沉改革的认知和反应

卫生资源下沉改革要获得长效自激励效果，实现不同等级医院间较为均衡的人力资本流入至为关键。这一流入包括存量人力资本向低等级医院的短时期嵌入（"下沉"）及涉及劳动雇佣关系的长时期流入，但其总量是颇为有限的；更重要的途径是以医学生为代表的（未来）医生群体更多进入医疗劳动市场并选择低等级医院就职。因此，以大样本医学生调研问卷为基础，本章聚焦研究医学生对卫生资源下沉改革的认知和反应问题，同时，还评估卫生资源下沉改革情境下医学生对医疗劳动市场选择的市场间效应，以及对医疗市场内不同等级医院就职选择的市场内效应，以更全面地理解改革影响下的医学生从医选择意愿问题。

9.1 理论分析、方法与数据

卫生资源下沉改革是影响医学生从医选择意愿的重要外生冲击因素，医学生在综合评估其未来执业预期可实现的效用水平情形下做出劳动市场乃至不同等级医院间的就职行为选择。本节将卫生资源下沉改革和不同需求层次影响因素结合进行理论分析并提出若干有待后续研究证实的假说，随后报告研究所使用的方法和数据。

9.1.1 理论分析与假说

与医生群体类似，我们仍使用马斯洛需求层次理论作为本章研究的理论基础（见图8-1）。但有所不同的是，医生群体是在职者，他们可感知到不同因素对其需求层次的影响进而形成效用水平；但医学生只能根据其所有可得信息来预期其从医和不同等级医院就职将带来的不同需求层次满足程度，进而基于成本—收益分析形成效用预期（从医的预期满意度），并依据效用预期来权衡是否从医以及医疗市场内的就职去向。在此过程中,卫生资源下沉改革信息向医学生的传导会影响后者的预期效用进而改变其从医意愿。但需要申明的是,由从医意愿到已实现的职业选择行为尚需要考虑劳动市场匹配因素,但从医意愿无疑是影响职业选择的核心因素。

总体而言,卫生资源下沉改革旨在缓解高等级医院的拥堵并提高低等级医院的资源利用率,进而实现医疗卫生资源在不同等级医院和不同区域间的均衡配置。这一改革的顺利实施及效果显现无疑会同时改善高等级医院和低等级医院的执业环境,它令高等级医院面临的拥堵所致的医患紧张关系得以改善,还使得低等级医院对患者的吸引力、受尊重程度和预期的诊疗能力提升,同时,医学生的职业发展空间得以改善。虽然有人担心医学生是否知晓改革或者对改革的认知有限,但医学生总会使用各种可能的信息来了解改革并对改革做出反应。因此,以上改革之潜在收益信息经各种渠道被传导给医学生后,应能激励医学生提升其从医意愿,由此可得假说1(H1)。

但改革及其信息传导还存在以下两方面的复杂影响(H1a、H1b,见图9-1)。首先,改革之实施对医学生从医意愿可能存在负效应。其原因在于,高等级医院医生被要求下沉到低等级医院的事实意味着他们必须承担改革成本。如我们在第4章和第8章所阐明的那样,一般的改革实践是他们需要离开工作地数月到一年左右,到(其他城市的)低等级医院参与"下沉",年轻医生往往是参与这一改革的主要群体,这就明显削弱了其生活和工作的便利性。显然,认识到这一点的医学生必然会削弱其从医意愿。但同时,如前所述,下沉改革因能缓解高等级医院拥堵并提升低等级医院资源利用率而产生外部收益,从医会分享这一外部收益的预期又会激发医学生的从医意愿。

假说1(H1):卫生资源下沉改革有助于提升医学生的从医意愿。
假说1a(H1a)卫生资源下沉改革认知度对医学生从医意愿有负效应。
假说1b(H1b)卫生资源下沉改革效果对医学生从医意愿有正效应。

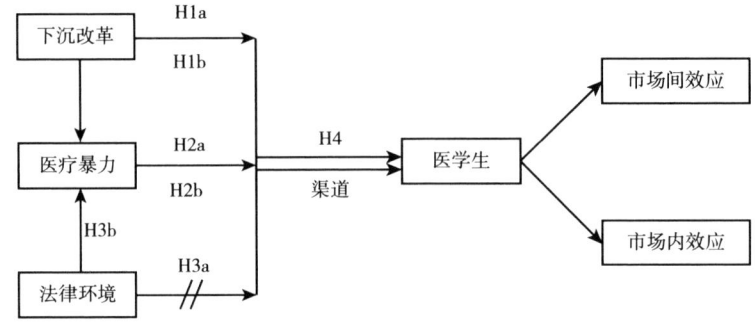

图9-1 医学生从医意愿的概念模型

由于中国的长期诊疗价格管制政策以及政府对公立医院的主导作用，马斯洛需求层次理论中的生理、社交、尊重和自我实现等需求层次实现程度可以被视为给定。但由于安全需求所涵盖的医疗暴力发生率是动态变化的，医学生将使用所有可得的医疗暴力信息来重新考虑其劳动市场选择行为。由于收入不能补偿高暴力风险，如果医疗暴力发生率低于或者等于不同工作场所的平均水平，则不影响医学生的从医意愿；然而，如果它远高于平均水平，则会对从医意愿产生负效应（H2a），这就是市场间效应。这一负效应会因从医带来的要素特定性而强化。但在本章中我们区分两类不同类型雇主：高等级医院和低等级医院，如果医学生认识到医疗暴力主要发生在高等级医院，他们向低等级医院就职的边际意愿会相对于高等级医院增加，亦即，会产生安全需求引致的市场内效应。由此，可得假说2b（H2b）。

假说2a（H2a）：上升的医疗暴力发生率会降低医学生的从医意愿（市场间效应）。

假说2b（H2b）：上升的医疗暴力发生率会提高医学生的低等级医院从医意愿（市场内效应）。

考虑到第8章的医生反应影响因素中政府保护等反医疗暴力法律环境具有重要影响，我们进一步考虑涉及事前（ex ante）和事后（ex post）两方面的反暴力法律环境，这包括政府、立法和执法层面的保护。其中，政府在应对医疗暴力方面的功能包括事前的保护/防护以及事后的反应，立法者可以评估当前的对施暴者的刑罚（惩罚）是否足够，执法者则往往涉及暴力事件的事后反应。然而，以上反暴力法律环境更可能是影响医学生从医意愿的间接指标和中介变量（H3a）；更直接的指标是已有法律环境的影响结果，亦即，医疗暴力发生率及其趋势，它直接影响医学生的安全需求满足程度之预期（H3b）。

假说3a（H3a）：反暴力法律环境并不影响医学生的从医意愿。

假说3b（H3b）：反暴力法律环境降低医疗暴力发生率。

医学生对医疗卫生政策和医疗暴力的认知依赖于其获得可得信息的渠道。不同认知渠道决定了医学生可得信息的完整性和准确性。因医学生的从医意愿依赖于所有可得信息，公开信息渠道一般而言可以提供更贴近事实和准确的信息，而私人渠道则往往易于产生信息扭曲和放大，而扭曲信息会对医学生行为选择产生负效应，由此可得假说4（H4）如下。

假说4（H4）：相较于私人信息渠道，经由公开渠道的信息获得对医学生从医意愿有正效应。

9.1.2 问卷设计

课题组设计了包含人口特征、卫生资源下沉改革以及主要潜变量的调研问卷（见表9-1）。所有有序变量均采用5点计分法。其中，医学生从医反应潜变量包括3个问题项，分别为改革对其从医满意度、从医意愿和基层医院从医意愿的影响。对马斯洛需求层次理论涉及的4个前置潜变量，安全需求既涉及医疗暴力发生率和医学生对医疗暴力的关注度，还包括相应的反医疗暴力法律环境，后者涉及政府保护、立法保护和执法保护3个测量变量。生理需求和尊重需求分别考虑从医职业带来的收入和受尊重程度变化以及基层医院就职带来的收入和受尊重程度变化，每一潜变量包括2个测量变量。因卫生资源下沉改革聚焦基层医院，自我实现需求包括基层医院工作环境和职业发展空间2个测量变量。

控制变量中，人口特征变量包括年级、生源地、教育层次、城乡和定向生共5个测量变量。改革潜变量则考虑改革认知度，以及医学生对改革配套的医疗服务价格、医保政策、下沉经历纳入职称评审政策、基层工作激励政策和定向生政策的评价。其中，差异化医保政策主要通过降低高等级医院医保报销比例，同时提高基层医院医保报销比例来引导患者优先选择基层医院就诊；下沉经历纳入职称评审政策是指高等级医院医生在职称晋升前必须具备一定时期的基层医院下沉工作经历；基层工作激励是指浙江等省出台的以学费代偿、晋升等为代表的鼓励医学生到基层医院就职的政策；定向生政策则是指入学前已签约毕业后到基层医院就职且由财政支付培养费用的定向培养医学生。

除以上用于结构方程模型估计的测量变量外，我们还使用"您感知的下沉政策效果"来调查改革总效果，区分"负面""无效""正面""较好""很好"并赋值1~5来度量；使用"您认知的改革后医疗暴发生率下降程度"来刻画改革之于医疗暴力问题的影响，用"很低""较低""中等""较高""很高"度量。同时，为考量不同认知渠道对改革之效应及医学生反应的可能差异化影响，我们还在问卷中设计了改革认知渠道问题项。本章将新闻媒体和医学教育（课堂和讲座）获得卫生资源下沉改革信息者归类为公开渠道（$Public=1$），医院和亲友等归类为私人渠道（$Private=0$）。此外，如果在学校接受过卫生政策或者反医疗暴力教育（$Lesson$）则赋值为1，否则为0。

表 9 - 1　　卫生资源下沉改革和医学生从医反应模型的变量

变量类型	潜变量符号	潜变量名称	测量变量符号	测量变量名称	问题项与变量赋值
外源变量	ξ1	安全需求	X11	执法保护	对反医疗暴力执法力度的满意度评价，V11 = 1 ~ 5 分别表示很低、较低、尚可、较高和很高
			X12	立法保护	法律对医护人员安全保护程度的满意度评价，方法同 X11
			X13	政府保护	对政府部门应对医疗暴力政策的满意度评价，方法同 X11
			X14	关注度	对医疗暴力的关注频度，V11 = 1 ~ 5 分别表示从不、很少、偶尔、经常和高度
			X15	暴力频度	所认知的医疗暴力发生频度，V11 = 1 ~ 5 分别表示很低、较低、较高、很高和极高
	ξ2	生理需求	X21	收入	医护人员收入的变化程度，V11 = 1 ~ 5 分别表示下降、不变、有所提高、明显提高和大幅提高
			X22	基层收入	基层医院收入的变化程度，方法同 X21
	ξ3	尊重需求	X31	尊重	社会对医护人员尊重的变化程度，方法同 X21
			X32	基层尊重	基层医院医护人员受尊重程度的变化，方法同 X21
	ξ4	自我实现需求	X41	职业发展	基层医院医生的职业发展空间变化程度，方法同 X21
			X42	工作环境	基层医院的工作环境变化程度，方法同 X21
	ξ5	改革	X51	改革认知度	对卫生资源下沉改革的了解程度，方法同 X11
			X52	医疗服务价格	当前医疗服务价格合理性评价，方法同 X11
			X53	医保政策	差异化医保报销政策的合理性评价，方法同 X11
			X54	职称评审	下沉经历纳入职称评审的合理性评价，方法同 X11
			X55	基层工作激励	医学生基层工作激励政策的效果评价，方法同 X11
			X56	定向生政策	医学定向生政策的效果评价，方法同 X11

续表

变量类型	潜变量		测量变量		
	符号	名称	符号	名称	问题项与变量赋值
外源变量	$\xi 6$	人口特征	X61	年级	V61=1~5分别表示1~5年级
			X62	生源地	1为浙江生源，0为非浙江生源
			X63	教育层次	V63=1~5分别表示中专、大专、本科、硕士研究生和博士研究生
			X64	城乡	1为城市生源，0为非城市生源
			X65	定向生	1为定向生，0为非定向生
内源变量	η	从医反应	Y1	从医满意度	改革对从医满意度的影响程度，方法同X21
			Y2	从医意愿	改革对从医意愿的影响程度，方法同X21
			Y3	基层从医意愿	改革对基层从医意愿的影响程度，方法同X21

9.1.3 实证方法

本章研究采用问卷调查方法来获得数据开展实证研究。主要使用的实证方法如下：

（1）描述性统计和方差分析。采用SPSS 23.0统计学软件进行数据分析。计量资料以均值±标准差（$\bar{x} \pm s$）表示，采用方差分析比较不同人口学特征、获取信息渠道、接受卫生政策和反医疗暴力教育变量下的从医意愿和改革效应，采用LSD检验进行两两比较。其中，考虑到不同医学院校培养层次和培养定位的差异性，我们区分"大学"和"学院"两个子样本；同时，为衡量不同认知渠道对医学生认知和从医反应的差异化影响，还区分公开渠道和私人渠道两个子样本。均使用方差分析（ANOVA）方法来检验在不同子样本医学生之间是否存在显著差异。如果ANOVA分析中F检验值达到显著性（$\alpha = 0.05$），则表明不同组平均数之间存在显著差异。对于分组数量大于2的样本，还使用事后组间比较方法和LSD检验判断组间差异的存在性及数量。

（2）结构方程模型。如同第7章那样，因本章所使用数据来源于调查问卷，所调研医学生对卫生资源下沉改革的认知、影响及从医反应等属于主观认识，难以直接测量，主观测量误差难以避免。因此，我们使用涵盖卫生资源下沉改革和不同需求层次潜变量的结构方程模型来研究医学生的改革反应问题。根据马斯洛需求层次理论，本章所建立结构方程模型的具体变量设置报告在表 9-1 中。需要说明的是,我们还区分出"大学"子样本进行实证以检验实证结果的稳健性。

(3) 市场间效应与市场内效应实证。根据 9.1.1 节的分析,令 *Violence* 和 *Legal* 分别表示安全需求和对应法律环境变化的影响,*Respect* 表示尊重需求,使用变量 *Policy* 来指代马斯洛需求层次理论中的其他需求层次变量。由于定向生均来自农村地区,导致学生来源(城/乡)和定向生 (*Target*) 之间存在很高的相关性,我们不把学生来源变量纳入实证模型中。我们所使用的人口特征变量(*Demographic*)包括定向生(*Target*)、教育层次(*Education*)和年级(*Grade*)。为了估计信息渠道的影响,我们分别引入了改革认知和暴力关注(*Recog* 和 *Concern*)在内的两个交互项(*Interact*),卫生政策教育、*Recog* 和 *Concern* 被作为控制变量(*Control*)纳入实证模型。实证模型如下:

$$Y = C + \sum_i Demopgraphic_i + \beta Violence + \phi Respect + \varphi Legal + \gamma Policy + \sum_j \theta_j Interact_j + \sum_k \eta_k Control_k \quad (9-1)$$

同前,考虑到数据的离散性以及有序性,我们仍使用 OLM 模型进行估计。但为了检验回归结果的稳健性,我们使用了不同的法律环境变量进行实证检验。

9.1.4 问卷发放与回收

本章使用的数据来自浙江省内 8 所医学高等院校的医学生,包括浙江大学、浙江中医药大学、温州医科大学、杭州师范大学、湖州师范学院、丽水学院、台州学院和嘉兴学院。其中,我们使用"大学"子样本来指代培养层次包括本科和研究生的医学高校,包括浙江大学、浙江中医药大学、温州医科大学和杭州师范大学;"学院"子样本则指代仅有本科及以下培养层次的医学高校,包括湖州师范学院、丽水学院、台州学院和嘉兴学院。

问卷发放时间为 2018 年 6 月至 2019 年 9 月。由经培训的独立调查人员在调研高校学生宿舍、教室和图书馆等地发放问卷。问卷包括纸质和电子方式,纸质问卷现场填写、回收,随后在检查完整性后录入计算机;电子问卷由受访医学生扫描二维码进入问卷星平台在线填写,并由计算机自动检查问卷的完整性。所有医学生对本研究均知情同意。

9.2 医学生认知和反应实证结果

本章使用的调研数据来自 1641 份医学生问卷,其中有效问卷 1497 份,有效问卷回收率为 97.33%。利用 SPSS 23.0 软件和信度检验发现 Cronbach's α 系数为 0.804（>0.800）,可被视为信度非常好,所使用的研究量表及变量数据具有很好的内部一致性。基于因子分析的效度检验发现 KMO 值为 0.925,Bartlett 球性检验值为 7008（Sig. = 0.000）,显示问卷具有较好的结构效度,量表和数据适合于开展实证分析。基于以上数据,本节报告医学生改革认知和反应的调研结果,并使用结构方程模型进行估计。

9.2.1 全样本改革认知和反应调查结果

由表 9-2 可见,受访医学生中定向生占样本比重为 4.9%,且全部分布在"大学"子样本内。浙江生源所占比重为 66.7%,城市生源的比重为 40.2%。受访者年级分布较为均匀,介于 16.0%~25.0%。其中,本科生占受访者比重为 79.0%,硕士研究生和博士研究生的比重分别为 16.8% 和 3.0%。以下区分改革认知度、改革效果、从医意愿和医疗环境评价 4 方面报告医学生调查结果。

(1) 改革认知度调查结果。采用 5 点计分法,对卫生资源下沉改革认知度提供 5 种选项:"很低""较低""尚可""较高""很高",分别赋值 1~5 分。医学生对改革的认知度选择"很低"和"较低"的比例分别为 41.3%（618/1497）和 21.2%（317/1497）,选择"较高"和"很高"的比例为 12.4%（185/1497）和 6.2%（93/1497）。ANOVA 分析表明,定向生、公开渠道获取信息、接受卫生政策教育和反医疗暴力教育的医学生认知度均高于非定向生、私人渠道获取信息和未接受卫生政策教育和反医疗暴力教育的医学生,其差异均具有统计学意义。公开渠道获得改革信息的医学生的占比为 46.2%（691/1497）。46.5%（696/1497）和 39.7%（594/1497）的医学生接受过卫生政策教育和反医疗暴力教育。具体结果详见表 9-3。

表9-2　　　　受访医学生的人口特征分布（样本量=1497）

生源地	数量（%）	教育层次	数量（%）	年级	数量（%）	定向生	数量（%）
城市	587（40.2）	中专	1（0.07）	一	249（16.6）	是	75（4.9）
乡村	910（59.8）	大专	18（1.1）	二	304（20.3）	否	1422（95.1）
		本科	1184（79.0）	三	349（23.3）		
浙江	999（66.7）	硕士	251（16.8）	四	355（24.7）		
非浙江	498（33.3）	博士	46（3.0）	五	240（16.0）		

资料来源：作者根据调研结果整理。

（2）改革效果评价调查结果。采用5点计分法，对卫生资源下沉改革效果评价有"负面""无效""尚可""较好""很好"5种选项，改革对从医满意度影响有"有所下降""不变""有所提高""明显提高""大幅提高"5种选项，分别赋值1~5分。改革效果的平均评分为（2.87±1.02）分。其中，认知"尚可""较好""很好"的医学生占比56.9%（852/1497），"负面"和"无效"分别占比4.1%（61/1497）和39.0%（584/1497）。认知从医满意度"提高"的医学生占比为49.0%（733/1497），"不变"和"有所下降"的医学生占比为51.0%（764/1497）。

对基层医院所受改革的影响，48.1%（720/1497）的医学生认为收入提高，49.6%（743/1497）的医学生认为受尊重程度提高；51.8%（776/1497）的医学生认为工作环境改善，43.4%（649/1497）的医学生认为基层医院工作环境未受改革影响；48.4%（725/1497）的医学生认为职业发展空间改善，46.5%（696/1456）的医学生认为"不变"。方差分析结果表明，城市生源、定向生、公共渠道获取信息和接受过卫生政策/反医疗暴力教育的医学生对改革总效应和基层医院影响结果的评分显著高于非城市生源、非定向生、私人渠道获取信息以及未接受相关教育的医学生。具体结果详见表9-3和表9-4。

表9-3　　医学生对卫生资源下沉改革政策效应的问卷调查结果（分，$\bar{x} \pm s$）

变量	样本量	改革认知度	改革总效果	基层收入	基层受尊重程度	基层发展空间	基层工作环境
总体	1497	2.21±1.27	2.87±1.02	2.66±0.97	2.67±0.95	2.63±0.92	2.72±0.96

续表

变量	样本量	改革认知度	改革总效果	基层收入	基层受尊重程度	基层发展空间	基层工作环境
年级							
一	249	2.24±1.32	3.29±0.99*,4	2.98±0.92*,4	3.00±0.88*,4	2.92±0.91*,4	3.08±0.91*,4
二	304	2.21±1.27	2.95±1.03*,3	2.76±1.01*,4	2.74±1.00*,3	2.72±0.96*,3	2.82±1.00*,4
三	349	2.20±1.27	2.66±0.98*,3	2.49±0.90*,2	2.52±0.89*,2	2.51±0.87*,2	2.58±0.95*,2
四	355	2.15±1.27	2.71±0.96*,2	2.61±1.00*,2	2.54±0.92*,2	2.52±0.89*,2	2.60±0.97*,2
五	240	2.28±1.22	2.87±1.04*,2	2.52±0.93*,2	2.67±0.96*,1	2.58±0.89*,1	2.62±0.87*,2
生源地							
浙江	999	2.22±1.25	2.85±1.00	2.63±0.95	2.66±0.95	2.61±0.90	2.71±0.94
非浙江	498	2.19±1.30	2.90±1.07	2.72±1.00	2.68±0.96	2.68±0.95	2.76±1.00
城乡							
城市	602	2.31±1.31*	3.02±1.07*	2.73±1.00*	2.74±1.01*	2.72±0.96*	2.81±1.00*
乡村	895	2.14±1.24*	2.76±0.97*	2.61±0.95*	2.63±0.90*	2.58±0.88*	2.67±0.93*
定向生							
是	74	2.62±1.41*	3.61±0.87*	3.08±0.89*	3.18±0.88*	2.99±1.00*	3.31±0.81*
否	1423	2.19±1.26*	2.83±1.01*	2.64±0.97*	2.65±0.94*	2.62±0.91*	2.69±0.96*
教育层次							
专科	17	3.18±1.51*,2	3.35±1.27*,1	3.88±1.32*,2	3.53±1.23*,2	3.53±1.37*,2	3.59±1.12*,2
本科	1183	2.05±1.20*,3	2.72±0.97*,3	2.54±0.92*,3	2.55±0.89*,3	2.53±0.86*,3	2.59±0.91*,3
硕士	251	2.55±1.24*,2	3.38±0.95*,1	3.02±0.91*,3	3.02±0.94*,3	2.92±0.92*,3	3.10±0.96*,3

续表

变量	样本量	改革认知度	改革总效果	基层收入	基层受尊重程度	基层发展空间	基层工作环境
博士	45	4.04 ± 1.04*,3	3.64 ± 1.23*,1	3.38 ± 1.34*,2	3.67 ± 1.11*,2	3.38 ± 1.21*,2	3.76 ± 0.96*,2
认知渠道							
公共	691	2.40 ± 1.30*	3.08 ± 1.04*	2.85 ± 0.99*	2.81 ± 0.97*	2.80 ± 0.95*	2.90 ± 0.99*
私人	806	2.05 ± 1.22*	2.69 ± 0.97*	2.50 ± 0.93*	2.56 ± 0.92*	2.49 ± 0.86*	2.57 ± 0.91*
卫生政策教育							
是	696	2.42 ± 1.32*	3.06 ± 1.05*	2.81 ± 1.01*	2.80 ± 1.01*	2.79 ± 0.98*	2.86 ± 1.01*
否	801	2.03 ± 1.20*	2.70 ± 0.96*	2.53 ± 0.91*	2.57 ± 0.88*	2.50 ± 0.83*	2.61 ± 0.90*
反医疗暴力教育							
是	594	2.57 ± 1.34*	3.06 ± 1.12*	2.81 ± 1.06*	2.85 ± 1.04*	2.78 ± 1.02*	2.88 ± 1.03*
否	903	1.97 ± 1.16*	2.74 ± 0.93*	2.56 ± 0.89*	2.56 ± 0.86*	2.54 ± 0.83*	2.62 ± 0.90*

注：$\bar{x} \pm s$ 表示样本均值 ± 标准差；"*，n"表示在5%显著性水平上存在组间差异以及组间差异的数量；因样本量过少，组间比较排除中专教育层次。下同。

（3）医学生从医意愿调查结果。按照5点计分法，对从医意愿"下降""不变""有所上升""明显上升""大幅上升"的5种选项，分别赋值1~5分。医学生从医意愿平均评分为（2.65±1.00）分，基层从医意愿平均评分为（2.61±0.98）分。城市生源、为基层医院培养的定向生、公开渠道获取信息和接受过卫生政策/反医疗暴力教育医学生的从医意愿和基层医院从医意愿均显著高于乡村生源、非定向生、私人渠道获取信息和未接受相应教育的医学生。具体结果详见表9-4。

（4）医疗环境评价调查结果。按照5点计分法，医学生对医疗暴力发生率的评价有"很低""较低""较高""很高""极高"5种选项；对医疗暴力关注程度有"从不""很少""偶尔""经常""高度"5种选项；对反医疗暴力法律环境的评价有"太弱""较弱""尚可""较强""很强"5种选项，均分别赋值1~5分。调研发现，88.6%（1326/1497）的医学生认为医疗暴力（包括身体和语言暴力）发生率高，认为"很高"和"极高"

的占比分别为22.8%（341/1497）和41.8%（625/1497）。回答"从不""很少"关注医疗暴力医学生占比为17.8%（267/1497），"偶尔"和"经常"的关注者占比分别为50.4%（754/1497）和20.3%（304/1497）。

区分政府保护、立法保护和执法保护三个方面法律环境，51.5%（771/1497）的医学生认为政府保护"较弱"或"太弱"，后两方面也有约50%医学生认为保护不够，认为保护"较强""很强"者占比不超过18.3%。仅有14.6%（213/1456）的医学生从课堂/讲座处获得相关信息，41.3%（619/1497）的医学生通过媒体了解相关信息，44.0%（659/1497）的医学生通过医院/亲友获得信息。城市生源、定向生、公开渠道以及2个受教育组别对医疗环境的评价显著高于乡村生源、非定向生、私人渠道获取信息和未接受相应教育的医学生；但接受相应教育与否的不同组别间暴力发生率没有显著差异。私人渠道组别医学生认知的暴力发生率显著高于公开渠道组别医学生，其差异均有统计学意义。具体结果详见表9-4。

表9-4　医学生从医意愿及医疗环境认知的问卷调查结果（分，$\bar{x} \pm s$）

变量	从医满意度	从医意愿	基层从医意愿	暴力发生率	政府保护	立法保护	执法保护
总体	2.66±1.03*	2.65±1.00*	2.61±0.98*	3.90±1.15*	2.68±0.99*	2.66±1.02*	2.71±1.00*
年级							
一	2.96±0.94*,4	2.90±1.13*,3	2.76±0.98*,3	3.38±1.05*,4	3.06±0.95*,4	3.04±1.04*,4	3.08±0.95*,4
二	2.74±1.01*,2	2.79±1.04*,2	2.69±1.04*,1	3.89±1.09*,3	2.71±1.05*,2	2.74±1.09*,3	2.84±1.01*,4
三	2.59±0.99*,1	2.48±0.90*,3	2.48±0.88*,2	4.08±1.21*,3	2.53±0.96*,2	2.48±0.91*,2	2.46±0.95*,3
四	2.53±0.95*,2	2.52±0.89*,2	2.59±0.99*,1	4.13±1.10*,1	2.59±0.95*,1	2.56±0.98*,2	2.63±1.03*,1
五	2.58±0.94*,1	2.65±1.05*,2	2.58±0.98*,1	3.88±1.16*,3	2.57±0.96*,1	2.58±0.99*,1	2.61±0.91*,2
生源地							
浙江	2.66±0.99	2.68±1.01	2.58±0.93*	3.91±1.17	2.70±0.99	2.66±1.00	2.68±0.98
非浙江	2.67±1.00	2.60±0.99	2.69±1.06*	3.89±1.12	2.62±0.98	2.67±1.05	2.75±1.03

续表

变量	从医满意度	从医意愿	基层从医意愿	暴力发生率	政府保护	立法保护	执法保护
城乡							
城市	2.76±1.05*	2.79±1.10*	2.69±1.02*	3.85±1.14	2.73±1.01*	2.76±1.07*	2.79±1.03*
乡村	2.60±0.95*	2.56±0.93*	2.56±0.94*	3.94±1.16	2.64±0.97*	2.59±0.98*	2.65±0.97*
定向生							
是	3.20±1.09*	3.07±1.17*	3.30±1.14*	3.30±0.90*	3.38±1.00*	3.50±1.08*	3.45±1.01*
否	2.64±0.98*	2.63±0.99*	2.58±0.95*	3.94±1.16*	2.64±0.98*	2.62±1.00*	2.67±0.98*
教育层次							
专科	3.24±1.30*,1	3.59±1.28*,2	3.24±1.60	4.35±0.70*,1	3.06±1.39*	4.00±1.27*,3	3.71±1.31*,2
本科	2.56±0.94*,3	2.54±0.93*,3	2.51±0.90b,c	4.01±1.18*,1	2.60±0.92*,2	2.55±0.93*,3	2.59±0.92*,3
硕士	2.92±1.04*,2	2.95±1.10*,3	2.84±1.07b,c	3.37±0.93*,3	2.92±1.10*,2	2.98±1.16*,2	3.06±1.09*,3
博士	3.60±1.12*,2	3.51±1.29*,2	3.78±1.02b,c	3.96±1.00*,1	3.24±1.45*,2	3.27±1.48*,2	3.49±1.24*,2
认知渠道							
公开	2.83±1.01*	2.85±1.07*	2.73±1.04*	3.73±1.11*	2.84±1.04*	2.88±1.07*	2.91±1.04*
私人	2.52±0.95*	2.48±0.91*	2.51±0.91*	4.05±1.17*	2.53±0.93*	2.48±0.93*	2.53±0.92*
卫生政策教育							
是	2.82±1.03*	2.81±1.06*	2.78±1.03*	3.87±1.09	2.80±1.02*	2.78±1.07*	2.85±1.04*
否	2.53±0.94*	2.51±0.93*	2.47±0.90*	3.94±1.20	2.57±0.95*	2.56±0.97*	2.58±0.94*
反医疗暴力教育							
是	2.82±1.06*	2.87±1.12*	2.78±1.07*	3.95±1.11	2.78±1.08*	2.79±1.11*	2.89±1.09*
否	2.56±0.93*	2.50±0.89*	2.50±0.89*	3.87±1.18	2.61±0.92*	2.58±0.95*	2.58±0.91*

注：$\bar{x}\pm s$ 表示样本均值±标准差；"*, n"表示在5%显著性水平上存在组间差异以及组间差异的数量；因样本量过少，组间比较排除中专教育层次。

9.2.2 子样本改革认知和反应调查结果

现在我们区分"大学"和"学院"子样本并纳入结构方程模型涉及的不同测量变量进行分析。由 ANOVA 分析可见,"大学"子样本的从医满意度（3.00±1.03）和基层从医意愿（2.84±1.06）显著高于"学院"子样本（2.40±0.87 和 2.45±0.87），但后一子样本的从医意愿提高幅度（2.79±1.06）却显著高于"大学"子样本（2.47±1.01）。在改革潜变量的测量变量中，"大学"子样本均具有显著更高的改革认知度和改革政策评价。对于不同需求潜变量的测量变量，仅在医疗暴力频度的认知中"学院"子样本（4.36±1.09）显著高于"大学"子样本（3.30±0.94），其余测量变量均出现"学院"子样本显著低于"大学"子样本的情形。

接下来，我们区分公开渠道和私人渠道两个子样本进行 ANOVA 分析。由表 9-5 可见，人口特征诸变量中，公开渠道获取改革信息者年级较低、教育层次较高，城市生源和定向生也较多使用公开渠道。由从医反应看，相比私人渠道，公开渠道获取信息者具有较高的从医满意度和从医意愿，这一结果具有统计学意义。其余潜变量的测量变量中，出现了类似"大学""学院"子样本比较的结论，即仅在医疗暴力频度认知中公开渠道获取信息的医学生低于私人渠道获取信息的医学生，公开渠道获取信息者对其余变量的评分都要高于私人渠道。

表 9-5 不同子样本的描述性统计和方差分析结果（分，$\bar{x} \pm S$）

潜变量	测量变量	总体 样本量：1497	"大学" 子样本 样本量：647	"学院" 子样本 样本量：850	公开渠道 子样本 样本量：691	私人渠道 子样本 样本量：806
安全需求	执法保护	2.71±1.00	3.10±0.99*	2.39±0.89*	2.91±1.04*	2.53±0.92*
	立法保护	2.66±1.02	3.05±1.06*	2.36±0.87*	2.88±1.07*	2.48±0.93*
	政府保护	2.68±0.99	2.97±1.02*	2.44±0.90*	2.84±1.04*	2.53±0.93*
	关注度	3.21±0.96	3.66±0.98*	2.86±0.78*	3.43±0.98*	3.03±0.90*
	暴力频度	3.90±1.15	3.30±0.94*	4.36±1.09*	3.73±1.11*	4.05±1.17*

续表

潜变量	测量变量	总体 样本量：1497	"大学" 子样本 样本量：647	"学院" 子样本 样本量：850	公开渠道 子样本 样本量：691	私人渠道 子样本 样本量：806
生理需求	收入	3.22 ± 0.80	3.43 ± 0.98*	3.06 ± 0.58*	3.35 ± 0.88*	3.12 ± 0.71*
	基层收入	2.66 ± 0.97	2.99 ± 0.96*	2.40 ± 0.89*	2.85 ± 0.99*	2.50 ± 0.93*
尊重需求	尊重	3.22 ± 0.84	3.39 ± 0.97*	3.09 ± 0.86*	3.35 ± 0.87*	3.11 ± 0.81*
	基层尊重	2.67 ± 0.95	3.02 ± 0.95*	2.41 ± 0.85*	2.81 ± 0.97*	2.56 ± 0.92*
自我实现	职业发展	2.63 ± 0.91	2.97 ± 0.93*	2.38 ± 0.81*	2.80 ± 0.95*	2.49 ± 0.86*
	工作环境	2.72 ± 0.96	3.11 ± 0.91*	2.42 ± 0.89*	2.90 ± 0.99*	2.57 ± 0.91*
下沉改革	改革认知度	2.21 ± 1.27	2.38 ± 1.29*	2.07 ± 1.23*	2.40 ± 1.30*	2.05 ± 1.22*
	医疗服务价格	2.73 ± 0.97	3.18 ± 0.98*	2.39 ± 0.49*	2.93 ± 1.00*	2.56 ± 0.91*
	医保政策	3.01 ± 0.90	3.18 ± 0.99*	2.88 ± 0.80*	3.12 ± 0.95*	2.92 ± 0.85*
	职称评审	2.82 ± 1.02	3.07 ± 0.94*	2.63 ± 0.84*	3.09 ± 1.03*	2.59 ± 0.94*
	基层工作激励	2.54 ± 1.04	2.69 ± 1.18*	2.41 ± 0.88*	2.70 ± 1.12*	2.40 ± 0.94*
	定向生政策	2.59 ± 1.01	2.84 ± 1.11*	2.39 ± 0.87*	2.71 ± 1.06*	2.48 ± 0.96*
人口特征	年级	3.02 ± 1.32	2.55 ± 1.46*	3.40 ± 1.06*	2.81 ± 1.38*	3.21 ± 1.24*
	生源地	0.67 ± 0.47	0.67 ± 0.47	0.67 ± 0.47	0.68 ± 0.47	0.66 ± 0.48
	教育层次	3.22 ± 0.51	3.48 ± 0.66*	3.00 ± 0.00*	3.30 ± 0.61*	3.14 ± 0.39*
	城乡	0.40 ± 0.49	0.47 ± 0.50*	0.35 ± 0.48*	0.44 ± 0.50*	0.37 ± 0.48*
	定向生	0.05 ± 0.22	0.11 ± 0.32*	0.00 ± 0.00*	0.08 ± 0.28*	0.02 ± 0.14*

续表

潜变量	测量变量	总体 样本量：1497	"大学"子样本 样本量：647	"学院"子样本 样本量：850	公开渠道子样本 样本量：691	私人渠道子样本 样本量：806
从医反应	从医满意度	2.66 ± 0.99	3.00 ± 1.03 *	2.40 ± 0.87 *	2.83 ± 1.01 *	2.52 ± 0.95 *
	从医意愿	2.65 ± 1.00	2.47 ± 1.01 *	2.79 ± 1.06 *	2.85 ± 1.07 *	2.48 ± 0.91 *
	基层从医意愿	2.61 ± 0.97	2.84 ± 1.06 *	2.45 ± 0.87 *	2.73 ± 1.04 *	2.51 ± 0.91 *

注：* 表示利用 ANOVA 方法和 5% 显著性水平发现存在显著的组间差异。

9.2.3 结构方程模型估计结果

我们下面使用 AMOS 21.0 软件对医学生满意度理论模型进行检验。采用 Bootstrap 方法经过迭代后，可得到图 9-2 所示的医学生反应结构方程模型（SEM）通径图，模型的拟合优度满足建模要求，且由表 9-6 可知模型整体上是显著的。基于马斯洛需求层次理论的不同需求潜变量均对医学生从医反应构成显著正向影响，生理需求、安全需求、尊重需求和自我实现需求的标准化路径系数分别为 0.225、0.096、0.124 和 0.150，说明我们使用马斯洛需求层次理论所构建的实证模型可以较好地解释医学生从医反应的影响因素。特别是，卫生资源下沉改革潜变量对满意度的影响系数为 0.145，改革对医学生从医反应的正效应结果为 9.1.1 节给出的假说 1（H1）提供了证据。各变量之间的关系和系数估计结果报告在表 9-6 中。

由表 9-6 可见，基于全样本数据的 SEM 估计结果中，不同潜变量的系数都在 $\alpha = 1\%$ 的水平下显著，说明变量之间的因果关系成立，本节的医学生从医反应结构方程模型之构建是合适的。其中，以收入和基层医院收入测量的生理需求潜变量对医学生从医反应的影响较大，说明医学生从医反应很大程度上取决于从医职业将带来的预期收入。但安全、尊重和自我实现等需求也在医学生的从医反应变化中扮演重要角色。特别是，卫生资源下沉改革显著地促进了医学生从医反应的上升，表明了医学生对从医所面临的超越于单体医院的外生环境变化是比较敏感的。

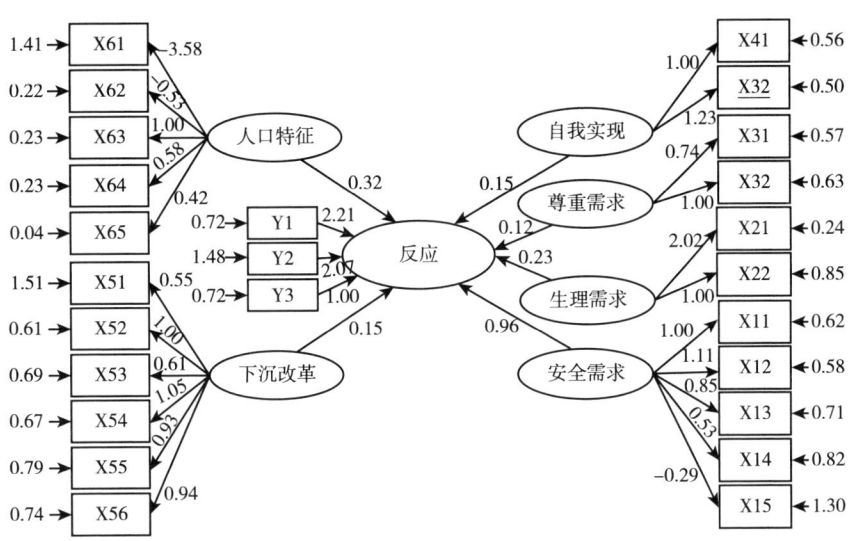

图9-2 医学生反应结构方程模型通径图

因"学院"子样本中的定向生数量为0,难以进行估计,我们区分出"大学"子样本来验证以上实证结果的稳健性。由表9-6的子样本实证结果可见,除人口特征外,尊重需求潜变量在 $\alpha=5\%$ 的水平下显著,其余潜变量仍在 $\alpha=1\%$ 的水平下显著,再次说明变量之间的因果关系成立,卫生资源下沉改革和不同需求潜变量均推升了医学生的从医反应,这为假说H1提供了额外的证据。

表9-6 卫生资源下沉改革和医学生反应变量间关系及系数估计结果

序号	关系	样本	标准化路径系数	标准差	C.R.值	P值
1	反应←下沉改革	全样本	0.145	0.031	4.730	***
		"大学"子样本	0.181	0.038	4.782	***
2	反应←安全需求	全样本	0.096	0.025	3.794	***
		"大学"子样本	0.081	0.025	3.212	0.001
3	反应←生理需求	全样本	0.225	0.050	4.515	***
		"大学"子样本	0.217	0.059	3.660	***
4	反应←尊重需求	全样本	0.124	0.040	3.108	0.002
		"大学"子样本	0.083	0.040	2.046	0.041
5	反应←自我实现需求	全样本	0.150	0.033	4.480	***
		"大学"子样本	0.142	0.036	3.995	***
6	反应←人口特征	全样本	0.320	0.119	2.681	0.007
		"大学"子样本	0.001	0.003	0.295	0.768

注:*** 表示在 $\alpha=1\%$ 的水平下显著。

9.2.4 验证性因子分析结果

接下来我们使用结构方程模型的验证性因子分析方法对卫生资源下沉改革和医学生从医反应的不同潜变量进行单因子结构效度分析，这实际上也是对测量模型进行可靠性评价。医学生从医反应模型的全样本验证性因子分析结果报告在表9-7中。

不同问题项的系数均在 $\alpha = 1\%$ 水平下显著的结果表明，医学生从医反应关联的相关问卷问题项的潜在因子结构较为合理。以从医反应潜变量与测量变量的关系看，从医满意度和从医意愿的因子载荷分别达到2.206和2.068，远大于基层从医意愿变量（1.000），说明前两者对医学生从医反应的影响都较为重要，而基层从医意愿仅涉及从医职业的一部分细分市场，其对医学生从医反应的解释力相对较弱。对卫生资源下沉改革潜变量，除改革认知度和医保政策两个变量的因子载荷较小，分别为0.553和0.608之外，其余关联改革变量的因子载荷均在0.933～1.053之间，具有较为接近的对改革的解释力。

对马斯洛需求层次理论涉及的潜变量，收入变量的因子载荷（2.023）远大于基层收入变量（1.000），显示医学生认知的生理需求之满足更主要是其观察到的从医职业将带来的收入状况。相对照，尊重需求中的基层尊重变量的因子载荷（1.000）大于从医职业的受尊重程度，显示医学生更关注基层医院就职对应的社会地位和社会评价。对自我实现需求潜变量，职业发展空间和工作环境的因子载荷都较大。值得特别强调的是安全需求，暴力频度和反医疗暴力法律环境显示了对安全需求满足的相反作用，即前者负向影响安全需求的实现，而后者则与安全需求实现呈正向关系，这为本章9.3节的实证研究提供了线索。

表9-7　　　　　　　医学生反应模型的验证性因子分析

序号	关系	载荷系数	标准差	C.R.值	P值
1	从医意愿←反应	1.000	—	—	—
2	基层从医意愿←反应	2.068	0.324	6.389	***
3	从医满意度←反应	2.206	0.345	6.399	***
4	医疗服务价格←下沉改革	1.000	—	—	—
5	改革认知度←下沉改革	0.553	0.073	7.529	***
6	医保政策←下沉改革	0.608	0.054	11.203	***

续表

序号	关系	载荷系数	标准差	C.R.值	P值
7	职称评审←下沉改革	1.053	0.071	14.730	***
8	基层工作激励←下沉改革	0.933	0.070	13.384	***
9	定向生政策←下沉改革	0.935	0.068	13.650	***
10	执法保护←安全需求	1.000	—	—	—
11	立法保护←安全需求	1.109	0.067	16.592	***
12	政府保护←安全需求	0.846	0.059	14.415	***
13	关注度←安全需求	0.529	0.051	10.367	***
14	暴力频度←安全需求	-0.289	0.059	-4.926	***
15	基层收入←生理需求	1.000	—	—	—
16	收入←生理需求	2.023	0.719	2.813	0.005
17	基层尊重←尊重需求	1.000	—	—	—
18	尊重←尊重需求	0.740	0.213	3.475	***
19	职业发展空间←自我实现需求	1.000	—	—	—
20	工作环境←自我实现需求	1.232	0.208	5.918	***
21	教育层次←人口特征	1.000	—	—	—
22	年级←人口特征	-3.577	0.785	-4.556	***
23	生源地←人口特征	-0.533	0.167	-3.201	0.001
24	城乡←人口特征	0.583	0.174	3.346	***
25	定向生←人口特征	0.420	0.103	4.068	***

注：*** 表示在 α=1% 的水平下显著。

9.3 市场间效应和市场内效应估计结果

前面章节报告了医学生受卫生资源下沉改革影响下的从医反应调研结果，实证结果发现医学生反应还受到不同层次需求满足程度的影响。作为尚未进入医疗劳动市场的未来医生，这一群体有充分的自由可选择进入与否以及将进入这一市场中的何等类型医疗机构。因此，我们尚需要估计医学生职业选择的市场间效应和市场内效应，为我们进一步理解其行为特征和影响因素提供证据。本节基于调研数据进行实证研究并检验9.1.1节概念模型中所提出的假说。

9.3.1 市场间效应估计结果

我们首先按照式（9-1）的模型估计医学生择业意愿的市场间效应估计结果。由 OLM 估计结果可见（见表 9-8），测度改革效果的变量（Policy）对医学生的从医意愿有显著的正向影响，然而，改革认知度（Recogn）变量却产生了显著负效应，这些结果完全支持假说 H1a 和 H1b，证明了卫生资源下沉改革的复杂影响。以上结果显示，医学生已经认知到了改革将加诸于微观个体的直接成本以及改革效果对应的外部收益共存的现象，这一认知内化在医学生的从医意愿反应上。

虽然改革认知的改善并没有提高医学生的从医意愿，但改革认知度和信息渠道的交互（Recog × Public）却有显著正效应，由此补偿了改革认知度对医学生从医意愿的负向影响。综合看，与之前结构方程模型的估计结果相对应，卫生资源下沉改革及其效应的发挥产生了助力医学生更多考虑医疗劳动市场的职业选择激励，这种改革驱动的多市场选择和趋向从医的意愿变化构成了明显的市场间效应。以上信息渠道交互项显著的原因可能在于，当医学生从公开渠道获取改革信息时，可以很大程度上避免信息扭曲，而私人信息渠道一般而言会倾向于形成信息偏误。相类似，医疗暴力关注度和信息渠道交互项（Concern × Public）也对从医意愿有显著正效应。以上结果确认了信息渠道的重要影响，也证实了假说 H4。

由表 9-8 可见，医学生认知的医疗暴力发生率（Violence）在 1% 显著性水平上负向影响医学生的从医意愿，且这一结果在不同模型中是稳健的，这就支持了假说 H2a。这一结果说明，作为外生变量的医疗暴力负向影响安全需求的实现程度，无助于医学生的从医意愿改善。医学生将在医疗劳动市场和其他市场就业之间进行权衡，上升的医疗暴力发生率降低了从医可得的安全需求实现程度，进而产生了刺激医学生离开医疗劳动市场的意愿，产生了明显的市场间效应。测度医学生之尊重需求的变量 Respect 并不显著影响医学生的从医意愿，这显示尊重对于医学生之从医意愿而言并不特别重要。而法律环境（Legal）变量也未显示出对医学生从医意愿的显著影响，这一结果为假说 H3a 提供了证据，亦即，医学生视医疗暴力发生率为决定其从医意愿的关键因素，但法律环境并不直接作用于从医意愿反应。

表 9-8　　医学生择业意愿的市场间效应估计结果

因变量：从医意愿（1 = 下降，2 = 不变，3 - 5 分别为有所提高、明显提高和大幅提高）

变量	模型1：政府保护	模型2：立法保护	模型3：执法保护
定向生（Target）	0.7477*** (0.2157)	0.7411*** (0.2158)	0.7470*** (0.2158)
教育层次（Education）	0.5380*** (0.1027)	0.5384*** (0.1026)	0.5379*** (0.1027)
年级（Grade）	-0.0798** (0.0378)	-0.0789** (0.0377)	-0.0796** (0.0377)
医疗暴力（Violence）	-0.3953*** (0.0464)	-0.3948*** (0.0464)	-0.3952*** (0.0464)
暴力关注度（Concern）	-0.0372 (0.0668)	-0.0369 (0.0668)	-0.0372 (0.0668)
卫生政策教育（Lesson）	0.1400 (0.1020)	0.1394 (0.1019)	0.1398 (0.1020)
改革认知度（Recog）	-0.2119*** (0.0497)	-0.2119*** (0.0497)	-0.2118*** (0.0498)
尊重（Respect）	-0.0505 (0.0614)	-0.0538 (0.0618)	-0.0508 (0.0614)
法律环境（Legal）	-0.0042 (0.0534)	0.0129 (0.0547)	-0.0023 (0.0553)
改革认知度×渠道（Recog×Public）	0.1154*** (0.0427)	0.1137*** (0.0431)	0.1154*** (0.0428)
暴力关注度×渠道（Concern×Public）	0.2317*** (0.0358)	0.2308*** (0.0360)	0.2317*** (0.0359)
政策效果（Policy）	0.1386*** (0.0549)	0.1365*** (0.0553)	0.1387** (0.0556)
LR stat	378.3646***	378.4143***	378.3602***
样本量	1497	1497	1497

注：*** 和 ** 分别指 1% 和 5% 显著性水平；括号内为聚类标准误。

对于卫生政策教育和人口特征变量，回归结果显示，卫生政策教育变量均不显著影响从医意愿，说明卫生政策教育的影响可能不是直接的。相较于非定向生，定向生有显著更强的从医意愿，亦即，基于合约的成本锁定对定向生的从医意愿有较强的激励效果。我们也发现受教育层次越高，从医意愿越强。这一结果表明，更高的受教育层次因增加了要素特定性和机会成本，使得更高的从医意愿成为较理性的选择。医学生的年级变量显著为负，意味着在给定的受教育层次条件下，年级越高其选择行为的风险越大，从医意愿反应会倾向于保守。

我们在表9-8中还将不同的法律环境变量引入模型来验证实证结果的稳健性。显然，包括定向生、教育层次和年级在内的人口特征变量都有相同显著的符号。其他主要变量的结果也是稳健的。更重要的是，3个法律环境变量一致性地表明，它们都不对医学生的从医意愿构成显著影响，再一次为假说H3a提供了证据。

9.3.2　市场内效应估计结果

接下来我们分析卫生资源下沉改革情境下的医学生从医意愿之市场内效应。由表9-9可见，所有模型的卫生资源下沉改革效应变量对低等级医院从医意愿影响的回归系数符号为正，其中，政府保护和立法保护模型系显著为正，执法保护模型中却不显著，这给出了改革效果对低等级医院从医有影响但却不很稳健的结论。但改革认知度并未如同9.3.1节估计的结果那样显著为负，而是在政府保护和立法保护模型中显著为正，只有执法保护模型中为正但不显著。这一结果与卫生资源下沉改革中"下沉"成本主要由高等级医院及其下沉医生承担相关。尽管改革实践中，参与医共体建设的县级及以下等级医院也需要参与"下沉"，但因通勤距离短等原因，需承担的改革成本较低，这一事实为医学生感知后，不会对其低等级医院从医意愿产生抑制作用。因而，改革成本的差异化承担状况产生了一定的市场内从医意愿转移效应。

医学生认知的医疗暴力发生率在1%的显著性水平上对其低等级医院从医意愿产生显著正向影响，充分支持了假说H2b。亦即，考虑到要素特定性约束，以及文献和本书第8章均已证实的不同等级医院间医疗暴力发生率差异的事实，在其他因素给定条件下，选择低等级医院就职以获得更高的安全需求满足程度是医学生理性的选择。同样，表9-9中纳入的3个法律环境变量均有显著正向影响，因此，虽然法律环境并不整体上改善医学生的从医意愿，但它却扮演了将医学生从医意愿转向低等级医院的作用。以上结果证明了医学生从医选择中，因安全需求之满足产生的市场内效应。

表9-9　医学生择业意愿的市场内效应估计结果

因变量：低等级医院从医意愿（1=下降，2=不变，3-5分别为有所提高、明显提高和大幅提高）

变量	模型1：政府保护	模型2：立法保护	模型3：执法保护
定向生（Target）	0.7760*** (0.2252)	0.7717*** (0.2261)	0.7989*** (0.2265)
教育层次（Education）	0.3759*** (0.1072)	0.3965*** (0.1078)	0.3785*** (0.1074)
年级（Grade）	0.0169 (0.0383)	0.0101 (0.0383)	0.0119 (0.0382)
医疗暴力（Violence）	0.1424*** (0.0458)	0.1390*** (0.0457)	0.1376*** (0.0459)
暴力关注度（Concern）	0.0947 (0.0653)	0.1038 (0.0651)	0.0860 (0.0650)
卫生政策教育（Lesson）	0.2376** (0.1031)	0.2639*** (0.1029)	0.2513** (0.1028)
改革认知度（Recog）	0.0963** (0.0464)	0.0968** (0.0465)	0.0849 (0.0464)
尊重（Respect）	0.3481*** (0.0637)	0.3376*** (0.0642)	0.3459*** (0.0640)
法律环境（Legal）	0.4230*** (0.0541)	0.3525*** (0.0544)	0.3961*** (0.0564)
改革认知度×渠道（Recog×Public）	0.0282 (0.0414)	0.0128 (0.0419)	0.0241 (0.0415)
暴力关注度×渠道（Concern×Public）	0.0510 (0.0345)	0.0422 (0.0346)	0.0494 (0.0344)
政策效果（Policy）	0.1158** (0.0543)	0.1091** (0.0544)	0.0790 (0.0547)
LR stat	282.3057***	272.5668***	270.0329***
样本量	1497	1497	1497

注：***和**分别指1%和5%显著性水平；括号内为聚类标准误。

相较于表9-8的结果，医学生的低等级医院从医意愿不受暴力关注度及其与信息渠道交互项的显著影响。这是因为低等级医院的医疗暴力发生率较低，因此不易受信息渠道影响而产生有偏信息。然而，相较于前，卫生政策教育表现出对低等级医院从医意愿的显著正效应。这一结果意味着卫生政策教育有助于医学生更好地理解包括卫生资源下沉改革在内的卫生政策和执业环境信息，进而促使医学生提升其低等级医院从医意愿，这也是卫生政策信息传递层面的市场内效应显现。

9.3.3　进一步的估计

为了进一步探讨反暴力法律环境的作用，我们以医学生感知的医疗暴力发生率之改善为应变量来进行估计。由表 9-10 可见，所有的法律环境变量都对医疗暴力发生率之下降产生了显著正向影响，由此证实了假说 H3b。之前的实证结果中，我们已经发现医疗暴力发生率显著负向影响从医意愿，因此，我们可推断，法律环境改善可助力医学生认知的暴力发生率下降，并间接影响从医意愿。改革认知度（Recogn）和暴力关注度（Concern）并不对应变量构成显著影响，但两者与信息渠道的交互项均在 1% 显著性水平上产生正向影响，为假说 H4 提供了进一步证据。亦即，相较于私人信息渠道，公开渠道信息获得更有助于形成理性反应。卫生政策教育变量对暴力发生率变化的不显著影响意味着教育无助于影响暴力行为人。最后，改革的政策效应也对应变量构成显著影响，显示卫生资源下沉改革有助于再平衡患者信任，降低医疗市场拥堵，进而降低医疗暴力发生率并传递给医学生。

表 9-10　法律环境对医疗暴力改善影响的 OLM 模型估计结果

因变量：认知医疗暴力发生率之改善程度（1~5 分别为很低、较低、中等、较高和很高）

变量	模型 1：政府保护	模型 2：立法保护	模型 3：执法保护
定向生（Target）	0.7732 *** (0.2263)	0.6906 *** (0.2278)	0.7475 *** (0.2302)
教育层次（Education）	0.2752 *** (0.1058)	0.3109 *** (0.1056)	0.2729 *** (0.1055)
年级（Grade）	-0.0961 ** (0.0389)	-0.1015 *** (0.0388)	-0.0898 ** (0.0389)
医疗暴力（Violence）	0.3811 *** (0.0549)	0.4813 *** (0.0558)	0.5304 *** (0.0576)
暴力关注度（Concern）	0.2424 *** (0.0553)	0.2153 *** (0.0556)	0.1807 *** (0.0561)
卫生政策教育（Lesson）	0.0374 (0.0673)	0.0533 (0.0670)	0.0377 (0.0677)

续表

变量	模型1：政府保护	模型2：立法保护	模型3：执法保护
改革认知度（Recog）	0.1902 （0.1070）	0.1925 （0.1072）	0.1452 （0.1076）
尊重（Respect）	0.0653 （0.0483）	0.0726 （0.0485）	0.0547 （0.0485）
法律环境（Legal）	0.1954*** （0.0638）	0.1693*** （0.0636）	0.1671*** （0.0636）
改革认知度×渠道 （Recog×Public）	0.1364*** （0.0424）	0.1052** （0.0429）	0.1368*** （0.0424）
暴力关注度×渠道 （Concern×Public）	0.2078*** （0.0352）	0.1934*** （0.0355）	0.2048*** （0.0355）
政策效果（Policy）	423.1890***	449.9055***	461.1279***
LR stat	1497	1497	1497

注：***和**分别指1%和5%显著性水平；括号内为聚类标准误。

9.4 讨论

前面章节使用浙江医学生问卷调研数据和多种实证方法研究了卫生资源下沉改革背景下医学生的改革认知和从医意愿反应问题，我们考虑到生理需求、安全需求、尊重需求和自我实现需求等不同需求层次满足程度对医学生从医反应的影响，还分析了医学生医疗劳动市场内外选择的市场间效应和不同等级医院间选择的市场内效应。本节对主要的实证结果进行进一步分析和讨论。

9.4.1 低改革认知度及改革的复杂影响

卫生资源下沉改革的政策效应包括两个层面：第一是提升基层医院的诊疗能力，改善其医疗环境并增加其吸引力；第二是改革及其效果信息准确而充分地传递给医学生，以形成足够的从医激励。医学生对卫生资源下沉改革的认知和评价是其毕业后职业选择的重要依据。问卷调研发现，医学生对改革的认知度很低，未认知到改革效果的受访医学生比例达43.1%（645/1497）。其原因在于医学生未从医学教育中得到充分的政策信息，而更多地依赖私人渠道。但医学生通过私人渠道获得的改革信息是零散的、可能有偏的，导致其改革认知度较低。医学生如果不能充分了解改革效果，下沉改革所期许的人力资本持续流向医疗市场，尤其是向基层医院流动的政策目标就难以达成。

本章研究显示，公开渠道获取改革信息、接受卫生政策和反医疗暴力教育的医学生具有更高的改革认知度和改革效应评价，但私人渠道获取信息和未接受政策教育的医学生比例为 53.9%（806/1497）和 53.5%（801/497）。限于教育经历和专业背景，医学生难以从公共政策视角充分、自主地理解改革及其政策效应，因此，低认知度和政策教育的缺乏会削弱医学生的从医意愿。调研还发现，卫生资源下沉改革对从医收入的正向影响被医学生感知到，但相比较，医学生认为基层医院收入变化较小。SEM 估计中已强调了从医收入以及其所测量的生理需求潜变量对从医反应的影响较大，因而，医学生的从医意愿和基层从医意愿提升幅度均较小。

本章研究中还强调了卫生资源下沉改革的复杂影响。虽然改革总体上有助于促进医学生的正向反应，但就职后承担改革成本与享受改革外部收益之冲突赋予了改革认知的负效应和改革效果的正效应。医学生感知到的改革政策效应会正向驱动其从医意愿的提升，但其对改革的认知又意味着其选择从医会使其较近期内承担改革成本，进而抑制其从医意愿的改善。我们的实证研究支持了以上两方面相反的改革效应的存在性，而先前的卫生资源下沉改革文献却很少关注到改革对医学生影响的复杂性。如果进一步深入到医疗市场内，因低等级医院从医将不需要承担下沉的改革成本，因此，以上述及的改革认知的负效应会趋于消失，这也为我们的实证研究所证实。

9.4.2 医疗暴力认知以及反暴力法律环境的影响

医学教育的目标是为医疗市场和不同等级医院提供可持续的人力资本供给，但医学生仍有从医之外的多种职业选择，其职业选择依赖于从医相对于其他职业带来的不同需求层次的满足程度（效用）。如果医学生预期到从医意味着较高的安全风险和较大的执业成本，则其选择从医的意愿必将得到削弱，进而会在中长期内影响医疗服务的充分供给。本章研究显示，84.1%（1326/1497）的医学生认为医疗暴力发生率较高。方差分析结果表明，接受过卫生政策/反医疗暴力教育的医学生与未接受过相关教育的医学生所认知的暴力发生率差异无统计学意义，这是因为接受政策教育与否都不会影响到暴力行为人，也就不会影响医学生的暴力频度认知。总体上看，医疗暴力明显削弱了医学生预期的安全保障，不利于其毕业后选择从医，这与卫生资源下沉改革的目标相悖。

本章的回归结果证实了医学生认知的医疗暴力发生率对其从医意愿的负向影响和对低等级医院从医意愿的正向影响。对从医意愿的负向影响意味着市场间效应的存在性，亦即，认知的较高暴力发生率意味着预期的更高执业风险，以及相对于其他职业较低的安全需求满足程度，那么在已有的均衡收入条件下，它必然会削弱医学生的从医意愿（Sun et al.，2020）。同时，由于不同等级医院间医疗暴力发生率存在差异，如其他条件不变，则具要素特定性的医学生会在医疗市场内选择低暴力发生率、高安全需求满足程度的雇主，这就产生了不同等级医院间选择的市场内效应。亦即，因医疗暴力主要发生在高等级医院，基层医院的低暴力发生率给予医学生在医疗市场内趋利避害的选择空间。

此外，尽管近年来中央和各级政府越来越重视医疗暴力治理，但反医疗暴力的法律环境的改善仍有不足。本章研究显示，55%以上的医学生对法律环境给出负向评价。医学生认知的高医疗暴力频度和对反医疗暴力法律环境的较低评价共存，且因认知渠道而有显著差异。SEM 估计中证实了医疗暴力与反医疗暴力法律环境对从医安全需求实现的相反作用，前者削弱从医安全进而降低从医意愿和从医满意度；后者则有助于保护医生安全，并激励医学生的正向从医反应。但医学生对反医疗暴力法律环境的评价只有转化为医学生感知的医疗暴力发生率之下降才能切实影响其从医意愿。

9.4.3　公开与私人渠道对医学生的差异化影响

本章研究还强调了认知渠道的重要性。除前文已述的改革认知度和改革效果认知受信息渠道之显著影响外，认知渠道还影响到卫生资源下沉改革、诊疗环境和医疗市场内诸多变量。例如，相较于公开渠道的信息获得，本章的实证结果表明了私人渠道对医学生从医意愿的显著负向影响。ANOVA 分析也表明，卫生资源下沉改革信息通过公开渠道或者私人渠道传递也产生了差异化的从医意愿反应。这提示我们在医学教育中应关注卫生改革和医疗暴力这样的外生冲击信息向医学生的传递渠道，以无偏信息激励医学生做出理性反应。

同时，高等级医院高发的医疗暴力如果通过私人渠道传递给医学生，则信息往往易于在传递过程中被扭曲、放大。因此，医疗暴力信息传递的不同渠道意味着有偏信息被加诸于医学生的从医意愿反应中，并对其施加了负向影响。ANOVA 结果表明，公开渠道对应于医学生认知的较低暴力频度和较高法律环境评价，私人渠道则正好相反。这说明，医学生认知的医疗暴力频度和反医疗暴力法律环境既限于医学生个体所掌握的一切信息和主观判断，还受到其信息获得渠道的显著影响。

9.4.4 本章研究的局限性说明

由于卫生资源下沉改革的启动时间尚较短，还缺乏公开可得的、足够的统计数据积累，本章研究使用自制问卷和截面调查数据展开研究，我们需要回答针对本章研究的可能质疑并说明尚存在的若干局限性。可能有担心本文使用截面问卷数据探讨医学生的从医意愿并不能最终反映其毕业后的真实职业选择行为。但医学生职业选择倾向并非在其毕业期形成，而依赖于其医学教育全过程中对所有可得信息的收集和评估。即便医学生认知的医疗暴力发生率和卫生改革严重偏离真实情形，医学生也会以其为依据形成反应并进行职业选择。但在有偏信息情形下，医学生会倾向于持有较低的从医意愿，这明显偏离了医学教育的目标，要求医学教育者等主体在教育的早期阶段予以干预和矫正。

我们还必须指出本研究存在的若干局限性。一方面，这一截面研究的范围限于浙江省的 8 所医学高校，随着卫生资源下沉改革在中国的拓展，将更多的地区和多样化的样本纳入研究中将有助于增强模型和实证结果的解释力，并观察可能存在的区域间差异性。另一方面，如能增加时间序列的持续跟踪研究，我们就可以结合真实的从医职业选择数据来评估外生冲击对医学生职业选择的最终影响，此时我们可以使用更复杂的双重差分等方法来予以估计。

9.5 小结

本章围绕作为未来医生的医学生群体和大样本问卷调研数据研究卫生资源下沉改革的政策效应。我们将卫生资源下沉改革和包括安全需求在内的不同层次需求满足程度考虑在内，利用浙江 8 所高校 1497 份有效问卷调研数据，方差分析和结构方程模型实证等方法来给出医学生从医反应及其影响因素的实证证据。研究发现卫生资源下沉改革背景下医学生从医意愿有明显提升，但从医满意度和基层从医意愿提升幅度较小，较低的改革认知度和从医满意度共存。卫生资源下沉改革和不同需求层次变量均对医学生从医反应有显著正向影响。而且，我们还发现了改革和医疗暴力等因素导致的医学生择业之市场间效应和市场内效应。

本章研究还提示了改革推进中信息渠道和卫生政策教育的重要性。我们发现较大比例的医学生未能感知到改革效果且依赖私人渠道获取信息，卫生政策教育覆盖面较低，医学生认知的高医疗暴力频度和对反医疗暴力法律环境的较低评价制约了医学生的正向改革反应。因此，应通过优化的反医疗暴力立法和执法，逆转医学生的高医疗暴力认知，改善其对法律环境的评价，进而激励其因改善的安全需求而选择从医。还应在未来的高等医学教育中，加强卫生政策教育的供给侧改革，实现卫生政策和反医疗暴力知识向医学生的全覆盖传导，以公开渠道的准确信息传递激发医学生的从医意愿反应，实现医疗人力资本培育和向医疗市场流入的高效衔接。

第 10 章 结论和政策启示

本书前面章节较系统地阐述了卫生资源下沉改革之源起、理论机制和宏观与微观两层面的政策效应。本章的工作是对已有研究进行简要的梳理提炼和归纳总结,并结合我们的理论分析、实证研究结论以及在多地开展大样本调研访谈的结果,提出助力提升卫生资源下沉改革效果的思路和政策建议。

10.1 理论提炼和主要结论

本书研究中首次将卫生资源下沉改革扎根于中国长历史时期背景下内进行改革源起和发展脉络的分析探讨。从历史上的稳边固疆之政府力作用下的劳动(要素)迁移,到新中国成立后历经石油大会战、大小三线建设、医疗援外而逐渐形成的要素抽离和嵌入实践,我们梳理出了对口支援的政策渊源和历史演进脉络。继而,在中国 20 世纪 70 年代末出现并渐趋成型和制度化的省域间对口支援(援藏、援疆等)实践中,我们抽象出包括医疗对口支援在内的对口支援区域政策的一般学理特征,亦即,它是在受援地因要素剥离和失能而面临的区域公共产品生产函数裂解情形下,在更高层级政府的政治动员和组织、激励下,驱动下级政府间实现要素的短时期抽离和向受援地的嵌入。它凸显了精准配对的微观主体间因要素短时期流出、嵌入而表现的微观区域政策特征。这一政策旨在通过抽离要素嵌入重构(建)受援地区域公共产品生产函数,力图以人力资本功能发挥和要素溢出效应助力解决受援地公共产品生产函数裂解问题。它显著不同于传统的依赖中央(上级)政府的纵向转移支付和指令计划的区域政策,也不同于各国已有的横向转移支付实践,而是在中央(上级)政府的注意力约束和要素调配能力约束下,政府力驱动下的多微观主体参与、多种要素结合的新型区域政策实践。

本书聚焦的卫生资源下沉改革创造性地将原用于省域间对口支援政策转用于解决省域或者更小空间尺度内的医疗卫生资源配置失衡问题。它以上级政府动员、组织甚至改革成本补偿与激励为起点，以支援地和受援地下级政府及其拥有（影响）的不同等级医院之精准配对为形式，以配对结构内的高等级医院人力资本（医生）、技术和管理等多种、复合要素抽离，以及向低等级医院的嵌入和溢出效应发挥为手段，实现了传统对口支援政策在涉及"省—地—县"三重空间尺度内的运用实践。这一实践显著不同于改革开放前后直至2010年前基于市场或者单纯指令计划的资源"下沉"模式，充分发挥了中央和各级政府的差异性注意力资源及其能调配的要素资源数量和规模特征，借鉴继承了长期实践形成的对口支援政策体系，又通过医疗卫生领域内"省—地—县"多重空间尺度上的制度创新，提供了单纯市场力和指令计划配置医疗卫生资源之外的新的矫正区域发展失衡的改革路径。对拥有较大公立医院体系的国家和地区而言，中国实践提供了解决类似医疗卫生资源区域失衡问题的经验借鉴和有益启示。

对卫生资源下沉改革的理论认识还应与近十数年来发展的区域科学和城市经济理论关联。本书第4章的理论分析指出，区域科学和城市经济理论强调的便宜性对居民迁移决策的影响可扩展为特定层级（城市）政府提供的区域公共产品及其对应的便宜性衡量，它与市场化产品生产一起构成区域内要素迁移和生产决策的核心内容。区域间围绕区域公共产品生产的竞争和比较影响乃至决定要素区位决策和区域发展平衡性，它提供了政府力作用下重构受援地区域公共产品生产函数，以其供给及对应的便宜性变化矫正区域发展失衡的理论支持。卫生资源下沉改革正是这一思路在医疗卫生领域及对应的区域公共产品生产中的突出表现。虽然有批评声音指出这一改革中的政府力运用不完全合乎市场原则，但在单纯市场力发挥已导致市场失灵情境下，仍欲诉诸市场力求得区域公共产品的充分供给是对经济学基本原理的忽视。区域发展失衡问题表现了已存的区域公共产品供给困境，自不能脱离政府力的恰当运用。区域间竞争无疑可出于税收、GDP、官员晋升等激励可赋予不同层级政府的内生改革动力，不同层级政府应深刻地认识到这一点并主动诉诸行动。显然，在"市场"驱动的扭曲激励结构条件下，政府的内生改革动力与中国占优的公立医院体系的新结合就成为卫生资源下沉改革的核心形成机理。

但本书研究还充分认识到，卫生资源下沉改革涉及"省—地—县"不同层级政府和不同等级医院以及医生、患者等关联群体，这一改革的作用发挥依赖于不同层级政府及多微观主体的差异化政策反应及行为预期，其效果又表现为"省—地—县"三重空间尺度上的医疗卫生资源配置和空间收敛性变化。我们使用简单的患者诊疗选择行为博弈模型，给出了因预期诊疗质量差异而导致的"扭曲"患者诊疗选择行为之机理及其影响因素，说明了卫生资源下沉改革通过"下沉"医生可及性及其溢出效应对患者预期的影响，以及高等级医院品牌植入对低等级医院诊疗能力的信号效应，是推动患者重构其选择行为的关键因素。而驱动不同等级医院和医生的改革参与，则需以政府的改革成本支付、激励和微观主体的成本—收益分析为条件，以激励结构变化实现卫生资源下沉改革的自激励运行。其效果显现和长效化实施将通过区域公共产品供给和便宜性改善，在宏观上促进受援地经济社会发展和区域间均衡。

  本书从宏观和微观相结合的视角较全面地评估了卫生资源下沉改革的政策效应。我们发现，分别以紧密型医联体和松散型医联体为载体的案例研究中，卫生资源下沉改革的边际政策效应存在一定的差异性。前者可发现较为显著的推动诊疗人次增长的政策效应，但改革情境下后一案例研究却发现改革的边际效应较为有限。虽然尚有待于更大的样本和深入县域的实证研究，但边际政策效应评估确认了政府力作用下的"下沉"强度和患者诊疗可及性的重要影响。同时，因改革难以在短时期内对住院服务和资源配置效率产生显著影响，提示这一改革只有经过长期实施以及"下沉"之要素嵌入和溢出效应才能更好地显示出政策效果。相对照，本书还从宏观层面的资源空间布局和收敛性估计中求得改革效应的证据。总体上，我们发现了改革情境下医疗卫生资源存在空间收敛性的扎实证据。但"省—地—县"多重空间尺度下的收敛性结果存在明显差异，省域层面供给侧的空间正相关性和溢出效应颇为明显，但县域层面却呈现负向空间效应和区域间竞争性，地（市）域层面则在需求侧呈现空间正向溢出效应。而且，卫生资源下沉改革使得地（市）域层面上促进了供给侧收敛速度，但却减缓了县域层面供给和需求侧收敛速度，体现了不同空间尺度上改革效应的复杂性。

  本书的微观层面政策效果评估给出了总体上较为乐观的结论。针对患者的浙江、上海两地大样本问卷调研发现，患者认知的基层医院诊疗能力、就医环境和便利性等均有明显改善。对基层医院满意度和诊疗意愿也有提升。但也发现，紧密型医联体情境下高等级医院的品牌植入和"下沉"医生可及性较高，其作用也优于松散型医联体情境下的改革案例调研结果。总体上，患者调研显示卫生资源下沉改革有利于低等级医院吸引患者，这与改革目标完全吻合。同样，受访医院管理者总体上肯定了卫生资源下沉改革的效果和可持续性，尽管改革也引致了明显的管理摩擦，但改革产生了下沉医院和接受下沉医院均受益的帕累托改善结果，同样为卫生资源下沉改革提供了支持。此外，医生群体整体上改革认知度较高，改革效果评价也较为正面。但医生反应受其不同需求层次满足程度影响的实证结果表明，卫生资源下沉改革应更多关注医生之安全需求和自我实现需求满足问题。最后，我们还将作为未来医生的医学生群体纳入微观层面政策效应研究，发现了改革情境下医学生从医意愿有明显提升，但较低改革认知度和从医满意度共存，基层医院从医意愿变化较小，说明改革信息的充分传递以及对医学生的切实影响还需要更多努力。在以上微观层面实证中，本书的研究还强调了信息渠道对微观主体改革认知和反应的重要性，以及执业环境对供给侧之医生和医学生改革反应的重要影响，这是卫生资源下沉改革获得更大政策效果所需要关注的重要因素。

10.2 政策启示

党的十九届五中全会提出要在"十四五"时期内实现优质医疗资源扩容和均衡布局。要实现这一目标，就要进一步提升我国主要省市依托医联体推进卫生资源下沉的改革效果，通过医生"下沉"和人力资本溢出加快基层医院的能力建设，使其诊疗能力尽快提升能级。同时，还要以有力的需求侧政策激励患者优先选择基层医院就诊，以需求侧牵引衔接供给侧诊疗能力提升，并以投入侧的医学生从医意愿提升为支撑，共同助力实现优质医疗资源均等化和高效利用的政策目标。结合本书的理论与实证研究以及调研结果，我们提出以下三个方面的政策启示和对策建议。

（1）供给侧深度发挥制度优势，"上挂""下沉"相结合，提升基层医院诊疗能力

我国在长期的卫生对口援藏、援疆实践中强调对受援地的人才培养和技能溢出，以师带徒等多种方式为当地留下一支带不走的医疗人才队伍；但限于地理距离，主要采取援助省（市）向受援地区单向人才派出的支援方式。内地省（市）域内的医疗卫生改革应进一步发挥"对口支援"制度优势，创新性地构建双向的技能"下沉"和溢出渠道，提升卫生资源下沉改革效果，加快分级诊疗体系的建设步伐。基于此，提出以下改进思路和启示。

首先，在制度上将"上挂""下沉"相结合作为深化改革的突破口。应在已建成医联体内，一方面继续落实高等级医院专家"下沉"基层医

院，另一方面从制度上激励基层医院医生"上挂"到高等级医院，既缓解高等级医院的人员调配困难，也以浸入高等级医院临床诊疗和教研活动来提升基层医生的诊疗能力，使"上挂"医生成为分级诊疗和技能"下沉"和溢出的"桥梁"。

其次，将"上挂""下沉"力度纳入公立医院考核体系。应将基层医院医生到上一级医院"上挂"工作经历作为基层医院绩效考核的重要指标，将"下沉"和接受"上挂"基层医生纳入高等级医院考核内容，以制度激励充分发挥高等级医院的区域诊疗中心和科教中心职能。

最后，进一步细化"上挂""下沉"相结合的配套政策。在人事编制仍属基层医院条件下，应将"上挂"医生纳入高等级医院的绩效管理和分配体系，使其在专家支持下充分进入高等级医院的临床诊疗和教研活动，并与其收入挂钩；可借鉴卫生援藏和援疆经验，高等级医院和基层医院应细化对"下沉"医生的考核体系，突出其帮扶和技能溢出职责；还可借鉴广东经验，在通勤距离短的医联体内通过统招、统管、统用方式，加大医疗技能在医联体内的流动，促进医疗资源均衡布局。

专栏10-1 双向转诊需由"虚"落"实"

以卫生资源下沉改革促进双向转诊、实现分级诊疗，是我国化解看病难问题、提升人民群众就医满意度的主要改革举措。要落"实"双向转诊，应考虑在以下方面着手改进。

首先，是要设法提升基层医院医生的医疗技能水平并被患者准确认知。当前我国很多省市推行卫生资源下沉改革，但实施效果差异很大。问题是，这一下沉改革是要素的单向流动，高等级医院面临下沉后的医生短缺局面，下沉积极性并不高；单向下沉也无法带动基层医生的积极性。我们建议将单向下沉调整为下沉与上挂相结合的双向"流动"，既发挥好下沉高等级医院医生的传帮带作用，又应突破基层医院医生进修时只能旁观的观念和体制机制障碍，以下沉溢出技能，以上挂填补医生空缺，以双向"流动"形成活体循环，让基层医生与高等级医院医生一起真正进入临床诊疗、教研等活动，以基层医生在高等级医院的耳濡目染、沉浸其中，成规模、长效化地提升基层医院诊疗能力，拓宽基层医生的职业发展空间，使其具备接受反向转诊的能力。

> 其次，是要平衡好基层医院医生的诊疗服务和公共卫生服务的资源配置。应考虑以设立家庭医生服务站等创新方式更集约地使用基层医生资源，使其有较大的精力投入诊疗服务和医疗技能提升。此外，还应充分利用价格和成本－收益机制激励高等级医院和患者，使其主动落"实"双向转诊政策。诸如，在累退式医保报销费率政策中可适当加大不同等级医院间的费率差异，引导患者优先选择基层医院；又如，应在门诊诊疗服务价格调整中体现不同等级医院的差异性，鼓励患者在自身的成本－收益分析基础上理性选择；再如，建立和畅通高等级医院向基层医院反向转诊的标准、通道以及医保报销的奖补机制，等等。当然，不应采取一刀切的双向转诊政策。可考虑以家庭或者自然人为单位，对急症情形可在自然年度内给予其选择高等级医院、豁免双向转诊限制的就诊选择权，以覆盖患者的个体紧急需求，让政策兼顾到人情味。
>
> 最后，需说明的是，各地情况千差万别，促进双向转诊落"实"的举措也应考虑各地实际进行。但总体而言，将就医选择权交给患者，并以基层医院能力提升和多方面的制度设计激励患者理性就医，是推动卫生资源下沉改革和分级诊疗政策落"实"、破解看病难问题、提升医改效果的主要思路和突破方向。
>
> 资料来源：孙泽生等（2020）。

（2）需求侧充分发挥市场作用，激励患者基层就诊，促进医疗资源均衡利用

卫生资源下沉改革既依赖于基层医院诊疗能力的提升，也受制于患者的诊疗选择行为。如不充分利用市场机制，难以将已有高等级医院就诊惯性的患者吸引到基层医院就诊，分级诊疗和资源均衡布局目标就难以实现。基于此，提出以下改进思路和建议。

首先，加快落实职工医保门诊统筹改革。国家医保局已于2020年9月发布《关于建立健全职工基本医疗保险门诊共济保障机制的指导意见（征求意见稿）》，建议在加快门诊统筹改革落实中既要保障参保人的就诊选择权，又要引入强有力的差异化门诊医保费率政策，为分级诊疗改革推进提供有力的激励政策工具。

其次，指导各地加快差异化医保政策调整。应适度拉大不同等级医院间的医保费率差异，激励参保者常态化情形下优先选择基层医院就诊。但考虑到参保人的应急医疗需求，可以参保人和自然年为单位给予其1次选

择高等级医院，享受豁免双向转诊限制或者较优惠医保报销政策的门急诊选择权，提高患者对差异化医保政策的接受度和满意度①。

最后，适当加大不同等级医院间的诊疗费价格差异。应适当拉开不同职称以及不同等级医院的医疗服务价格基准，充分拉开急诊服务和门诊服务价差；确立医保主要支付基本医疗服务价格的理念，获取更优质服务的额外费用应由个人支付或医保递减比例支付，进一步发挥医保基金基础作用，实现公平与效率的兼顾。

（3）投入侧高度重视医学生教育，提升改革信息供给质量，激发医学生从医意愿

卫生资源下沉改革既依赖于存量人力资本的"下沉"和再配置，还依赖于持续性的人力资本生成和向不同等级医院的均衡流入。将医学人才培养和人力资本均衡、充分导向医疗服务体系，是医学教育取得成功的必要条件。以高质量卫生政策教育和改革信息供给，助力医学生群体理性判断、优化职业选择，是卫生资源下沉改革长效机制建立的核心问题。基此，提出以下四点政策启示。

首先，应更重视医学生从医意愿问题，将医学生和医学教育全面纳入卫生资源下沉改革。当前的改革多侧重于不同等级医院间的人才下沉和存量资源调整，将改革扩展到医学生和医学教育，充分考虑医学生的职业认同、职业选择和职业发展问题，有助于从流量上激励实现卫生资源下沉改革的长期可持续性。

其次，需要将卫生政策教育纳入医学教育课程体系之中。建议充分利用已有培养计划中的思政、形势与政策和专题讲座等课程，将卫生政策改革内容纳入教学计划，从制度上为医学生提供准确认知改革及其效果的主渠道，破解现有改革关注度低、认知度低和非公开认知渠道为主等问题。

再次，要建设一支晓改革、通政策的讲师团队。改革只有被感知才能实现效果最大化。建议由各省（市）卫生健康、教育部门和高校三方协作，通过遴选、资助、研修、培训等方式组建一支常态化的卫生政策讲师

---

① 双向转诊的重点是将缺乏诊疗能力和条件的重症患者向上转诊，由一级医院转至二级医院，二级医院再转至三级医院。但笔者多地调研发现，这一转诊设计多形同"虚"设。比如，上海某地基层医院 2019 年累计转诊 24600 余名患者中，仅有 24 人系其主动转诊，其余 99% 以上转诊患者都是先在高等级医院挂号就诊后，再到该医院补办转诊手续，以满足医保报销政策的要求。双向转诊的另一层含义是重症患者经高等级医院诊疗进入康复期后，应反向转诊至基层医院接受治疗直至其康复，以不浪费高等级医院用于诊疗急难重症患者的医疗资源，实现不同等级医院的合理分工。但调研发现，高等级医院和患者均缺乏反向转诊的意愿和激励制度设计，反向转诊量微乎其微，实际操作中也面临基层医院对接诊疗能力不足等问题。

团队,以充分、准确的信息供给实现向医学生的卫生政策教育全覆盖,有效回应医学生关注的影响从医意愿的主要问题,激发医学生的从医意愿。

最后,应注重已有改革的效果评估和向医学生的反馈。卫生资源下沉改革已开展多年,不同省、地(市)、县都积累了一定的改革经验,也有一些需进一步解决的问题和教训。建议加大对已有改革试点地区和基层医院改革经验的研究、总结和提炼,全面梳理改革带给医生职业、不同等级医院和患者的影响、仍存在的问题和困难以及改革思路,加快形成相关理论和实践成果,通过讲师团队及时、准确地传递给医学生,支持医学生形成未来从医的正确预期。

参 考 文 献

[1][奥]路德维希·冯·米塞斯.人的行为[M].夏道平译.上海:上海社会科学院出版社,2015.

[2][美]迪屈奇.交易成本经济学:关于公司的新的经济意义[M].王铁生,葛立成译.北京:经济科学出版社,1999.

[3][美]杰伊·巴塔查里亚,蒂莫西·海德,彼得·杜.健康经济学[M].曹乾译.南宁:广西师范大学出版社,2019.

[4][西]赫苏斯·韦尔塔·德索托.社会主义:经济计算与企业家才能[M].朱海就译.长春:吉林出版集团有限责任公司,2010.

[5] Abadie A, Drukker D, Herr JL, et al. Implementing Matching Estimators for Average Treatment Effects in Stata [J]. The Stata Journal, 2004, 4 (3): 290 – 311.

[6] Alvarez – Rosete A, Mays N. Understanding NHS Policy Making in England: The Formulation of The NHS Plan [J]. British Journal of Politics & International Relations, 2014, 16 (4): 624 – 644.

[7] Anderson EW, Sulliwan MW. The Antecedents and Consequences of Customer Satisfaction for Firms [J]. Journal of Marketing, 1993, 12 (2): 125 – 143.

[8] Atella V, Brugiavini A, Pace N. The Health Care System Reform in China: Effects on Out – of – pocket Expenses and Saving [J]. China Economic Review, China Economic Review, 2015, 34: 182 – 195.

[9] Bagust A, Place M, Posnett JW. Dynamics Of Bed Use on Accommodating Emergency Admissions: Stochastic Simulation Model [J]. British Medicine Journal, 1999, 319: 155 – 158.

[10] Banka, G., Edgington, S., Kyulo, N., et al. Improving Patient Satisfaction through Physician Education, Feedback, and Incentives [J].

Journal of Hospital Medicine, 2015, 10 (8): 497 – 502.

[11] Bayol M, Foye A, Tellier C, et al. Use of PLS Path Modeling to Estimate the European Consumer Satisfaction Index (ECSI) model [J]. Statistica Applicata, 2000, 12 (3): 361 – 375.

[12] Blumenthal D, Hsiao W. Privatization and Its Discontents——The Evolving Chinese Health Care System [J]. New England Journal of Medicine, 2005, 353 (11): 1165 – 1170.

[13] Borts G. H., Stein J. L. Economic Growth in A Free Market [M]. New York: Columbia University Press, 1964.

[14] Boussemart JP, Ferrier GD, Leleu H, et al. An Expanded Decomposition of The Luenberger Productivity Indicator with An Application to The Chinese Healthcare Sector [J]. OMEGA, 2020, 91: 102010.

[15] Brady MK, Cronin JJ. Some New Thoughts on Conceptualizing Perceived Service Quality: A Hierarchical Approach [J]. Journal of Marketing, 2001, 65: 34 – 49.

[16] Buttle, F. SERVQUAL: Review, Critique, Research Agenda [J]. European Journal of marketing, 1996, 30 (1): 8 – 32.

[17] Canadian Institute for Health Information. Canadian Health Information Roadmap Initiative Indicators Framework [M]. Ottawa: Canadian Institute for Health Information, 2000.

[18] Cao J. On splitting large public hospital [J]. China Reform, 2014, 6: 18 – 20.

[19] Caruana, A. Service Loyalty: The Effects of Service Quality and The Medicating Role of Customer Satisfaction [J]. European Journal of Marketing, 2002, 36 (7/8): 811 – 827.

[20] CDA. Physician practice investigation report. Beijing: Chinese Doctor's Association; 2011.

[21] Chai PP, Zhang YH, Zhou MG, et. al. Health System Productivity in China: A Comparison of Pre – and Post – 2009 Healthcare Reform [J]. Health policy and planning, 2020, 35 (3): 1 – 10.

[22] Chen J, Xu S, Gao J. The Mixed Effect of China's New Health Care Reform on Health Insurance Coverage and the Efficiency of Health Service Utilization: A Longitudinal Approach [J]. International Journal of Environmental Research and Public Health, 2020, 17: 1782.

[23] Chen JQ, Xu S, Gao J. The Mixed Effect of China's New Health Care Reform on Health Insurance Coverage and the Efficiency of Health Service Utilisation: A Longitudinal Approach [J]. International Journal of Environmental Research and Public Health, 2020, 17 (5): 1 – 13.

[24] Churchill GA, Suprenaut C. An Investigation into The Determinants of Customer Satisfaction [J]. Journal of Market Research, 1982, 19: 491 – 504.

[25] Clavolino E, Dahlgaard JJ. ECSI – Customer Satisfaction Modeling and Analysis: A Case Study [J]. Total Quality Management, 2007, 18 (5): 545 – 554.

[26] Dai YZ. Allocation of Urban Medical Resources: Non – Equilibrium and Rectification [J]. Urban Studies, 2010, 17: 108 – 112.

[27] Darby M, Kami E. Free Competition and the Optimal Amount of Fraud [J]. Journal of Law and Economics, 1973, 16 (1): 67 – 88.

[28] Diamond D. B., Tolley G. S. The Economic Role of Urban Amenities [C]. New York: Academic Press, 1982.

[29] Dipl – Biomuch, RAK, Heilpaed MW, Geraedts M. Associations Between Hospital Characteristics and Patient Satisfaction in Germany [J]. Health Expectation, 2017, 20: 593 – 600.

[30] Donabedian A. The Quality of Care: How Can It Be Assessed? [J]. Journal of the American Medical Association, 1988, 260: 1743 – 1748.

[31] Dwyer RF, Schurr PH, Oh S. Developing Buyer – Seller Relationship [J]. Journal of Marketing, 1987, 51: 11 – 27.

[32] Elhorst JP. MATLAB Software for Spatial Panels [J]. International Regional Science Review, 2015, 37 (3): 389 – 405.

[33] Fan Y, Chen M, Lei S. What Can We Learn from China's Health Insurance Reform to Improve the Horizontal Equity of Healthcare Financing [J]. International Journal for Equity in Health, 2022, 21 (1): 170.

[34] Ferrer – i – Carbnell A, Frijters P. How important Is Methodology for The Estimates of The Determinants of Happiness? [J]. Economic Journal, 2004, 114 (497): 641 – 659.

[35] Flato H, Zhang H. Inequity in Levels of Healthcare Utilization before and after Universal Health Coverage Reforms in China: Evidence from Household Surveys in Sichuan Province [J]. International Journal for Equity in Health, 2016, 15: 96.

[36] Fornell C, Johnson MD, Anderson EW, et al The American Consumer Satisfaction Index: Nature, Purpose, and Findings [J]. Journal of Marketing, 1996, 60: 7-18.

[37] Fornell C. A National Customer Satisfaction Barometer: The Swedish Experience [J]. Journal of Marketing, 1992, 56: 6-21.

[38] Fox JG, Storms DM. A Different Approach to Socio-Demographic Predictors of Patient Satisfaction with Health Care [J]. Social Science & Medicine, 1981, 15 (S): 557-564.

[39] Frankel S. The Natural History of Waiting Lists——Some Wider Explanations for An Unnecessary Problem [J]. Health Trends, 1989, 21: 56-58.

[40] Fullerton G, Taylor S. Mediating, interactive, and Nonlinear Effects in Service Quality and Satisfaction with Services Research [J]. Canadian Journal of Administrative Sciences, 2002, 19 (2): 124-136.

[41] Gallivan S, Utley M, Treasure T, Valencia O. Booked Inpatient Admissions and Hospital Capacity: Mathematical Modelling Study [J]. British Medicine Journal, 2002, 324: 280-282.

[42] Gravelle H, Dusheiko M, Sutton M. The Demand for Elective Surgery in A Public System: Time and Money Prices in The UK National Health Service [J]. Journal of Health Economics, 2002, 21: 423-449.

[43] Guo X, Zhang J, Xu Z, et al. The Efficiency of Provincial Government Health Care Expenditure after China's New Health Care Reform [J]. PLOS ONE, 2021, 16 (10): e0258274.

[44] He AJ. The Doctor-Patient Relationship, Defensive Medicine and Overprescription in Chinese Public Hospital [J]. Social Sciences & Medicine, 2014, 123: 64-71.

[45] He H, Nolen P. The Effect of Health Insurance Reform: Evidence from China [J]. China Economic Review, 2019, 53: 168-179.

[46] Henderson JT, Weisman CS. Women's Patterns of Provider Use Across the Lifespan and Satisfaction with Primary Care Coordination and Comprehensiveness [J]. Medical Care, 2005, 43: 826-833.

[47] Hesketh T, Wu D, Mao LN. Violence Against Doctors in China [J]. British Journal of Medicine, 2012, 345: e5730.

[48] Holdsworth G, Garner PA, Harpham T. Crowded Outpatient Departments in City Hospitals of Developing Countries: A Case Study from Lesotho

[J]. International Journal of Health Planning and Management, 1993, 8 (4): 315-324.

[49] Hou J, Tian L, Zhang Y, et al. Study of Influential Factors of Provincial Health Expenditure: Analysis of Panel Data after the 2009 Healthcare Reform in China [J]. BMC Health Services Research, 2020, 20: 606.

[50] Hou Y, Feng HL, Wen XL. 80% Of Medical Students Did Not Eventually Pursue a Career in Medicine, with a Worry about Doctor - Patient Conflicts [R]. Central People's Broadcasting Station, 2013 Nov 4.

[51] Hu F. Survey: 94% Respondents Not Want Children Pursue Medical Career [EB/OL]. 2014 Sep 16. Available from: http://www.yxj.org.cn/news/yijieyaowen/shehuijiaodian/2014032110391434981.html.

[52] Husain L. Policy Experimentation and Innovation as A Response to Complexity in China's Management of Health Reforms [J]. Globalization and Health, 2017, 13: 54.

[53] Institute of Medicine. Crossing the Quality Chasm: A New Health System for the 21st Century [M]. Washington, DC: National Academy Press, 2001.

[54] Islam N. What Have We Learnt from the Convergence Debate? [J]. Journal of Economic Surveys, 2003, 17: 309-362.

[55] Iverson T. A Theory of Hospital Waiting Lists [J]. Journal of Health Economics, 1993, 12: 55-71.

[56] Jackson J, Chamberlin J, Kroenke K. Predictors of Patient Satisfaction [J]. Social Science & Medicine, 2001, 52: 609-620.

[57] Jackson RRP, Welch JD, Fry J. Appointment Systems in Hospitals and General Practice [J]. Operational Research Quarterly, 1964, 15: 219-237.

[58] Jiang S, Min R, Fang P. The Impact of Healthcare Reform on The Efficiency of Public County Hospitals in China [J]. BMC Health Services Research, 2017, 17 (1): 838.

[59] Jin J, Zhou J, Wang L. Health Care Reform in China from the Perspective of Physicians [J]. BioScience Trends, 2020, 14 (2): 151-155.

[60] Johnson MD, Fornell C. A Framework for Comparing Customer Satisfaction Across Individuals and Product Categories [J]. Journal of Economic Psychology, 1991, 12 (2): 267-286.

[61] Johnson MD, Gustfasson A, Andreassen W, et al. The Evolution

and Future of National Customer Satisfaction Index Models [J]. Journal of Economic Psychology, 2001, 22 (2): 217-245.

[62] Ke L, Chen J Ke P, et al. Outpatients' Satisfaction in the Context of 10 Years of healthcare Reform: A Cross-sectional Study of Tertiary Hospitals in Shiyan, China [J]. Patient Preference and Adherence, 2020, 14: 191-20

[63] Khatri JR, Xiao S. Health Care Financing in China Prior to Health Reform 2009 [J]. Janaki Medical College Journal of Medical Sciences, 2013, 1 (2): 46-64.

[64] Leng Y, Liu W, Li Y, et al. The Impact of Policy on the Intangible Service Efficiency of the Primary Health Care Institution: Based on China's Health Care Reform Policy in 2009 [J]. International Journal for Equity in Health, 2019, 18: 14.

[65] Li J, Shi L, Liang H, et al. Health Care Utilization and Affordability among Older People Following China's 2009 Health Reform: Evidence from CHARLS Pilot Study [J]. International Journal for Equity in Health, 2019, 18: 62.

[66] Lin J, Zhou J, Wang L. Health Care Reform in China from the Perspective of Physicians [J]. BioScience Trends, 2020, 14 (2): 151-155.

[67] Linder-Pelz S. Toward A Theory of Patient Satisfaction [J]. Social Science & Medicine, 1982, 16: 577-582.

[68] Liu D. China's New Rural Cooperative Medical Scheme: Evolution, Design and Impacts [M]. International Verlag der Wissenschaften, Frankfurt am Main, 2013.

[69] Long Q, Xu L, Bekedam H, et al. Changes in Health Expenditures in China in 2000s: Has the Health system Reform Improved Affordability [J]. International Journal for Equity in Health, 2013, 12: 40.

[70] Manning WG, Newhouse JP, Duan N, et. al. Health Insurance and The Demand for Medical Care: Evidence from A Randomized Experiment [J]. American Economic Review, 1987, 77 (3): 251-277.

[71] Marioti G, Siciliani L, Rebba V, et al. Waiting Time Prioritization for Specialist Services in Italy: The Homogeneous Waiting Time Groups Approach [J]. Health Policy, 2014, 117 (1): 54-63.

[72] Mathur VK, Stein SH, Kumar R. A Dynamic Model of Regional Population Growth and Decline [J]. Journal of Regional Science, 1988, 28

(3): 379 – 395.

[73] McFarland D, Shen M, Parker P, et al. Does Hospital Size Affect Patient Satisfaction? [J]. Quality Management in Health Care, 2017, 26 (4): 205 – 209.

[74] Meng Q, Mills A, Wang L, et al. What can we learn from China's health system reform? [J]. British Medicine Journal, 2019, 365: 3 – 7.

[75] Mocan H, Tekin NE, Zax JS. The Demand for Medical Care in Urban China [J]. World Development, 2003, 32 (2): 289 – 304.

[76] Morton A, Bevan G. What's in A Wait? Contrasting Management Science and Economic Perspectives on Waiting for Emergency Care [J]. Health Policy, 2008, 85: 207 – 217.

[77] Naidu A. Factors Affecting Patient Satisfaction and Healthcare Quality [J]. International Journal of Health Care Quality Assurance, 2009, 22 (4): 366 – 381.

[78] Pan J, Liu D, Ali S. Patient Dissatisfaction in China: What Matters [J]. Social Science & Medicine, 2015, 143: 145 – 153.

[79] Pan J, Wang P, Qin XZ, et. al. Disparity and Convergence: Chinese Provincial Government Health Expenditures [J]. PLOS ONE, 2017, 8 (8): 1 – 6.

[80] Parasuraman A, Zeithaml VA, Berry L. SERVQUAL: A Multi – Item Scale for Measuring Consumer Perceptions of Service Quality [J]. Journal of Retailing, 1988, 64: 21 – 40.

[81] Phillips JP. Workplace violence against health care workers in the United States [J]. New England Journal of Medicine, 2016, 374 (17): 1661 – 1669.

[82] Price RA, Elliott MN, Zaslavsky AM, et al. Examining the Role of Patient Experience Surveys in Measuring Health Care Quality [J]. Medical Care Research Review, 2014, 71: 522 – 554.

[83] Quintana JM, Gonzalez N, Bilbao A, et al. Predictors of patient Satisfaction with Hospital Health Care [J]. BMC Health Service Research, 2006, 6: 102.

[84] Ramesh M, Wu X. Health Policy Reform in China: Lessons from Asia [J]. Social Science & Medicine, 2009, 68 (12): 2256 – 2262.

[85] Rosenbaum PR, Rubin DB. The CentralRole of the Propensity Score

in Observational Studies for Causal Effects [J]. Biometrika, 1983, 70 (1): 41 -55.

[86] Rust RT, Zahorik AJ. Customer Satisfaction, Customer Retention, and Market Share [J]. Journal of Retailing, 1993, 69: 193 -215.

[87] Schoenfelder T, Klewer J, Kugler J. Determinants of Patient Satisfaction: A Study Among 39 Hospitals in An Inpatient Setting in Germany [J]. International Journal for Quality in Health Care, 2011, 23: 503 -509.

[88] Senarath U, Fernando D, Rodrigo I. Factors Determining Client Satisfaction with Hospital - Based Perinatal Care in Sri Lanka [J]. Tropical Medicine and International Health, 2006, 11 (9): 1442 -1451.

[89] Shen JJ, Zhou S, Xu L, et al. Effects of the New Health Care Reform on Hospital Performance in China: A Seven - year Trend from 2005 -2011 [J]. Journal of Health Care Finance, 2014, 41 (1): 1 -14.

[90] Sheng PF, Yang TT, Zhang TF. The Unmet Medical Demand among China's Urban Residents [J]. International Journal of Environmental Research and Public Health, 2021, 18 (21): 1 -13.

[91] Shi X, Zhu D, Man X, et al. "The Biggest Reform to China's Health System": Did the Zero - markup Drug Policy Achieve Its Goal at Traditional Chinese Medicines County Hospitals [J]. Health Policy and Planning, 2019, 34: 483 -491.

[92] Shu Z, Liu Y, Li M, et al. The Effects of Health System Reform on Medical Services Utilization and Expenditures in China in 2004 -2015 [J]. International Health, 2021, 0: 1 -8.

[93] Sirdeshmukh D, Singh J, Sabol B. Consumer Trust, Value, and Loyalty in Relational Exchanges [J]. Journal of Marketing, 2002, 66: 15 -37.

[94] Sitzia J, Wood N. Patient Satisfaction: A Review of Issues and Concepts [J]. Social Science & Medicine, 1997, 45: 1829 -1843.

[95] Strasser S, Aharony L, Greenberger D. The Patient Satisfaction Process: Moving Toward a Comprehensive Model [J]. Medical Care Research Review, 1993, 50: 219 -248.

[96] Su Y, Hua Y, Liang X. Toward Job or Amenity? Evaluating the Locational Choice of Internal Migrants in China [J]. International Regional Science Review, 2019, 42 (5~6): 400 -430.

[97] Sun ZS, Barnes SR, Wang SH. Understanding congestion in China's

medical market: an incentive structure perspective [J]. Health Policy and Planning, 2016, 31 (3): 391-401.

[98] Sun ZS, Wang SH, Zhao HJ, Yu HM. Does descending resources reform improve patient satisfaction and reshape choice of care providers? A cross-sectional study in Zhejiang, China. [J]. INQUIRY: The Journal of Health Care Organization, Provision, and Financing, 2020, 57.

[99] Ta Y, Zhu Y, Fu H. Trends in Access to Health Services, Financial Protection and Satisfaction between 2010 and 2016: Has China Achieved the Goals of Its Health System Reform [J]. Social Science & Medicine, 2020, 245: 112715.

[100] Tancredi LR, Barondess JA. The Problem of Defensive Medicine [J]. Science. 1978, 200 (4344): 879-882.

[101] Tao W, Zeng Z, Dang H, et al. Towards Universal Health Coverage: Lessons from 10 Years of Healthcare Reform in China [J]. BMJ Global Health, 2020, 5: e002086.

[102] Tucker J. The Moderators of Patient Satisfaction [J]. Journal of Management in Medicine, 2002, 16 (1): 48-66.

[103] Van Doorslaer E, O'Donnell O, Rannan-Eliya Rp, et al. Effect of Payments for Health Care on Poverty Estimates In 11 Countries in Asia: An Analysis of Household Survey Data [J]. Lancet, 2006, 368 (9544): 1357-1364.

[104] Vinagre M, Neves J. The Influence of Service Quality and Patients' Emotions on Satisfaction [J]. International Journal of Health Care Quality Assurance, 2008, 21 (1): 87-103.

[105] Wang L, Wang Z, Ma Q, et al. The Development and Reform of Public Health in China from 1949 to 2019 [J]. Globalization and Health, 2019, 15: 45.

[106] Ware JE, Snyder KK, Wright WR, et al. Defining and measuring Patient Satisfaction with Medical Care [J]. Evaluation and Program Planning, 1983, 6 (3): 247-263.

[107] WHO, World Bank. Deeping Health Reform in China: Building High-quality and Value-based Service Delivery [R]. Geneva: World Health Organization, 2016.

[108] Wu D, Lam TP, Lam KF, et al. Health Reforms in China: The Public's Choices for First-contact Care in Urban Areas [J]. Family Practice,

2017, 34 (2): 194 - 200.

[109] Wu D, Wang Y, Lam K, et al. Health System Reforms, Violence against Doctors and Job Satisfaction in the Medical Profession: A Cross - sectional Survey in Zhejiang Province, Eastern China [J]. BMJ Open, 2014, 4: e006431.

[110] Xie M, Zhang XM. Health - care pricing in China [J]. Lancet, 2014, 384 (9952): 1428.

[111] Xu J, Meng QY. People - centered health care: towards a new structure of health service delivery in China [R]. Washington, D. C.: The World Bank, 2015.

[112] Xu J, Mills A. 10 Years of China's Comprehensive Health Reform: A Systems Perspective [J]. Health Policy and Planning, 2019, 34: 403 - 406.

[113] Xu Y, Zhang T, Wang D. Changes in Inequality in Utilization of Preventive Care Services: Evidence on China's 2009 and 2015 Health System Reform [J]. International Journal for Equity in Health, 2019, 18: 172.

[114] Yan C, Liao H, Ma Y, et al. The Impact of Health Care Reform Since 2009 on the Efficiency of Primary Health Services: A Provincial Panel Data Study in China [J]. Frontiers in Public Health, 2021, 9: 735654.

[115] Yang G, Kong L, Zhao W, et al. Emergence of Chronic Non - Communicable Diseases in China [J]. Lancet, 2008, 372 (9650): 1697 - 1705.

[116] Yang G, Wang Y, Zeng Y, et al. Rapid Health Transition in China, 1990—2010: Findings from the Global Burden of Disease Study 2010 [J]. Lancet, 2013, 381 (9882): 1987 - 2015.

[117] Yang J, Hong Y, Ma S. Impact of the New Health Care Reform on Hospital Expenditure in China: A Case Study from A Pilot City [J]. China Economic Review, 2016, 39: 1 - 14.

[118] Yip WCM, Hsiao WC, Chen E, et al. A Early Appraisal of China's Huge and Complex Healthcare Reforms [J]. Lancet, 2012, 379: 833 - 842.

[119] Young GJ, Meterko M, Desai KR. Patient Satisfaction with Hospital Care: Effects of Demographic and Institutional Characteristics [J]. Medical Care, 2000, 38 (3): 325 - 334.

[120] Zhang C, Chen L, Mueller K, et al. Tracking the Effectiveness of Health Care Reform in China: A Case Study of Community Health Centers in A

District of Beijing [J]. Health Policy, 2011, 100: 181 – 188.

[121] Zhang H, Gasmano MK, Cao Q. An Evaluation of The Policy on Community Health Organizations in China: Will the Priority of New Healthcare Reform in China Be a Success [J]. Health Policy, 2011, 99 (1): 37 – 43.

[122] Zhang L, Cheng G, Song S, et al. Efficiency Performance of China's Health Care Delivery System [J]. International Journal of Health Planning and Management, 2017, 32: 254 – 263.

[123] Zhang M, Wang W, Millar R, et al. Coping and Compromise: A Qualitative Study of How Primary Health Care Providers Respond to Health Reform in China [J]. Human Resources for Health, 2017, 15: 50.

[124] Zhang M, Yang R, Wang W, et al. Job Satisfaction of Urban Community Health Workers after the 2009 Healthcare Reform in China: A Systematic Review [J]. International Journal for Quality in Health Care, 2016, 28 (1): 14 – 21.

[125] Zhang X, Xiong Y, Ye J, et al. Analysis of Government Investment in Primary Healthcare Institutions to Promote Equity during the Three – year Health Reform Program in China [J]. BMC Health Services Research, 2013, 13: 114.

[126] Zhou K, Zhang X, Ding Y, et al. Inequality Trends of Health Workforce in Different Stages of Medical System Reform (1985 – 2011) in China [J]. Human Resources for Health, 2015, 13: 94.

[127] Zhou S, Xu J, Ma X, et al. How Can One Strengthen a Tierd Healthcare System Though Health System Reform? Lessons Learnt from Beijing, China [J]. International Journal of Environmental Research and Public Health, 2020, 17: 8040.

[128] 白雪，李春漾，蒲剑，等．四川大学华西医院"多学科组团式"医疗卫生援疆模式探索与实践 [J]．华西医学，2019，34 (12): 1352 – 1355．

[129] 白筠，任明辉．医疗队在国外 [C]．北京：世界知识出版社，2003．

[130] 北京市卫生局医政处．城乡医院对口支援是加强农村医疗卫生事业建设的一条有效途径 [J]．中国初级卫生保健，1991，5 (11): 7 – 8．

[131] 蔡昱，龚刚，张前程．以医师价值之回归革除"以药养医"——基于理论模型视角的论证 [J]．南开经济研究，2013 (1): 40 – 52．

[132] 陈东林．三线建设：备战时期的西部开发［M］．北京：中共中央当下出版社，2003．

[133] 陈丽娜，葛孟华，郑国平，等．区镇一体化紧密型医联体运行效果分析［J］．中国现代医生，2016，54（23）：125－128．

[134] 陈璐，王晓琳．大数据解密暴力伤医事件普遍"规律"［N］．新京报，2016－05－12（8）．

[135] 陈少敏，任川，陈宝霞，等．暴力伤医事件对高中生报考医学类专业意向的影响［J］．中国高等医学教育，2015（5）：25－26．

[136] 陈松川，肖洋．"一带一路"的"国际发展共同体"的构建机制［J］．亚太经济，2017（2）：11－20，173．

[137] 陈夕．中国共产党与三线建设［C］．北京：中共党史出版社，2014．

[138] 陈叶烽，丁预立，潘意文，等．薪酬激励和医疗服务供给：一个真实努力实验［J］．经济研究，2020，55（1）：132－148．

[139] 陈钊，刘晓峰，汪汇．服务价格市场化：中国医疗卫生体制改革的未尽之路［J］．管理世界，2008（8）：52－58．

[140] 陈志勇，韩韵格．基本医疗卫生服务供给的动态演进及空间差异［J］．中南财经政法大学学报，2021（2）：53－64．

[141] 陈醉，宋泽，张川川．医药分开改革的政策效果——基于医疗保险报销数据的经验分析［J］．金融研究，2018（10）：72－88．

[142] 程呈，尹文强，李玲玉等．基于文献计量分析的我国医联体发展动阻力研究［J］．中国卫生事业管理，2020，37（2）：84－87．

[143] 程兰花，杨德刚．乌昌地区医疗卫生资源失配度时空演化特征［J］．中国科学院大学学报，2018，35（3）：382－390．

[144] 崔兆涵，王虎峰．紧密型医联体是否可以持续运行：一个交易费用经济学分析框架［J］．中国卫生经济，2019，38（10）：15－19．

[145] 代涛，王芳，李永斌．我国基层卫生综合改革实施效果［J］．中国卫生政策研究，2013，6（5）：1－8．

[146] 代英姿，王兆刚．中国医疗资源的配置：失衡与调整［J］．东北财经大学学报，2014（1）：47－53．

[147] 邓利方．广州公立医院参与社区卫生服务下沉机制分析［J］．岭南学刊，2010，（4）：115－119．

[148] 丁建飞，刘群英．马斯洛需求理论视域下的医疗场所暴力成因及应对策略［J］．南京医科大学学报：社会科学版，2018，18（3）：88－192．

[149] 丁硕，刘国庆，徐付琴，等．紧密型城市医联体模式下基层首诊意愿及影响因素［J］．南京医科大学学报（社会科学版），2024（4）：372－377．

[150] 丁维莉，章元．局部改革与公共政策效果的交互性和复杂性［J］．经济研究，2009（6）：28－39．

[151] 丁忠毅．对口支援边疆民族地区政策属性界定［J］．湖北民族大学学报（哲学社会科学版），2021（1）：76－86．

[152] 丁忠毅．国家治理视域下省际对口支援边疆政策的运行机制研究［J］．思想战线，2018，44（4）：76－87．

[153] 董邦俊．医院暴力犯罪之多维防控研究［J］．中华医学杂志，2016，96（44）：3537－3539．

[154] 董珍，白仲林．对口支援、区域经济增长与产业结构升级——以对口援藏为例［J］．西南民族大学学报（人文社会科学版），2019（3）：130－138．

[155] 杜创，朱恒鹏．中国城市医疗卫生体制的演变逻辑［J］．中国社会科学，2016（8）：66－89．

[156] 费智平．大小医院能否牵手联姻［N］．中药事业报，2000－07－12（1）．

[157] 封进，刘芳，陈沁．新型农村合作医疗对县村两级医疗价格的影响［J］．经济研究，2010，45（11）：127－140．

[158] 封进，吕思诺，王贞．医疗资源共享与患者就医选择——对我国医疗联合体建设的政策评估［J］．管理世界，2022（10）：144－173．

[159] 付娟．我国高校"对口支援"政策：成效、问题与优化策略［J］．浙江师范大学学报（社会科学版），2018，432（2）：101－106．

[160] 付明卫，薛仙玲．改革开放以来中国医疗行业中政府与市场关系的演进［J］．中国经济史研究，2018（5）：67－76．

[161] 付晓录，田昕，吴冕等．医院不同医联体模式利益相关者分析［J］．医学教育管理，2020，6（1）：73－77．

[162] 甘振军．天津援非医疗工作的历史、成就和评价［J］．外语学界，2020（6）：43－63．

[163] 纲鉴．试论汉武帝的移民屯垦政策［J］．盐城师专学报（社会科学版），1988（1）：55－59．

[164] 高和荣．健康治理与中国分级诊疗制度［J］．公共管理学报，2017（2）：139－144．

[165] 高秋明, 王天宇. 差异化报销比例设计能够助推分级诊疗吗?——来自住院赔付数据的证据 [J]. 保险研究, 2018 (7): 89-103.

[166] 高卫益, 赵列宾, 袁克俭. 区域卫生资源纵向整合的实践与思考 [J]. 中国医院, 2008 (3): 73-74.

[167] 高志刚, 刘伟. 西北少数民族地区区域经济差异与协调发展——以新疆为例 [J]. 南开学报 (哲学社会科学版), 2016 (3): 147-160.

[168] 宫健. 医联体模式下各级医疗机构人员对分级诊疗的认知情况调查研究 [J]. 中西医结合心血管病电子杂志, 2018, 6 (19): 98+100.

[169] 龚秀全, 孙晨晗. 我国分级诊疗模式是否能节约医疗资源 [J]. 南方经济, 2021 (5): 34-51.

[170] 顾昕. "健康中国" 战略中基本卫生保健的治理创新 [J]. 中国社会科学, 2019 (12): 121-138.

[171] 顾亚明. 日本分级诊疗制度及其对我国的启示 [J]. 卫生经济研究, 2015 (3): 8-12.

[172] 郭艾花, 周婧, 肖渊等. 北京市社区卫生服务中心基本状况及得到综合医院对口支援的方式与成效分析 [J]. 中国卫生事业管理, 2010, 27 (10).

[173] 郭传骥, 郭启勇, 刘慧婷, 等. 城市三甲医院与县医院对口帮扶需求的研究 [J]. 现代医院管理, 2012, 10 (3): 17-20.

[174] 郭庆, 吴忠. 城乡居民医保制度统筹会产生促健防贫效用?——基于 PSM-DID 方法的研究 [J]. 中国卫生政策研究, 2020, 13 (7): 7-14.

[175] 国家卫生部. 关于深化卫生改革的几点意见 [EB/OL]. https://law.lawtime.cn/d497093502187.html, 2018-10-10.

[176] 哈尔滨市卫生局. 打破部门所有制的服务界限积极开展医疗协作 [J]. 医院管理, 1983 (8): 29-31.

[177] 郝义彬, 裴青燕, 鲁锋, 等. "十二五" 末期我国医疗卫生资源配置的公平性及效率研究 [J]. 中国卫生资源, 2017, 20 (6): 511-515.

[178] 何蓓蓓, 高晶磊, 刘春平, 等. 医保支付方式改革对县域医共体建设效果的影响分析 [J]. 医学与社会, 2021, 34 (8): 108-116.

[179] 何郝炬, 何仁仲, 向嘉贵. 三线建设与西部大开发 [M]. 北京: 当代中国出版社, 2003.

[180] 和靖, 乔牧天, 彭立蓉, 等. 基层视角下紧密型医联体满意度及现存问题分析——以 "华西-成华城市区域医疗服务联盟" 为例 [J]. 现代预防医学, 2021, 48 (5): 854-857.

[181] 胡洪曙, 武锶芪. 基于获得感提升的基本公共服务供给结构优化研究 [J]. 财贸经济, 2019, 40 (12): 35-49.

[182] 胡善联. 医疗服务集团成因及利弊分析 [N]. 健康报, 2000-07-29 (2).

[183] 胡桐, 吴才波, 田昕, 等. 北京市医疗联合体分级诊疗效果及影响因素研究 [J]. 中国医院管理, 2024, 44 (1): 47-52.

[184] 胡重明. 破解公共服务供给失衡困局的项目制路径——基于浙江城市优质医疗资源下沉政策的研究 [J]. 广西师范大学学报 (哲学社会科学版), 2020 (1): 30-41.

[185] 黄刚, 王伟, 季长友. "双下沉、两提升"工作实践的思考 [J]. 卫生经济研究, 2016 (7): 12-13.

[186] 黄国武, 仇雨临. 县级公立医院供给侧结构性改革研究——以成都市为例 [J]. 社会保障研究, 2018 (1): 50-57.

[187] 黄培, 易利华. 基于分级诊疗的区域医联体实践与思考 [J]. 中国卫生质量管理, 2015, 22 (4): 102-104.

[188] 贾晓莉, 周洪柱, 赵越, 等. 2003-2012年全国医院场所暴力伤医情况调查研究 [J]. 中国医院, 2014, 18 (3): 1-3.

[189] 姜立文, 宋述铭, 郭伟龙. 我国区域纵向医联体模式及发展现状 [J]. 医学与社会, 2014, 27 (5): 35-38.

[190] 蒋秋生, 傅志农. 为老区人民留下一支不走的医疗队 [J]. 老区建设, 1991 (10): 22-23.

[191] 金淑婷, 李博, 杨永春. 经济发展是否缩小区域间基本医疗卫生资源供给差距?——基于287个城市面板数据计量检验 [J]. 世界地理研究, 2021, 30 (1): 192-203.

[192] 金燕, 鲁胜锟, 李绍华. 安徽省2011年卫生资源及利用状况分析 [J]. 中国初级卫生保健, 2013, 27 (10): 14-15.

[193] 靳薇. 西藏: 援助与发展 [M]. 拉萨: 西藏人民出版社, 2010.

[194] 荆媛, 黄琪, 刘思雨等. 城乡医疗对口支援对促进贫困地区基层卫生服务能力建设的实践研究 [J]. 卫生软科学, 2021, 35 (2): 3-6.

[195] 寇大伟. 疫情防控中的府际关系与对口支援 [N]. 中国社会科学报, 2020-3-26 (4).

[196] 寇宗来. "以药养医"与"看病贵、看病难" [J]. 世界经济, 2010, 33 (1): 49-68.

[197] 库永寿. 恢复城市三级医疗网加强技术指导和技术协作关系

[J]. 医院管理, 1982 (11): 8-10.

[198] 匡莉, 徐淑一, 方积乾. 转型期我国公立医院规模经济特征的实证研究 [J]. 中国医院管理, 2009, 28 (2): 17-20.

[199] 蓝金晶, 吴小娟. 医联体模式下精准帮扶对基层医院护理人员现状的影响 [J]. 中国乡村医药, 2019, 26 (19): 66-67.

[200] 劳颖谦, 李继宏, 刘梦青, 等. 紧密型县域医共体对县乡医疗机构运行效率影响研究 [J]. 中国医院, 2022 (12): 5-8.

[201] 李安山. 中国对外援助医疗队的历史、规模及其影响 [J]. 外交评论, 2009 (1): 25-45.

[202] 李彬, 凌润泽. 民营企业参与对口支援的微观效应分析: 企业税负的视角 [J]. 山东大学学报 (哲学社会科学版), 2021 (2): 23-34.

[203] 李波, 宁宇, 寇长贵, 等. 护士在医疗场所遭受暴力侵害的现况分析 [J]. 中国医院管理, 2005 (12): 23-25.

[204] 李栋, 韩博棽, 王欢. 综合医院医疗对口支援工作的实践和思考——以天津某三甲综合医院为例 [J]. 继续医学教育, 2021, 35 (2): 55-57.

[205] 李菲. 我国医疗服务分级诊疗的具体路径及实践程度分析 [J]. 中州学刊, 2014 (11): 90-95.

[206] 李海明, 徐颢毓. 医保政策能否促进分级诊疗的实现: 基于医疗需求行为的实证分析 [J]. 经济社会体制比较, 2018 (1): 28-35.

[207] 李杰刚, 李志勇, 朱云飞, 等. 县域间基本公共卫生服务均等化: 制约因素及公共政策——基于河北省的实证分析 [J]. 财政研究, 2013 (11): 29-32.

[208] 李静, 虞燕君, 彭飞, 等. "药品零加成"政策能否缓解患者负担?——基于中部某省公立医院试点的效果评估 [J]. 财经研究, 2021, 47 (12): 49-63.

[209] 李玲, 陈秋霖, 江宇. 中国医改: 社会发展的转折 [J]. 开放时代, 2012 (9): 15-21.

[210] 李瑞昌. 界定"中国特点的对口支援": 一种政治性馈赠解释 [J]. 经济社会体制比较, 2015 (4): 194-204.

[211] 李瑞昌. 中国特点的对口支援制度研究——政府间网络视角 [M]. 上海: 复旦大学出版社, 2016.

[212] 李双杰, 范超. 随机前沿分析与数据包络分析方法的评析与比较 [J]. 统计与决策, 2009 (7): 25-28.

[213] 李曦辉，王贵锋，段朋飞，等．对口支援的政策逻辑与经济效果评估［J］．管理世界，2023（9）：89-103．

[214] 李曦辉．对口支援的分类治理与核心目标［J］．区域经济评论，2019（2）：45-54．

[215] 李永友，郑春荣．我国公共医疗服务受益归宿及其收入分配效应——基于入户调查数据的微观分析［J］．经济研究，2016，51（7）：132-146．

[216] 李永友．公共卫生支出增长的收入再分配效应［J］．中国社会科学，2017（5）：63-82．

[217] 李玉荣．改革开放以来我国医疗卫生体制改革的回顾与反思［J］．中国行政管理，2010（12）：41-45．

[218] 李志国．对口支援、招商引资与区域创新能力提升——基于对口支援三峡库区的案例研究［J］．科研管理，2020，41（3）：72-82．

[219] 梁海伦，陶磊．地方政府分级诊疗政策创新扩散研究——基于全国地级市数据的事件史研究［J］．中国卫生政策研究，2021，14（3）：7-12．

[220] 梁樑，陈健．天津市对口支援西藏某县级医院效果评价［J］．中国初级卫生保健，2023，37（11）：28-32．

[221] 梁玮佳，唐元懋．我国卫生资源配置的空间非均衡研究［J］．卫生经济研究，2018（9）：66-71．

[222] 梁艳华．基层医院解决群众看病难看病贵的做法［J］．现代医院管理，2006（5）：19-20．

[223] 廖晓诚．我国分级诊疗试点政策效果评估研究——以三个试点地区为例［M］．汕头：汕头大学出版社，2019．

[224] 林皓，金祥荣．政府投入与我国医院效率的变化［J］．经济学家，2007（2）：77-83．

[225] 林鸿潮．公共应急管理中的横向府际关系探析［J］．中国行政管理，2015（1）：39-43．

[226] 林少炜，柴文丽，林秀蓉，等．临床医生离职意愿及其影响因素分析［J］．现代预防医学，2014，41（3）：470-473．

[227] 林相森，艾春荣．我国居民医疗需求影响因素的实证分析——有序Probit模型的半参数估计［J］．统计研究．2008，25（11）：40-45．

[228] 凌薇，高熹．公立医院实施健康扶贫对口支援县医院的实践及思考［J］．卫生软科学，2021，35（5）：3-5，14．

[229] 刘波, 尉建文. 政治行为与社会公益: 国有企业参与对口支援的机制分析 (2006-2015) ——以北京市49家国有企业为例 [J]. 中国经济史研究, 2017 (5): 164-172.

[230] 刘博. 医联体崛起 [N]. 中国医药报, 2017-05-09 (7).

[231] 刘春平, 高晶磊, 肖洁, 等. 我国城市及县域医疗联合体绩效评估研究 [J]. 中国医院管理, 2021, 41 (2): 18-22.

[232] 刘金龙, 梁静, 王兴生, 等. 医院对口支援的重要性及影响因素分析——基于受援方的视角 [J]. 卫生软科学, 2023, 37 (6): 10-13.

[233] 刘金山, 徐明. 对口支援政策有效吗? ——来自19省市对口援疆自然实验的证据 [J]. 世界经济文汇, 2017 (4): 43-61.

[234] 刘丽娜, 徐凌中, 王兴州, 等. 我国城乡门诊医疗服务需求弹性研究 [J]. 中国卫生经济, 2006 (7): 34-36.

[235] 刘铁. 从对口支援到对口合作的演变论地方政府的行为逻辑——基于汶川地震灾后恢复重建对口支援的考察 [J]. 农村经济, 2010 (4): 42-44.

[236] 刘霞, 刘君, 何梦乔, 等. 公立医院纵向整合对医院成本的影响研究 [J]. 中国卫生统计, 2009, 26 (5): 507-508.

[237] 刘永军, 丁洋. 注册医师多点执业政策利益诉求与博弈分析——基于政府和医院角度 [J]. 现代预防医学, 2015, 42 (19): 3525-3527.

[238] 刘泽豫, 翟玥, 段茗玉, 等. 医学生从医意愿现状调查及其与医疗执业环境的相关性分析 [J]. 中华医学教育杂志, 2018, 38 (1): 17-21.

[239] 卢丹萍, 王晓萍. 温州公立医院对口支援基层卫生院效果分析 [J]. 中医药管理杂志, 2010, 18 (12): 1141-1142

[240] 吕越, 陆毅, 吴嵩博, 等. "一带一路"倡议的对外投资促进效应——基于2005—2016年中国企业绿地投资的双重差分检验 [J]. 经济研究, 2019, 54 (9): 187-202.

[241] 马超, 顾海, 宋泽. 补偿原则下的城乡医疗服务利用机会不平等 [J]. 经济学 (季刊), 2017, 16 (4): 1261-1288.

[242] 马海波. 过度医疗与医疗服务供给侧改革的对策研究 [J]. 中国市场, 2020 (22): 70-71+81.

[243] 马进. 医疗服务供给侧改革之拙见 [J]. 中国卫生资源, 2016, 19 (4): 261-263.

[244] 马伟杭. 优化医疗资源配置 加快建设分级诊疗制度——基于浙江"双下沉、两提升"工作的实践与研究 [J]. 社会治理, 2018 (1):

67-74.

[245] 马伟杭. 浙江"双下沉、两提升"之路[J]. 中国卫生, 2016 (7): 100-101.

[246] 马志飞, 尹上岗, 乔文怡, 等. 中国医疗卫生资源供给水平的空间均衡状态及其时间演变[J]. 地理科学, 2018, 38 (6): 869-876.

[247] 毛瑛, 王雪, 刘锦林, 等. 分级诊疗背景下医联体实施效果研究[M]. 北京: 知识产权出版社, 2020.

[248] 茅中杰. 医疗资源下沉成本及补偿机制研究[J]. 卫生经济研究, 2016 (7): 9-11.

[249] 孟庆跃. 卫生经济学[M]. 北京: 人民卫生出版社, 2013.

[250] 倪婷婷. 1970年以来安徽省援南也门医疗队历史回顾及工作对策分析[J]. 池州学院学报, 2018, 32 (1): 86-88.

[251] 宁迪, 潘昶安, 梅师遥. 一年7万件医疗纠纷如何化解[N]. 中国青年报, 2014-04-08 (5).

[252] 潘杰, 雷晓燕, 刘国恩. 医疗保险促进健康吗？——基于中国城镇居民基本医疗保险的实证分析[J]. 经济研究, 2013, 48 (4): 130-142.

[253] 彭代彦, 吴翔. 基于三阶段DEA模型的中国医疗卫生系统效率分析[J]. 统计与决策, 2014 (15): 91-93.

[254] 彭师奇, 李沣. 从"医疗协作联合体"的发展看我国卫生发展战略[J]. 管理世界, 1986 (6): 170-179.

[255] 祁子欣, 汪爱年, 蔡威等. "府院合作"医联体模式建设的实践与探索[J]. 江苏卫生事业管理, 2021, 32 (4): 419-421+425.

[256] 乔坤元, 周黎安, 刘冲. 中期排名、晋升激励与当期绩效：关于官员动态锦标赛的一项实证研究[J]. 经济学报, 2014, 1 (3): 84-106.

[257] 邱皓政, 林碧芳. 结构方程模型的原理和应用[M]. 北京: 中国轻工业出版社, 2012.

[258] 任恒, 王宏伟. 稳定、平衡与发展：建设中国特色对口支援制度的三重使命[J]. 新疆社会科学, 2020 (6): 117-126.

[259] 任苒, 许晓光, 刘明浩, 等. 辽宁省医疗资源纵向整合模式特征及效果分析[J]. 中国医院管理, 2012 (2): 1-3.

[260] 沈艳玲, 古丽巴哈尔·卡德尔, 孙春梅等. 紧密型医联体模式下专家效应对基层医疗水平的影响研究[J]. 中国卫生质量管理, 2018, 25 (3): 116-118.

[261] 石绍宾, 樊丽明. 对口支援：一种中国式横向转移支付[J].

财政研究, 2020 (1): 3-12.

[262] 石应康. 医院集团大多"集"而不"团" [J]. 中国卫生, 2014 (10): 77-78.

[263] 时保国, 吴少龙. "看病难"的空间分析: 嵌入分层理论视角的中国三甲医院地理分布 [J]. 甘肃行政学院学报, 2019 (5): 94-103.

[264] 史桂芬, 王佳. 人口流动对地方医疗卫生支出影响的实证分析——基于空间面板模型 [J]. 东北师大学报, 2017 (5): 25-30.

[265] 史明丽. 我国纵向型区域医疗联合体的进展与挑战 [J]. 中国卫生政策研究, 2013, 6 (7): 28-32.

[266] 史晓琴, 樊丽明, 石绍宾. 中国抗击新冠肺炎疫情中对口支援何以发生——公共经济学视角的分析 [J]. 财政研究, 2020 (8): 12-22.

[267] 宋森. 关于我国卫生事业性质问题研讨的综述 [J]. 中国卫生经济, 1991 (6): 33-36.

[268] 宋杨, 吴华章. 基于演化博弈的我国分级诊疗策略分析 [J]. 中国医院管理, 2024, 44 (2): 25-29.

[269] 苏彬彬, 刘尚君, 卢彦君, 等. 基于集聚度的我国基层卫生人力资源配置评价研究 [J]. 中国卫生政策研究, 2021, 14 (4): 49-54.

[270] 苏聪文, 邓宗兵, 李莉萍, 等. 中国水生态文明发展水平的空间格局及收敛性 [J]. 自然资源学报, 2021, 36 (5): 1282-1301.

[271] 孙广亚, 张征宇, 孙亚平. 中国医疗卫生体制改革的政策效应——基于综合医改试点的考察 [J]. 财经研究, 2021, 47 (9): 19-33.

[272] 孙海婧. 以卫生健康对口支援助力健康贫困治理 [J]. 宏观经济管理, 2021 (6): 70-74.

[273] 孙梦洁, 韩华为. 中国农村患者的医疗需求行为研究——来自三省农户调查的实证分析 [J]. 经济科学, 2013 (2): 94-108.

[274] 孙晓凡, 陈曼洁, 闻大翔, 等. 英、美、荷、澳、日分级诊疗实践的启示 [J]. 中国卫生质量管理, 2016, 23 (5): 105-108.

[275] 孙泽生, 赵红军. 企业家注意力与中国共产党百年: 一个经济解释 [J]. 载于上海市社会科学界联合会. 从历史中汲取力量 [C]. 上海: 上海人民出版社, 2021: 315-349.

[276] 孙泽生, 赵红军. 作为微观区域政策的"对口支援": 一个嵌入生产函数的分析 [J]. 新疆社会科学, 2020 (6): 35-45.

[277] 孙忠河, 许若飞, 马俊等. 某院对口支援城乡基层卫生工作的特色模式 [J]. 中国医药导报, 2012, 9 (27): 166-168.

[278] 谭申生,范理宏,周晓辉. 医疗资源纵向整合的实践与体会 [J]. 中华医院管理杂志,2006,22 (11):761-762.

[279] 汤少梁,仇佳欢,姚玲. 医联体背景下基于系统动力学的分级诊疗实施效果仿真模拟研究 [J]. 中国卫生经济,2021,40 (1):25-29.

[280] 唐宗浩. 天津市卫生局作出城市医院支援农村五项决定 [J]. 农村卫生事业管理,1986 (3):63.

[281] 陶倩. 公立医院集团化:大象难跳舞 [J]. 当代医学,2005 (7):16-19.

[282] 田恩舜,史亚丽. 教育对口援疆:成效、问题与对策 [J]. 中国民族教育,2018 (2):18-21.

[283] 田纪云. 经济技术协作和对口支援大有文章可做 [R]. 载于中国横向经济年鉴(1992)[C]. 北京:中国社会科学出版社,1993.

[284] 田明宝. "纵向合作,错层下沉":构建新型农村医疗卫生服务体系 [J]. 中国农村卫生事业管理,2001,21 (11):12-14.

[285] 田昕,于亚滨. 医疗人才组团式援藏对口支援模式主要做法与成效分析 [J]. 西藏研究,2017 (4):97-102.

[286] 涂建锋,罗华标,卢飞,等. 利益相关者理论框架下"组团式"援疆机制创新 [J]. 现代医院管理,2021,19 (5):17-20.

[287] 汪波. 中国特色对口支援的激励机制研究 [J]. 学海,2022 (2):140-146.

[288] 王安琪,尹文强,韩岩等. 基于演化博弈理论的医联体核心医院与患者行为策略分析 [J]. 中国卫生经济,2019,38 (5):8-11.

[289] 王班班,莫琼辉,钱浩祺. 地方环境政策创新的扩散模式与实施效果——基于河长制政策扩散的微观实证 [J]. 中国工业经济,2020 (8):99-117.

[290] 王婵,李鑫武,吴如意,等. 分级诊疗对"倒三角"就医秩序的纠正效应评估——基于渐进性试点的准自然实验 [J]. 中国卫生政策研究,2021,14 (3):13-20.

[291] 王朝才,查梓琰. 综合医改试点缓解了"看病难"和"看病贵"问题吗? [J]. 财政研究,2021 (12):79-92.

[292] 王聪聪. 2012年医学毕业生平均薪酬最低 医生不再是青年理想职业选择 [N]. 中国青年报,2013-05-23 (7).

[293] 王静,孙瑞玲. 从供给侧结构性改革视角看三级医院医疗资源下沉 [J]. 中国医院管理,2016,36 (11):30-32.

[294] 王俊, 王雪瑶. 中国整合型医疗卫生服务体系研究: 政策演变与理论机制 [J]. 公共管理学报, 2021, 18 (3): 152-167.

[295] 王俊锋, 陈正超, 崔斌, 等. 北京市医药分开政策对住院费用的影响——以五家试点医院为例 [J]. 中国卫生政策研究, 2018, 11 (7): 42-48.

[296] 王俊豪, 贾婉文. 中国医疗卫生资源配置与利用效率分析 [J]. 财贸经济, 2021, 42 (2): 20-35.

[297] 王珺鑫, 王磊. 中国连片贫困地区对口支援政策的减贫效应评估及优化取向——基于省际对口支援西藏的准自然实验 [J]. 产业经济评论, 2021, 20 (2): 78-101.

[298] 王磊, 黄严. 让分级诊疗运转起来: 一个平衡激励分析框架——基于A、B两地医改实践的考察 [J]. 经济社会体制比较, 2021 (3): 69-79.

[299] 王磊, 黄云生. 对口支援政策的演进及运行特征研究 [J]. 西南民族大学学报 (人文社会科学版), 2018 (5): 26-33.

[300] 王磊, 黄云生. 对口支援资源配置的效率评价及其影响因素分析——以对口支援西藏为例 [J]. 四川大学学报 (哲学社会科学版), 2018 (2): 161-176.

[301] 王磊. 对口援藏有效性研究 [M]. 北京: 中国社会科学出版社, 2016.

[302] 王磊. 对口支援政策促进受援地经济增长的效应研究——基于省际对口支援西藏的准自然实验 [J]. 经济经纬, 2021, 38 (4): 3-12.

[303] 王楠, 杨晟之, 吴丹, 等. 浙江省护理人员医疗暴力及隐忍现状的研究 [J]. 护理学杂志, 2018, 33 (17): 65-68.

[304] 王绍光, 何焕荣, 乐园. 政策导向、汲取能力与卫生公平 [J]. 中国社会科学, 2005 (6): 101-120.

[305] 王书平, 黄二丹. 基于泰尔指数和聚集度的北京市功能区域医疗卫生资源配置研究 [J]. 中国卫生经济, 2020, 39 (4): 44-48.

[306] 王淑红, 孙泽生. 反医疗暴力立法的国际经验及启示 [J]. 中华医院管理, 2018, 34 (5): 408-412.

[307] 王淑红, 孙泽生. 反医疗暴力立法的最优刑罚模型探讨 [J]. 中华医院管理, 2018, 34 (5): 403-407.

[308] 王淑红, 孙泽生. 感知/亲历医疗暴力医生的内向和外向反应——基于浙江调研数据的分析 [J]. 医学与哲学, 202, 41 (23): 32-35+47.

[309] 王淑云, 孙泽生. 分级诊疗改革对患者满意度和诊疗选择行为

的影响 [J]. 管理工程学报, 2021, 35 (6): 115-127.

[310] 王天鹅, 李晓雅, 王冰. 县医院荣登医改"大戏"新主角 [J]. 中国社区医师, 2011, 27 (20): 4.

[311] 王微, 陈香, 杨龙. 医联体基层医疗卫生资源配置效应及优化路径研究 [J]. 中国医院, 2023 (8): 38-42.

[312] 王玮. "对口支援"不宜制度化为横向财政转移支付 [J]. 地方财政研究, 2017 (8): 20-26.

[313] 王玮. 中国能引入横向财政平衡机制吗?——兼论'对口支援'的改革 [J]. 财贸研究, 2010 (2): 63-69.

[314] 王向东, 丁伟. "医疗航母"浮出水面: 北大人民医院医疗集团成立 [N]. 人民日报, 2000-06-29 (5).

[315] 王晓燕. 综合医改政策效应评估 [J]. 现代经济探讨, 2019 (7): 24-34.

[316] 王延中, 冯立果. 中国医疗卫生改革何处去——"甩包袱"式市场化改革的资源集聚效应与改进 [J]. 中国工业经济, 2007 (8): 24-31.

[317] 王永莉. 对口支援与西部民族地区自我发展能力培育: 以西藏扎囊县为例 [J]. 西南民族大学学报 (人文社会科学版), 2013 (10): 138-142.

[318] 王禹澔. 中国特色对口支援机制: 成就、经验与价值 [J]. 管理世界, 2022 (6): 71-84.

[319] 王贞, 封进, 宋弘. 医患矛盾和医疗费用增长: 防御性医疗动机的解释 [J]. 世界经济, 2021, 44 (2): 102-125.

[320] 韦才敏, 马萌, 贺文文. 基于资源下沉的两级医疗服务体系的定价决策与能力分配 [J]. 汕头大学学报 (自然科学版), 2021, 36 (4): 3-17.

[321] 卫邵华. 中国特色对口支援制度70年: 历程、特征、逻辑与展望 [J]. 领导科学论坛, 2021 (7): 24-33.

[322] 卫生部基层卫生与妇幼保健司课题组. 关于城市支援农村卫生建设的基本设想和对策建议 [J]. 中国初级卫生保健, 2001, 15 (8): 9-11.

[323] 卫生部统计信息中心. 中国基层卫生服务研究 [M]. 北京: 中国协和医科大学出版社, 2010.

[324] 卫生部统计信息中心. 中国医患关系调查研究 [M]. 北京: 中国协和医科大学出版社, 2010.

[325] 魏宁, 封国生, 张柠, 等. 医联体平台下患者分级诊疗阶段性效果分析: 以高血压患者为例 [J]. 中华医院管理杂志, 2020, 36 (3): 180-183.

[326] 魏妍炘, 王振宇. 浙江省紧密型医联体托管合作的效果分析和思考——基于不完全契约理论 [J]. 卫生经济研究, 2020, 37 (9): 16-19.

[327] 魏众, B·古斯塔夫森. 中国居民医疗支出不公平性分析 [J]. 经济研究, 2005 (12): 26-34.

[328] 吴厚冬. "对口帮扶"和"医生下基层"工作有效缓解"看病贵、看病难" [J]. 中国现代医生, 2007 (6): 61-62.

[329] 吴侃, 杨尚春, 杨文宾等. 医务人员参与互联网医院在线问诊服务满意度影响因素研究 [J]. 医学信息学杂志, 2020, 41 (11): 41-45.

[330] 吴帅. 中国学生不爱学医为哪般 [N]. 科学时报, 2011-10-18 (1).

[331] 伍丹. 从"单边治理"到"协同治理": 对口支援赋能优质医疗资源下沉的理论逻辑研究 [J]. 公关世界, 2024 (8): 142-144.

[332] 伍文中. 从对口支援到横向财政转移支付: 文献综述及未来研究趋势 [J]. 财经论丛, 2012 (1): 34-39.

[333] 西藏自治区卫生健康委员会. 新时代援藏创举: 医疗人才组团式援藏 (2015~2018) [C]. 北京: 中国人口出版社, 2019.

[334] 夏杰长, 刘诚. 行政审批改革、交易费用与中国经济增长 [J]. 管理世界, 2017 (4): 47-59.

[335] 夏怡然, 陆铭. 城市间的"孟母三迁"——公共服务影响劳动力流向的经验研究 [J]. 管理世界, 2015 (10): 78-90.

[336] 谢海洋, 曹少鹏, 高敏, 等. 高科技资质认定政策有效性研究——基于双重差分PSM方法的检验 [J]. 现代经济探讨, 2017 (9): 75-82.

[337] 谢引引, 周年兴, 马欢欢, 等. 中国医疗卫生服务水平的空间分布特征及影响因素 [J]. 华中师范大学学报, 2018, 52 (5): 713-722.

[338] 辛冲冲, 李健, 杨春飞. 中国医疗卫生服务供给水平的地区差异及空间收敛性研究 [J]. 中国人口科学, 2020 (1): 65-77.

[339] 徐明, 刘金山. 省际对口支援如何影响受援地区经济绩效——兼论经济增长与城乡收入趋同的多重中介效应 [J]. 经济科学, 2018 (4): 75-88.

[340] 徐有威,陈东林.小三线建设研究论丛:小三线建设与城乡关系[C].上海:上海大学出版社,2018.

[341] 徐志民.当代中国的长期建藏思想[J].中国社会科学,2017(7):185-203+208.

[342] 杨帆,徐晓珊,苏敏.省际医疗对口支援制度变迁的分析与研究[J].医学与哲学,2024,45(7):51-56.

[343] 杨炯,徐卫国,陈志兴.政府在医疗市场化中的定位与职能转变[J].医院管理论坛,2003(12):13-15.

[344] 杨可,程文玉,张婷,等.近5年我国法院审理判决的医疗暴力案件分析[J].中国医院管理,2016,36(4):68-70.

[345] 杨林,李思赟.城乡医疗资源非均衡配置的影响因素与改进[J].经济学动态,2016(9):57-68.

[346] 杨龙,李培.府际关系视角下的对口支援系列政策[J].理论探讨,2018(1):148-156.

[347] 杨龙,王微,李仕广.基于政策执行综合模型的贵州省医联体政策执行效果分析[J].中国医院,2021,25(11):28-32.

[348] 杨明洪,张营为.对口支援中不同利益主体的博弈行为——以对口援藏为例[J].财经科学,2016(5):83-91.

[349] 杨明洪."组团式"医疗人才援藏:对口援藏机制创新及其实践效应的调查与分析[J].中国藏学,2018(4):63-74.

[350] 杨蔚本,王凤梧,李国臣,等.城市医疗服务的新形式——介绍哈尔滨医大一院医疗联合体[J].中国医院管理,1985(4):2.

[351] 杨晓军,陈浩.中国城乡基本公共服务均等化的区域差异及收敛性[J].数量经济技术经济研究,2020,37(12):127-145.

[352] 杨勇,刘黎明,朱桂荣,等.北京市医药分开和医耗联动综合改革对中医服务的影响评估[J].中国卫生经济,2021,40(2):22-25.

[353] 叶初升,倪夏,赵锐.收入不平等、正向选择与医疗市场中的资源错配[J].管理世界,2021,37(5):113-127.

[354] 叶杏,崔毅,解宇声.我市"错层下沉"推进农村卫生事业发展的做法及成效[J].中国卫生事业管理,2004(8):497-498.

[355] 于金娜.中国卫生资源全要素生产率增长及收敛性分析[J].统计与决策,2018,34(18):111-115.

[356] 于立群,唐晓霞,蒋守芳.唐山市医院工作场所暴力发生原因调查[J].中华医院管理杂志,2007,23(11):787-790.

[357] 于之倩, 唐烨, 庄广松, 等. 我国医疗卫生服务结构效率研究: 基于省级决策单元和多方向效率分析法 [J]. 产经评论, 2020, 11 (5): 122-135.

[358] 余红星, 陈晶晶, 张永等. 医疗对口支援政策存在问题研究 [J]. 中国卫生质量管理, 2018, 25 (1): 118-120.

[359] 俞佳立, 杨上广. 中国医疗卫生资源供给水平的区域差异及影响因素 [J]. 统计与决策, 2021, 37 (6): 69-72.

[360] 俞琦. 构建公立医院"双下沉"长效机制的探讨 [J]. 医院管理论坛, 2016, 33 (5): 6-8.

[361] 袁灿, 顾宝要, 黄正宪, 等. 医疗援藏"以院包科"模式的主要做法与成效分析 [J]. 西藏研究, 2020 (S1): 156-160.

[362] 袁航, 朱承亮. 国家高新区推动了中国产业结构转型升级吗 [J]. 中国工业经济, 2018 (8): 60-77.

[363] 袁莎莎, 贾梦, 王芳等. 不同医联体模式下基层医疗机构与上级医院协作机制比较分析 [J]. 中国卫生事业管理, 2019, 36 (2): 81-83+128.

[364] 岳阳, 祝嘉良. 医患关系与医学专业报考和录取 [J]. 经济研究, 2020, 55 (4): 184-200.

[365] 詹佳佳, 傅虹桥. 医院声誉、空间距离与患者就医选择——基于病案首页数据的分析 [J]. 经济学 (季刊), 2022, 22 (1): 343-364.

[366] 张阿城, 于业芹. 自贸区与城市经济增长: 资本、技术与市场化——基于PSM-DID的拟自然实验研究 [J]. 经济问题探索, 2020 (10): 110-123.

[367] 张勃, 瞿婷婷, 申曙光. 基层医疗卫生机构的基本医疗服务范围研究——基于常见病、多发病的视角 [J]. 中国医院管理, 2016, 36 (8): 23-25.

[368] 张晨迪, 张祎欢, 刘艳亭等. 新时期援外医疗模式的实践与探讨 [J]. 中国医院, 2018, 22 (7): 77-78.

[369] 张家睿, 王莉, 时宇, 等. 临床本科医学生下沉基层就业的激励偏好: 一项离散选择实验 [J]. 中国初级卫生保健, 2021, 35 (7): 18-21.

[370] 张立斌, 马弗愚, 刘征等. 医联体4种模式建设探索与实践 [J]. 中国医院, 2019, 23 (4): 21-24.

[371] 张楠, 孙晓杰, 李成, 等. 基于泰尔指数的我国卫生资源配置公平性分析 [J]. 中国卫生事业管理, 2014, 31 (2): 88-91.

[372] 张涛, 孙立奇, 李书婷, 等. 我国公共卫生资源配置的公平与效率分析——基于HRAD和DEA的研究 [J]. 中国卫生政策研究, 2017, 10 (9): 57-62.

[373] 张晓岚, 刘孟飞, 吴勋. 区域经济发展、医疗体系特征与医疗卫生技术效率 [J]. 西安交通大学学报, 2013, 33 (1): 9-17.

[374] 张晓溪, 孙玉莹, 周保松, 等. 我国长三角地区卫生发展效率研究 [J]. 卫生经济研究, 2020, 37 (1): 18-21.

[375] 张兴祥, 陈申荣. 我国分级诊疗改革政策实施效果的量化评估——以试点城市厦门为例 [J]. 福建论坛·人文社会科学版, 2019 (2): 192-204.

[376] 张雪, 杨柠溪. 英美分级诊疗实践及对我国的启示 [J]. 医学与哲学, 2015, 36 (13): 78-81.

[377] 张亚琳, 廖晓阳, 赵茜等. 基层整合型医疗服务的国际经验和中国实践 [J]. 中华全科医学, 2021, 19 (6): 887-891.

[378] 张永红. 医疗联合体发展概况 [J]. 医学研究通讯, 1989, 18 (7): 28-30.

[379] 张自宽. 认真做好城市支援农村的工作 [J]. 医院管理, 1983 (10): 4-6.

[380] 赵晖, 谭书先. 对口支援与区域均衡: 政策、效果与解释——基于8对支援关系1996-2017年数据的考察 [J]. 治理研究, 2020 (1): 69-81.

[381] 赵敏, 姜锴明, 杨灵灵, 等. 暴力伤医事件大数据研究——基于2000年~2015年媒体报道 [J]. 医学与哲学 (A), 2017, 38 (1): 89-93.

[382] 赵明刚. 中国特色对口支援模式研究 [J]. 社会主义研究, 2011 (2): 56-61.

[383] 赵钰琪, 沈春明. 我国医疗暴力防控政策的演变分析 [J]. 医学与哲学 (A), 2018, 39 (11): 63-66.

[384] 浙江省人民政府. 关于推进"双下沉、两提升"长效机制建设的实施意见 [EB/OL]. http://www.zj.gov.cn/art/2015/9/14/art_1229017138_64088.html, 2015-09-15.

[385] 郑春勇. 对口支援中的"礼尚往来"及其风险研究 [J]. 人文杂志, 122-128.

[386] 郑继承. 我国医疗卫生资源配置的均衡性研究 [J]. 中国卫生资源, 2019, 22 (5): 362-366.

[387] 郑继伟. 深化医药卫生体制改革推进健康浙江建设 [J]. 行政管理改革, 2017 (2): 16-19.

[388] 郑文升, 蒋华雄, 艾红如, 等. 中国基础医疗卫生资源供给水平的区域差异 [J]. 地理研究, 2015, 34 (11): 2049-2060.

[389] 中共中央, 国务院. 中共中央国务院关于深化医药卫生体制改革的意见 [EB/OL]. http://news.xinhuanet.com/health/2009-04/07/content_11141178_3.html, 2009-04-07.

[390] 中国共产党中央委员会. 中共中央关于全面深化改革若干重大问题的决定 [EB/OL]. 中国共产党新闻网, http://cpc.people.com.cn/n/2013/1115/c64094-23559163.html, 2018-12-16.

[391] 钟开斌. 对口支援: 起源、形成及其演化 [J]. 甘肃行政学院学报, 2013 (4): 14-24+125-126.

[392] 钟开斌. 对口支援灾区: 起源与形成 [J]. 经济社会体制比较, 2011 (6): 140-146.

[393] 钟开斌. 控制性多层竞争: 对口支援运作机理的一个解释框架 [J]. 甘肃行政学院学报, 2018 (1): 4-14.

[394] 钟玉英, 王凯然, 梁婷. 政策促进还是政策摩擦?——医疗保险异地结算与分级诊疗的政策交互作用研究 [J]. 公共行政评论, 2020, 13 (5): 120-143.

[395] 周戈耀, 熊丹丹, 王灵芝等. 基层医务工作者视角下贵州省优质医疗资源下沉现状研究 [J]. 中国全科医学, 2019, 22 (16): 1931-1935.

[396] 周光辉, 王宏伟. 对口支援: 破解规模治理负荷的有效制度安排 [J]. 学术界, 2020 (10): 14-32.

[397] 周海清, 李爱芳, 杜亚琼等. 托管类紧密型医联体对推进分级诊疗的效果评价研究 [J]. 中国继续医学教育, 2018, 10 (28): 52-55.

[398] 周凯. 重压之下 不少医务人员很压抑 医生子女愿做医生的只有17% [N]. 中国青年报, 2006-09-17 (2).

[399] 周黎安. 中国地方官员的晋升锦标赛模式研究 [J]. 经济研究, 2007 (7): 36-50.

[400] 周钦, 田森, 潘杰. 均等下的不公——城镇居民基本医疗保险受益公平性的理论与实证研究 [J]. 经济研究, 2016, 51 (6): 172-185.

[401] 周怡, 余奕杉. 我国卫生资源分布状况与收敛路径分析 [J]. 中国卫生经济, 2018, 37 (3): 46-49.

[402] 周奕男, 葛慧欣, 白鸽等. 松散型医联体运作成效评价和内部

博弈分析［J］．中国卫生资源，2020，23（1）．

［403］周子君．医联体，会是又一轮改革的游戏吗？［J］．医院管理论坛，2013，30（3）：3．

［404］朱爱华，郑利先，赵祝明等．医联体模式对基层医院急诊科患者影响的调查分析［J］．重庆医学，2019，48（2）：310－312．

［405］朱恒鹏．建立分级诊疗：医联体是南辕北辙之道［J］．健康管理，2015（3）：12－17．

［406］朱玲．西藏农牧区基层公共服务供给与减少贫困［J］．管理世界，2004（4）：41－50＋155－156．

［407］朱铭来，王恩楠．医疗需求释放、患者道德风险还是供方诱导需求？——基本医疗保险类型转换后医疗费用上涨的路径研究［J］．经济科学．2021（2）：110－122．

［408］庄宁，李伟，黄思桂，等．医院医疗服务效率测量方法应用评价［J］．中国卫生资源，2001（3）：124－127．

［409］邹文杰．医疗卫生服务均等化的减贫效应及门槛特征——基于空间异质性的分析［J］．经济学家，2014（8）：59－65．

［410］左耘．中国援外医疗队的贡献及面临的挑战［J］．国际经济合作，2013（11）：8－10．

图书在版编目（CIP）数据

中国卫生资源下沉改革：源起、机理与效应／孙泽生等著．——北京：中国财政经济出版社，2024.12.
ISBN 978 – 7 – 5223 – 3433 – 2

I. R199.2

中国国家版本馆 CIP 数据核字第 20246B704T 号

责任编辑：高文欣　　　　　　　责任校对：胡永立
封面设计：王　颖　　　　　　　责任印制：史大鹏

中国卫生资源下沉改革：源起、机理与效应
ZHONGGUO WEISHENG ZIYUAN XIACHEN GAIGE：
YUANQI, JILI YU XIAOYING

中国财政经济出版社 出版

URL：http：//www.cfeph.cn
E – mail：cfeph@ cfeph.cn

（版权所有　翻印必究）

社址：北京市海淀区阜成路甲 28 号　邮政编码：100142
营销中心电话：010 – 88191522
天猫网店：中国财政经济出版社旗舰店
网址：https：//zgczjjcbs.tmall.com
涿州汇美亿浓印刷有限公司印刷　各地新华书店经销
成品尺寸：165mm×238mm　16 开　20.75 印张　350 000 字
2024 年 12 月第 1 版　2024 年 12 月河北第 1 次印刷
定价：118.00 元
ISBN 978 – 7 – 5223 – 3433 – 2
（图书出现印装问题，本社负责调换，电话：010 – 88190548）
本社图书质量投诉电话：010 – 88190744
打击盗版举报热线：010 – 88191661　QQ：2242791300